好評発売中

救急・集中治療

（救急・集中治療 第28巻11・12号）

神経集中治療
—いま最も知りたい20の論点—

特集編集　黒田　泰弘

B5判／本文約160頁
定価（本体4,600円＋税）
ISBN978-4-88378-545-2

目　次

- 成人の神経集中治療が機能するために必要なものとは？
- 重症頭部外傷に対する神経集中治療は，脳灌流圧を優先して管理したほうが良い？
- PEEPが頭蓋内圧へ影響を及ぼすときの条件とは？
- 重症頭部外傷に対して低体温療法は有効か？
- 頭部外傷における栄養療法は，早期から開始すべきか？
- 心停止後の体温管理療法の開始に際しては，脳傷害の程度を評価すべきか？
- 心肺蘇生中，心停止後症候群における脳酸素飽和度モニタリングは，予後評価に有効か？
- 心拍再開後脳障害における持続脳波モニタリングは，どのように施行し治療に活かすべきか？
- 体温管理療法，低体温療法時の鎮静鎮痛法は，通常とどこが違うのか？
- 非痙攣性てんかん，非痙攣性てんかん重積発作の診断において，持続脳波モニタリングはどのように使用すべきか？
- 神経集中治療における非痙攣性てんかん，非痙攣性てんかん重積発作の疫学と転帰は？
- くも膜下出血における early brain injury の疫学，治療，転帰は？
- くも膜下出血の神経集中治療における血清ナトリウム濃度異常の疫学，治療，転帰は？
- くも膜下出血における神経原性肺水腫の疫学，治療，転帰は？
- くも膜下出血における脳血管攣縮，遅発性脳虚血の疫学，治療，転帰は？
- 脳梗塞に対するrt-PA投与，および脳血管内治療後の集中治療の適応とは？
- 敗血症関連脳障害の検査・診断に，持続脳波モニタリング，画像検査，経頭蓋ドプラ，バイオマーカーはどのように有用なのか？
- 敗血症関連脳障害に対して，有効な治療法はあるのか？
- 灼熱環境における中枢神経障害の病態，疫学は？
- 灼熱環境における中枢神経障害に，有効な治療法はあるのか？

総合医学社　〒101-0061　東京都千代田区三崎町1-1-4
TEL 03(3219)2920　FAX 03(3219)0410　http://www.sogo-igaku.co.jp

これだけは知っておきたい
循環管理
―研修医からの質問 323―

特集編集　山科　章

I. 急性心筋梗塞
- Q1. 診断，分類 ……………………………………… 上月　周　e1
- Q2. 急性期管理（救急室） …………………………… 上月　周　e8
- Q3. 急性期管理（集中治療室） ……………………… 上月　周　e17
- Q4. 心電図 …………………………………………… 小菅雅美　e23
- Q5. 血行再建 ……………………………… 川嶋秀幸，上妻　謙　e30
- Q6. 血液マーカー …………………………………… 佐藤幸人　e36
- Q7. 合併症：右室梗塞 …………………… 細田勇人，永井利幸　e42
- Q8. 合併症：心房細動 …………………… 林　洋史，清水　渉　e49
- Q9. 合併症：心室性不整脈 ……………… 片岡直也，草野研吾　e55
- Q10. 合併症：徐脈性不整脈，房室ブロック … 岩波裕史，志賀　剛　e63

II. 狭心症
- Q11. 不安定狭心症 ………………………… 細越巨禎，上妻　謙　e68
- Q12. 冠攣縮性狭心症 ……………… 末田章三，佐々木康浩，羽原宏和　e73

III. 不整脈
● 徐脈性不整脈
- Q13. 徐脈性不整脈 …………………………………… 西原崇創　e80
● 頻脈性不整脈
- Q14. 急性非代償性心不全症例における
  　　心房細動・心房粗動治療 …………………… 山根禎一　e86
- Q15. 発作性上室頻拍 ………………………………… 五関善成　e94
- Q16. wide QRS tachycardia ……………… 齋藤友紀雄，里見和浩　e101
- Q17. 心室頻拍 ……………………………… 金山純二，里見和浩　e106
- Q18. 心室細動 ……………………………… 網野真理，吉岡公一郎　e113
- Q19. torsades de pointes（倒錯型心室頻拍）… 小林紘生，矢崎義直　e121
- Q20. 失　神 …………………………………………… 小林洋一　e126
● 抗不整脈薬の使い方
- Q21. 抗不整脈薬 ……………………………………… 石山泰三　e130

IV. 急性非代償性心不全（ADHF）
- Q22. 簡便な方法による循環動態の把握 ……………… 佐藤幸人　e134

Q23.	循環器集中治療における胸部単純 X 線写真の役割	山科　章	e140
Q24.	心エコー図	武井康悦	e148
Q25.	BNP	原田和昌	e155
Q26.	経皮的酸素モニター	猪又孝元	e160
Q27.	侵襲的血行動態モニタリング（動脈ライン，スワン・ガンツ・カテーテル）	品川弥人	e165
Q28.	薬物治療	中野宏己，永井利幸	e172
Q29.	呼吸管理	義久精臣，鈴木　聡，竹石恭知	e180
Q30.	心不全に合併する睡眠時無呼吸症候群	義久精臣，鈴木　聡，竹石恭知	e188

V. 心原性ショック

Q31.	心原性ショック	村木浩司	e196
Q32.	劇症型心筋炎が疑われたら	岩崎陽一，渡邉雅貴	e202
Q33.	補助装置（IABP）	伊藤亮介，山下　淳	e208
Q34.	補助装置（PCPS）	伊藤亮介，山下　淳	e213

VI. 高血圧緊急症

| Q35. | 高血圧緊急症 | 岡田　基，長谷部直幸 | e217 |
| Q36. | 降圧薬 | 川口　哲，長谷部直幸 | e222 |

VII. 急性大動脈解離

| Q37. | 急性大動脈解離の診断と治療に関する疑問 | 吉野秀朗 | e230 |

VIII. 肺血栓塞栓症

| Q38. | 検査・診断 | 石倉　健，山田典一 | e239 |
| Q39. | 治　療 | 石倉　健，山田典一 | e245 |

IX. 心タンポナーデ

| Q40. | 心タンポナーデ | 西垣和彦 | e250 |

X. 薬物療法

| Q41. | 気をつけるべき薬剤の副作用について | 石山泰三 | e257 |

XI. 検査・診断・モニタリング

| Q42. | 動脈ライン | 小野寺健太，山本　剛 | e264 |
| Q43. | 心電図モニタリング | 髙橋健太，山本　剛 | e271 |

XII. 救急患者

| Q44. | 救急患者への対応（BLS/ALS） | 三島史朗 | e278 |

| 索　引 | e284 |

注意 本書記載の薬剤の処方に際しましては，必ず添付文書などをご参照のうえ，読者ご自身で十分な注意を払われますようお願い致します。

好評発売中

救急・集中治療
（救急・集中治療　第28巻9・10号）

小児の呼吸管理
―その常識は正しいか？―

特集編集　**植田　育也**

B5判／本文約176頁
定価（本体4,600円＋税）
ISBN978-4-88378-544-5

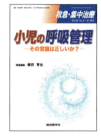

目　次

- 小児にカフ付き気管チューブを使っても合併症は増えないか？
- 小児でも肺保護換気ではVt　6mL/kgを守るべきなのか？
- 小児の従圧式人工呼吸管理においても，肺保護換気の際にはPIPを30cmH$_2$O以下にすべきなのか？
- 肺保護換気の際に至適PEEPはどのように設定するのか？
- 小児のARDSにステロイドは有効なのか？
- 小児の呼吸管理でも経肺圧を考慮すべきなのか？
- 小児でも「困ったときの筋弛緩」による緊急避難は有効なのか？
- 小児でもリクルートメント手技は有効なのか？
- 小児でも腹臥位換気は有効なのか？
- 小児でも高頻度振動換気法は有効か？
- 小児の呼吸ECMOは有効なのか？
- 小児のNIVは有効なのか？
- 小児のHFNCは有効なのか？
- 小児でのNO吸入療法は有効なのか？
- 小児でのヘリウム酸素混合吸入療法は今後普及するのか？
- 小児でも浅鎮静に努めるべきなのか？
- 小児でも早期離床，早期リハビリに努めるべきなのか？
- 小児のVAPは本当にバンドルで回避できるのか？
- 小児でも自発呼吸トライアルは有効なのか？
- 小児では抜管前の気管チューブ周囲からのリークの確認と，ステロイド投与は有効なのか？
- 小児でもcritical illness polyneuropathyやmyopathyは起きるのか？

総合医学社
〒101-0061　東京都千代田区三崎町1-1-4
TEL 03(3219)2920　FAX 03(3219)0410　http://www.sogo-igaku.co.jp

好評発売中

救急・集中治療
(救急・集中治療 第28巻7・8号)

感染症診療
—その常識は正しいか?—

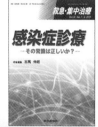

特集編集 **志馬 伸朗**

B5判／本文約192頁
定価 (本体4,600円＋税)
ISBN978-4-88378-543-8

目 次

- 細菌性肺炎の診断に胸部X線を用いるべきか?
- MRSA交叉感染予防を目的として監視培養を行う?
- 多剤耐性菌保菌/感染患者におけるICUでのコホーティング（個室管理）は有益か?
- 中心静脈カテーテル抜去時のカテーテル培養をルーチンで行う?
- 誤嚥性肺炎の治療はABPC/SBTが標準か?
- 緑膿菌の治療は2剤併用を行う?
  薬剤耐性菌：特に多剤耐性グラム陰性桿菌の治療は2剤併用を行う?
- ESBL産生株に対する治療はカルバペネムを用いる?
- β-Dグルカン高値患者に対して抗真菌薬を投与する?
- 外傷患者には破傷風トキソイドとテタノブリンを使用する?
- 敗血症性ショック患者にルーチンで中心静脈カテーテルを挿入する?
- 脾損傷患者に対して肺炎球菌ワクチンを接種する?
- 結核疑い患者に対して3連痰を行う?
- 敗血症性ショックではカルバペネムが第一選択か?
- 小児の血液培養は1セットで良いか?
- バンコマイシンのトラフ値は15〜20μg/mLを維持する?
- PICCはCVCに比べて合併症が少ないか?
- 感染症治療の開始あるいは終了判定に炎症反応パラメータを用いる?
- VAP診断を気管内吸引痰の定性培養で行う?
- ジェネリック抗菌薬は効果が変わらない?
- 重症熱傷に対して予防的抗菌薬を投与する?
- VAPに対してルーチンにMRSAカバーを行う?
- 皮膚消毒薬にポビドンヨードを用いる?
- 38℃以上の発熱患者には血液培養を採取する?
- 開放性骨折に対して抗菌薬を予防投与する?
- 急性胆道感染症に対してSBT/CPZを投与する?（胆道感染症に対する抗菌薬治療）
- 腎不全時の薬剤投与はサンフォード通りで良いのか?
- サンフォードガイドの落とし穴とは?
- 肝移植患者における周術期感染予防はCTX＋ABPC?
- ドレーン排液の微生物検査を行う?

総合医学社 〒101-0061 東京都千代田区三崎町1-1-4
TEL 03(3219)2920 FAX 03(3219)0410 http://www.sogo-igaku.co.jp

好評発売中

救急・集中治療

（救急・集中治療 第28巻 5・6号）

肝不全
―その常識は正しいか？―

特集編集　吉治　仁志

B5判／本文約160頁
定価（本体4,600円＋税）
ISBN978-4-88378-542-1

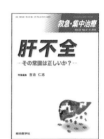

目　次

Ⅰ　急性肝不全―その常識は正しいか？―
・急性肝不全の肝性昏睡や劇症化予知は可能である
・HBVによる急性肝不全に対して核酸アナログは有用である
・急性肝不全に対する抗凝固療法は有用である
・急性肝不全に対する血液浄化療法は有用である（その有用性と限界）
・急性肝不全における抗菌薬予防的投与は推奨される
・急性肝不全においてステロイドは予後を改善する
・急性肝不全の厳格な輸液管理は予後を改善する
・急性肝不全に対する肝再生促進療法は有用でない（GI療法，PG製剤など）
・急性肝不全に対する分岐鎖アミノ酸投与は禁忌である

Ⅱ　慢性肝不全―その常識は正しいか？―
・慢性肝不全の予後予測にChild-Pugh分類や肝障害度が有用である
・ウイルス性慢性肝不全に対する抗ウイルス治療は有用である
・慢性肝不全に対する栄養療法は予後を改善する
・慢性肝不全に対する運動療法は有用である
・肝性浮腫・腹水に対する塩分制限は有用である
・肝性浮腫・腹水治療において利尿薬の継続投与は有用である
・肝性浮腫・腹水に対するアルブミン投与は有用である（保険診療の現状も含めて）
・肝性浮腫・腹水に対するIVR治療は予後を改善する
・サルコペニアは肝不全患者の予後を規定する
・糖代謝異常の改善は肝不全患者の予後を改善するのか？
・非アルコール性脂肪性肝炎（NASH）による肝不全は合併症が多い
・肝癌合併は肝硬変患者の予後を規定する

Ⅲ　急性・慢性肝不全―その常識は正しいか？―
・肝再生医療は肝不全の予後を改善しうるか？
・肝不全の予後は腎機能により規定される
・肝不全に対する肝移植はいつから検討するか？
・ウイルス性肝不全患者の予後は，他の原因によるものより不良である
・肝性脳症に対する抗菌薬投与は有用である
・合成二糖類の投与は肝不全患者の予後を改善する

総合医学社
〒101-0061　東京都千代田区三崎町1-1-4
TEL 03(3219)2920　FAX 03(3219)0410　http://www.sogo-igaku.co.jp

これだけは知っておきたい
循環管理
—研修医からの質問 323—

　呼吸，循環，中枢，いずれが破綻しても生命の危機となり，救急・集中治療においては，それらの適切な管理は極めて重要です．なかでも，時々刻々と変化し，一瞬のうちに急変する循環器疾患あるいは循環動態の管理には，迅速かつ的確な判断と対応が要求されます．そのためには，多くの知識と経験を必要としますが，一朝一夕にこういった能力が習得できるものではありません．日々の学習と幾多の経験を重ねて初めて一人前になりますが，失敗を重ねて一人前になるのでは患者さんはたまったものではありません．となると，知識と先輩の経験やノウハウをいかに効率的に吸収し，体得していくかが研修の鍵となります．特に，臨床現場で困ったときにすぐに役立つものが必要です．また，日常的に起こる疑問を解決してくれるものが身近にあれば，とても心強いと思います．本特集はそういった疑問を解決してくれるノウハウを凝集したものです．

　救急・集中治療で行う循環管理，例えば急性心筋梗塞，不整脈，心原性ショック，心不全，高血圧緊急症，肺血栓塞栓症，などを中心に，研修医にこれだけは知っておいて欲しいと思うことを思い浮かべながら，また，私自身が知りたいことを集めて 323 にわたる質問項目を作成し，第一線で活躍中の専門医の先生方にぶつけました．すべての原稿に目を通させていただきましたが，期待通りでした．再確認した回答もありますが，学ぶことがありました．また，目からウロコもたくさんありました．研修医だけでなく指導医の先生方にもお勧めします．疑問に思っている，あるいは，興味のある項目はもちろんですが，その他の項目もぜひ目を通してください．研修医にとっては明日からの現場で，指導医の先生方にとっては，回診あるいは教育的ラウンドの場で役立ちます．皆さんが活用されることを願っています．

　最後に，多忙にもかかわらず素晴らしい回答を丁寧に書いてくださった執筆者の先生方に感謝をします．

特集編集　**山科　章**　東京医科大学 循環器内科

好評発売中

救急・集中治療
（救急・集中治療 第28巻3・4号）

急性腎障害，慢性腎臓病
―その常識は正しいか？―

特集編集　秋澤　忠男

B5判／本文約160頁
定価（本体4,600円＋税）
ISBN978-4-88378-541-4

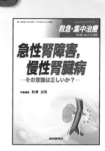

本誌の目次一部抜粋

急性腎障害
- 急性腎障害において，血液浄化量の増量効果は期待できない
- 最適のバイオマーカーはクレアチニンで良いのか？　……その他

保存期慢性腎臓病
- RAAS阻害薬は他の降圧薬に比し，予後リスクを軽減する
- 脂質低下薬は使用すべきである
- 尿酸低下薬は使用すべきである
- ビタミンD製剤は腎機能を悪化させる　……その他

透析期慢性腎臓病
- Ca製剤の使用は予後を悪化させる
- フェリチンは300ng/mL未満に管理するべきである？
- β_2ミクログロブリンを除去することの意義は？　……その他

（項目数合計23項目）

総合医学社　〒101-0061　東京都千代田区三崎町1-1-4
TEL 03(3219)2920　FAX 03(3219)0410　http://www.sogo-igaku.co.jp

I 急性心筋梗塞

Q1 診断，分類

回答：大阪府済生会中津病院 循環器内科　上月　周

ポイント

- 急性心筋梗塞の診断には，心筋トロポニンの変動（rise and/or fall）が重要．
- 急性心筋梗塞の診断は心電図から．30歳以上の胸痛患者，50歳以上の息切れ，精神状態の変化，上腹部痛，失神，全身倦怠感の患者，80歳以上の腹痛，悪心，嘔吐の患者には心電図を施行．
- 問診，病歴，診察はあらかじめ内容と順番を決めて短時間で．
- 急性大動脈解離を疑う場合，失神による頭部外傷の可能性がある場合は一歩立ち止まりCTを．

Q 急性心筋梗塞の定義は何ですか？　分類のポイントについて教えてください

1．急性心筋梗塞の定義

急性心筋梗塞は，急性の遷延する心筋虚血に起因する心筋細胞の壊死と定義されています[1]．具体的には，下記①と②の両方を認める場合です．

① 心筋トロポニンの変動（rise and/or fall）があり，そのいずれかが健常者の上限の99％値を超える．

② 以下の虚血を示す検査所見のいずれかを認める．
- 虚血症状
- 心電図変化：新たなST-T変化または左脚ブロック，新たな異常Q波
- 画像検査による新たな壁運動異常
- 冠動脈造影もしくは剖検による冠動脈内血栓

これは後述する心筋梗塞タイプ1と2の定義であり，タイプ3～5に関してはそれぞれ別の定義があります．救急外来で遭遇する急性心筋梗塞のほとんどは，心筋梗塞タイプ1，2です．注意すべき点は，心筋トロポニンの変動（rise and/or fall）です．1回のみの心筋トロポニン高値では診断を確定できず，**最低2回の測定が必要**となります．これは，高感度心筋トロポニンの普及により，わずかな上昇でもとらえることが可能となり，慢性腎不全などで慢性的に心筋トロポニンが上昇している症例があるからです．ただし，定義はあくまで確定診断のための定義であり，診断が確定しないと緊急冠動脈造影検査・治療に移れないわけではありません．胸痛で来院し，心電図上，ST上昇を認める症例は，当然，心筋トロポニンの結果を待つことなく，循環器内科医をコールし，緊急冠動脈造影検査を行うべきです．急性心筋梗塞除外のためには，2回目の心筋トロポニンの採血は来院後3時間が推奨されています[2]．

2．急性心筋梗塞の分類

急性心筋梗塞は，心筋梗塞タイプ1，2，3，4a，4b，5の6通りに分類されています

表1　急性心筋梗塞の分類

タイプ1	自然発生の心筋梗塞
タイプ2	虚血バランスの崩れによる心筋梗塞
タイプ3	心筋梗塞による死亡
タイプ4a	PCIに関連した心筋梗塞
タイプ4b	冠動脈ステント血栓症に関連した心筋梗塞
タイプ5	CABGに関連した心筋梗塞

（文献1を参照して作成）

（表1，図1)[1]．タイプ1が最も一般的なタイプの急性心筋梗塞であり，典型的には冠動脈内のプラークが破裂（ラプチャー）し，血栓形成を起こすことによって発生します．通常，冠動脈造影にて血栓像を伴った冠動脈の閉塞や高度狭窄を認めます．タイプ2は，心筋への酸素供給と心筋の酸素消費量のバランスが崩れることにより発症する心筋梗塞です．頻脈などで心筋の酸素消費量が増加したにもかかわらず，低血圧や低酸素血症により必要量を供給できないことが原因です．冠動脈に狭窄が存在することで，よりバランスが崩れやすいですが，狭窄が存在しなくても発症しますので，冠動脈造影検査で異常所見を認めないこともあります．冠動脈の攣縮や，内皮障害により発症する場合もあります．タイプ3は心筋梗塞を示唆する症状，心電図変化を認めるものの，2度の心筋逸脱酵素の採血取得前に死亡した症例です．タイプ4は経皮的冠動脈インターベンション（PCI）に関連したものです．タイプ4aは，PCIの合併症である末梢塞栓や側枝閉塞による急性心筋梗塞で，PCI時に発生します．タイプ4bは冠動脈にステントが留置された症例で，留置部位に血栓が付着することにより発症する心筋梗塞です．ステント血栓症ともいいます．ステント留置後1ヵ月以内が最も発症頻度が高くなります．これは，新生内膜により被覆されていない状態のステントに血栓が付着し，発症するためです．慢性期になれば，ステントストラットが新生内膜により被覆されるため，発症頻度は減少します．ベアメタルステントは留置後1ヵ月，薬剤溶出性ステントは留置後1年程度でおおむね被覆されます．しかし，近年，ステントが十分新生内膜

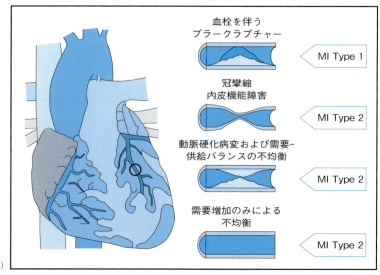

図1　急性心筋梗塞タイプ1，タイプ2の発症機序
（文献1を参照して作成）

により被覆された症例にも，新生内膜に新たな動脈硬化（neoatherosclerosis）が発生し心筋梗塞を起こすことが報告されており[3]，**留置後年単位で時間が経過している場合でも，ステント血栓症は発症する可能性がある**ということは念頭に置いておいたほうがよいです．タイプ5は冠動脈バイパス術（CABG）に伴う心筋梗塞です．

Q どのような症状に要注意ですか？

「要注意」な症状には2種類あります．急性心筋梗塞の可能性が高いため「要注意」な症状と，典型的ではなく急性心筋梗塞を見落としてしまう可能性がある「要注意」な症状です．

●可能性が高い「要注意な」症状
　①胸部全体に広がる
　②重苦しい，圧迫されるような痛み
　③腕や肩にも広がる痛み
　④ときに冷汗，嘔気，嘔吐を伴う

これらが典型的な急性心筋梗塞の症状です．これらを認めた場合は，可及的速やかに12誘導心電図をとりましょう．特に**20分以上，症状の持続を認めた場合はハイリスク**です．

●見落とす可能性がある「要注意」な症状
　①腹痛，嘔吐
　②全身倦怠感
　③失神
　④精神状態の変化

典型的な症状で来院した急性心筋梗塞患者を見落とすことはめったにないでしょう．しかし，急性心筋梗塞は致死的な疾患ですので，非典型的な症状で来院した患者をいかに見落とさずに検査を行うかが最も大切と考えます．これらの症状はいずれも急性心筋梗塞の可能性がある胸痛以外の症状です．いかにこれらの患者に12誘導心電図を施行するかが重要です．腹痛の患者全員に施行するわけにはいきませんので，急性心筋梗塞の可能性がある程度考えられる患者群に対し施行することになります．Glickmanらにより報告されたクライテリアがありますので，紹介します[4]．

●12誘導心電図をとるべき患者群
　①30歳以上の胸痛患者
　②50歳以上の息切れ，精神状態の変化，上腹部痛，失神，全身倦怠感の患者
　③80歳以上の腹痛，悪心，嘔吐の患者

これらを満たす患者は全員，12誘導心電図を施行するべきです．感度は76％と高くないですが，このクライテリアに従うと，急性心筋梗塞患者における心電図の施行漏れの確率を0.02％（陰性的中率99.98％）まで下げることができます．また，非典型的な症状を呈しやすい患者背景としては，①高齢者，②女性，③糖尿病の既往，が報告されていますので，こういった患者の診察を行う時は，診断が確定しない場合，一度立ち止まり，本当に急性心筋梗塞を見落としていないか考えましょう[5]．

失神を伴う急性心筋梗塞も要注意ですので，後述します．

Q 来院時におさえておくべき問診，病歴聴取，診察のポイントは何ですか？

A 急性心筋梗塞治療は時間との戦いです．特に発症早期の急性心筋梗塞では分単位で心筋壊死が進み，死亡率が上昇していきますので，迅速に対応しなければなりません．必要な情報を短時間で得ることが重要であり，あらかじめどのような内容を，どの順番で聞くか（行うか）を決めておくことをお勧めします．

問診のポイント

① **いつからの症状か？**：できれば「何時何分」まで聴取しましょう．

② **今も痛いか？ 同じ痛さか？**：痛みが改善傾向であれば，急性心筋梗塞の場合，自然再灌流している可能性があります．痛みの強さと有病率・重症度とは関係はないと報告されていますが[6]，安静を保てないほどの痛みであれば，速やかに鎮痛薬を投与します．

③ **初めて経験する痛みか？**：「こんな痛みは経験がない」という場合は，急性心筋梗塞など，重篤な疾患の可能性が高いです．狭心症・心筋梗塞の既往があり，その時と同じ痛みであれば急性心筋梗塞の可能性が高くなります．「これまでは坂道を登った時に感じていた痛みが，今日はひどくなった」という場合も同様です．

④ **どこが痛い？**：筆者は患者に手で示してもらうようにしています．一点を指し示せば可能性が低くなり，胸全体を示せば可能性が高くなります．

⑤ **押さえつけられる痛み？ 刺される痛み？**：痛みの表現は様々であり，一刻を争う状況ですので，筆者は最初からこの2択を提示します．押さえつけられる痛みであれば急性心筋梗塞の可能性が高くなり，刺される痛みであれば可能性は低くなります．

⑥ **他部位に痛みが広がる？ 背部痛は？**：肩や腕への放散痛を認めれば急性心筋梗塞の可能性が高くなります．稀ですが，下顎・歯・心窩部への放散痛を認める場合もあります．背部痛を認めた場合は急性大動脈解離の可能性も考えなければなりません．

病歴聴取のポイント

① **狭心症，急性心筋梗塞の既往**：もっとも重要な病歴です．既往がある患者で，同じ症状であれば，同じ疾患である可能性が高くなります．どのような診断で，どのような治療を，いつ受けたのかが重要ですので，他病院で施行されている場合はただちに問い合わせましょう．その際，心電図も併せて取り寄せましょう．また，抗血小板薬の内服の有無，種類の確認も必要です．

② **冠危険因子**：高血圧，糖尿病，喫煙，脂質異常症，家族歴（男性55歳未満，女性65歳未満の冠動脈疾患歴），慢性腎臓病，メタボリックシンドロームなどが冠危険因子として知られています．数が多くなれば急性心筋梗塞の可能性が高まります．特に糖尿病がある場合は，**ビグアナイド系血糖降下薬の内服の有無**を確認しましょう．ビグアナイド系血糖降下薬内服下で造影剤を使用した場合に起こる合併症に，乳酸アシドーシスがあります．発症頻度は低いものの，発症すれば致死率が高く知っておかねばならない合併症です．既往歴に関しては「○○と言われたことがない」が，「○○に罹患していない」ということに必ずしもならないということに注意が必要です．単に

検査を受けていないだけということはよくあります．「降圧薬を内服して血圧が下がっているから，自分は高血圧ではない」と信じている患者も決して少なくはありませんので，しっかりと問診を取りましょう．病院に全くかかっていない患者において有用なのが，健康診断の受診歴になります．数年以内に受診し，そこで特に病院受診を勧められていなければ，これらの疾患に罹患している可能性は低いと判断してよいでしょう．全く健康診断を受けたことのない場合は要注意です．

③造影剤アレルギー歴，気管支喘息の既往：造影剤アレルギー歴があれば，どのような症状が出現したかも聴取しましょう．冠動脈造影検査において造影剤使用は不可欠ですので，重篤なアレルギー歴がある場合はリスクとベネフィットを考え，ステロイドによる予防を行ったうえで造影剤を使用するか，もしくは，冠動脈造影検査を施行しないかの判断をする必要があります．気管支喘息の既往があれば，造影剤アレルギーを発症した時のリスクが高くなります．

> 身体所見のポイント

① バイタルサイン：ショックバイタルの時は要注意です．少人数で対応している場合は応援を呼びましょう．
② 聴診：救急の場においては，聴診器を胸に当ててパッと聞こえるような大きな雑音がないかを確認すれば十分と考えます．
③ 触診：上腕，橈骨，大腿動脈が触知するか，左右差がないかを確認しましょう．

これらは，急性心筋梗塞疑いの胸痛患者が搬送されてきた時を想定してのポイントですので，胸痛の性状，心電図などから急性心筋梗塞の可能性が低くなれば，再度，丁寧に問診・病歴聴取・診察をやり直しましょう．

Q 冠動脈造影前に心エコー図検査は必須ですか？ 確認しておくポイントは何ですか？

A 必要です．日本循環器学会ガイドラインには「必須ではない」と記載されていますが，筆者は，救急外来で施行できるのであれば，必ず行うべきと考えます．ただし，心エコー図検査により再灌流療法が遅れることのないようにしなければなりません．血管造影室に搬送する準備をしている間に，ポイントを絞って短時間で施行しましょう．筆者は以下のポイントを確認するようにしています．

① 全体的な心収縮力の評価，局所の壁運動低下（asynergy）の有無の確認
② 心囊液貯留の有無
③ 大動脈弁狭窄症，大動脈弁閉鎖不全症，僧帽弁閉鎖不全症の有無

心収縮力の低下している症例はハイリスクであり，大動脈内バルーンパンピングが必要になる可能性が高くなります．局所の壁運動低下を同定していれば，冠動脈造影にて複数の病変を認めた場合，責任病変の同定の助けになります．心囊液貯留を認めた場合は心破裂，急性大動脈解離の可能性が出てきます．特に重症大動脈弁閉鎖不全症を合併している場合は要注意です．

急性大動脈解離による急性心筋梗塞を疑う時はどうしますか？

A 急性大動脈解離により冠動脈入口部が閉塞し，急性心筋梗塞を合併することがあります．頻度は1～10％と報告によりまちまちですが，決して多くはありません．突然の張り裂けるような激烈な胸痛で，背部から腰部に放散する場合，急性大動脈解離を考えます．上肢血圧の左右差，胸部X線写真にて上縦隔陰影の拡大や二重陰影を認める場合にも疑います．心エコー図にて重症大動脈弁逆流症と心囊液貯留を認めた場合には，極めて可能性が高くなります．急性大動脈解離の可能性が高いと判断した場合，**血行動態が安定していれば，急性心筋梗塞を合併していても，造影CTを優先させます**．A型急性大動脈解離と診断確定すれば，緊急手術の適応となります．

ただし，心電図にてaV$_R$誘導でST上昇を認め，広範囲の誘導でST低下を認める症例は例外です．これは，左冠動脈主幹部閉塞を強く示唆するからです．ガイドラインにこういった状況の記載はありませんが，左冠動脈主幹部閉塞であれば，救命のためには一刻も早い再灌流療法が必要ですので，筆者はただちに血管造影室に搬送し，緊急冠動脈造影検査，PCIを施行すべきと考えます．左冠動脈主幹部閉塞では，通常，再灌流なしに手術室にたどり着ける可能性は極めて低く，運よく手術室にたどりついたとしても，手術時間を考慮すると，心筋に甚大な障害が生じるからです．

失神を起こした急性心筋梗塞に，頭部CTは必要ですか？

A 左冠動脈主幹部病変を示唆する心電図変化や，ショックバイタルでない限り**頭部CTは施行したほうがよい**と考えます．明らかな外傷がなければ，失神していても脳出血を合併している可能性は低いですが，完全に否定はできません．急性心筋梗塞に対するPCI施行時には，大量の抗凝固薬（ヘパリン）を投与し，さらに2剤抗血小板薬をローディング投与します．抗血小板薬は最低でも1ヵ月間は併用が必要となります．脳出血の合併を見落としていた場合，抗凝固薬，抗血小板薬の投与により，急激な悪化をきたす可能性があります．横にいた家族が「頭は打っていなかった」と言っており，診察上も明らかな外傷を認めなかったにもかかわらず，カテーテル治療中に意識レベルの低下をきたし，後に頭蓋骨骨折を伴う脳出血が判明した症例の報告もあります．治療方針に大きな影響を及ぼす疾患であるため，状態が許すのであれば，失神症例においては極力頭部CTを施行するのが望ましいと考えます．

［文　　献］

1) Thygesen K, Alpert JS, Jaffe AS et al：Third universal definition of myocardial infarction. J Am Coll Cardiol 60：1581-1598, 2012
2) Roffi M, Patrono C, Collet JP et al：2015 ESC Guidelines for the management of acute coronary syndromes in patients presenting without persistent ST-segment elevation：Task Force for the Management of Acute Coronary Syndromes in Patients Presenting without Persistent ST-Segment Elevation of the European Society of Cardiology（ESC）. Eur Heart J 37：267-315, 2016
3) Nakazawa G, Otsuka F, Nakano M et al：The pathology of neoatherosclerosis in human coronary implants bare-metal and drug-eluting stents. J Am Coll Cardiol 57：1314-1322, 2011
4) Glickman SW, Shofer FS, Wu MC et al：Development and validation of a prioritization rule for obtaining an immediate 12-lead electrocardiogram in the emergency department to identify ST-elevation myocardial infarction. Am Heart J 163：372-382, 2012
5) Terkelsen CJ, Sørensen JT, Maeng M et al：System delay and mortality among patients with STEMI treated with primary percutaneous coronary intervention. JAMA 304：763-771, 2010
6) Edwards M, Chang AM, Matsuura AC et al：Relationship between pain severity and outcomes in patients presenting with potential acute coronary syndromes. Ann Emerg Med 58：501-507, 2011

I 急性心筋梗塞

Q2 急性期管理（救急室）

回答：大阪府済生会中津病院
循環器内科　上月　周（こうづき あまね）

ポイント

- 酸素投与は呼吸困難もしくはSpO_2 94％未満の患者に行う．重症例では非侵襲的陽圧換気療法（NPPV）を積極的に使用．
- 硝酸薬投与は禁忌がないことを確認してから．
- 痛みが強い場合はモルヒネを投与．すぐに使えない場合はレペタンもしくはペンタジンで代用．
- ヘパリン，抗血小板薬の投与量，投与タイミングは循環器内科医と相談．
- スタッフ全員が，door to balloon 時間の短縮がどれだけ重要かを理解することが必要．

Q 酸素吸入は全例に必要ですか？ 害はないのですか？

酸素吸入は全例ではなく，**必要な症例のみに行いましょう**．不要な症例に投与した場合，害となる可能性があります．特に，重症COPD患者における急激な酸素濃度の上昇はCO_2ナルコーシスをひき起こす可能性がありますので，注意が必要です．

酸素投与が必要な患者は，①呼吸困難を呈している患者，②血中酸素飽和度（SpO_2）94％未満の患者，です．日本循環器学会ガイドライン[1]において，肺うっ血やSpO_2 94％未満を認める患者に対する酸素投与はクラスⅠ（エビデンスレベルB），すべての患者に対する来院後6時間の投与もクラスⅡa（エビデンスレベルC）とされています．盲目的に全患者に対し酸素投与を行っても構わないということです．これは酸素投与により心筋障害が軽減される可能性があることや，何よりも，酸素投与に害はないと考えられているからと推測されます．しかし，高酸素血症状態は本当に無害なのでしょうか？　近年，このことに疑問がもたれだしています[2]．

フローワイヤーや心エコー図を用いた研究において，高酸素血症状態になると冠血流が30％程度低下すると報告されています[3,4]．1976年と40年前の臨床試験になりますが，低酸素血症のない比較的軽症の急性心筋梗塞患者を酸素投与群と酸素非投与群に分けた大規模臨床試験において，酸素投与群は統計学的有意差はないものの死亡率が高い傾向にあり（酸素投与群11.3％，酸素非投与群3.8％），心筋障害は酸素投与群で有意に大きいという結果になりました[5]．最近のメタアナリシスにおいても，酸素投与による死亡率上昇の可能性が示唆されています[6]．

救急隊や初期対応医により投与されている酸素を，SpO_2が100％だからといって，ただちに中止する必要はありませんが，血液ガス等の結果から酸素が十分足りており，呼吸困難の訴えもなければ，漫然と投与を続けるのではなく，減量・中止を試みるべきである

と考えます．

●重症例の対応

意識障害を伴う症例や，著明な呼吸困難・低酸素血症を認める症例では，ただちに気管挿管，人工呼吸器管理を行う必要があります．起坐呼吸の症例でも，経皮的冠動脈インターベンション（PCI）中に呼吸状態が悪化することが多いため，気管挿管を考慮しますが，非侵襲的陽圧換気療法（NPPV）が使用可能な施設では，NPPVを使用します．急性心筋梗塞に伴う急性心不全は，再灌流療法成功後，比較的速やかに改善することが多いので，NPPVにより気管挿管に伴う合併症を回避でき，早期のリハビリを開始できるというメリットがあります．当院では，意識レベルが清明で呼吸状態の安定しない心不全合併急性心筋梗塞症例では，NPPV装着下で緊急PCIを行っており，多くの症例で気管挿管を回避することができています．

硝酸薬（ニトログリセリン）は全例に投与しますか？

 全例に投与してはいけません．禁忌がないかを確認のうえ，投与します．

1．硝酸薬の作用機序と効果

硝酸薬は血管拡張作用薬です．冠動脈拡張作用により虚血領域への血流増加をもたらし，狭心症症状の軽減，静脈拡張作用により心臓の前負荷を減らし，肺うっ血を改善します．また，動脈拡張作用により血圧を低下させ，心臓の後負荷を軽減し，心筋酸素需要の減少をもたらすことにより狭心症症状，心不全症状の改善を行います．**禁忌がなければ胸痛患者に対し，救急外来において最初に使用されるべき薬剤です**．ニトログリセリンを舌下投与，もしくは口腔内噴霧します．効果がない場合は5分間ごとに3回まで使用可能とされていますが，次の投与までに12誘導心電図をとり，急性心筋梗塞と診断されればただちに緊急冠動脈造影検査を行うべきです．舌下錠とスプレーでは効果に差はありませんが，唾液の少ない高齢者ではスプレーのほうが望ましいです．

2．硝酸薬の禁忌

①低血圧：収縮期血圧90 mmHg以下，もしくは通常の血圧より30 mmHg以上の低下

②脈拍数の異常：50 bpm以下の徐脈，もしくは100 bpm以上の頻脈

③右室梗塞

④PDE V阻害薬の内服

⑤閉塞性肥大型心筋症

⑥重症大動脈弁狭窄症

この6点がないことを確認したうえでなければ，硝酸薬を使用することはできません．ただ，救急の現場で，これらをきちっと確認することはできるでしょうか？ 本稿では筆者が実践している4つのポイントをご紹介します（図1）．

ポイント①：収縮期血圧が90 mmHg以下であれば緊急事態です．降圧作用のある硝酸薬の投与は行わず，ただちに輸液負荷，場合によってはカテコラミン投与を行い，大動脈内バルーンパンピング（IABP）の挿入も考慮します．

ポイント②：これは，PDE V阻害薬の内服の可能性があるためです．PDE V阻害薬と硝酸薬を併用した場合，極度の前負荷減少により急激な血圧低下をきたすため禁忌です．特に最近は肺高血圧症の治療が進歩して

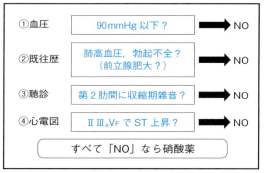

図1 救急外来で硝酸薬を使用するためのチェックポイント

おり，PDEV阻害薬を投与されている症例が増えてきています．通常，とてもなじみの薄い薬であり，薬剤名だけ聞いてもピンとこないケースが多いです．従来，肺高血圧症と勃起不全のみでしたが，2014年より前立腺肥大による排尿障害にも使用できるようになりました．薬剤名としては，シルデナフィルがバイアグラ®，レバチオ®，タダラフィルがシアリス®，アドシルカ®，ザルティア®です．

ポイント③：胸骨第2肋間での収縮期雑音を聴取した場合は，閉塞性肥大型心筋症，重症大動脈弁狭窄症の可能性がありますので，ただちに心エコー図検査を行いましょう．ただし，収縮期駆出性雑音を聴取する患者は意外と多く，実際には血圧が保たれていれば，ルートを確保し急変に対応できる状態で，血圧低下に注意しながら硝酸薬を投与することもあります．

ポイント④：右室梗塞の合併の可能性があるためです．Ⅱ Ⅲ aV_F でST上昇を認めた場合，ただちに右胸部誘導心電図を施行し，V_{3R}，V_{4R} でST上昇があれば，PDEV阻害薬内服中と同様の理由で，重篤な血圧低下をきたす可能性があるため硝酸薬の投与を控え，補液を開始します．

Q 疼痛対策はどうしますか？ モルヒネは今でも必要ですか？

A 疼痛が強い場合は鎮痛する必要があります．硝酸薬が第一選択薬ですが，無効の場合，今でも塩酸モルヒネが第一選択薬です．ただし，緊急時すぐに使用できない場合は，ペンタゾシン（ペンタジン®，ソセゴン®）や，ブプレノルフィン（レペタン®）を使用しても構いません．早く投与することが重要です．

● 塩酸モルヒネの効果，投与方法，投与の注意点

塩酸モルヒネは強力な鎮痛，抗不安作用を有し，患者の疼痛や不安を軽減します．症状を軽減することにより安静が得られ，これが心筋酸素消費量の減少にもつながります．激しい胸痛時は，問診や12誘導心電図の施行が難しい場合がありますが，塩酸モルヒネにより症状が緩和されれば，これらもスムーズに施行できます．その他にも塩酸モルヒネは血管拡張作用による心不全改善効果もあります．通常1〜5 mgを静注し，効果がない場合は5〜30分ごとに繰返し投与することができます．副作用として血圧や心拍数の低下を認めますが，通常は軽度です．約20％に嘔気・嘔吐も認めます．最も問題となる副作用は呼吸抑制です．対処法は，呼吸補助を行いながら中和剤である塩酸ナロキソン0.2 mgを静注します．

Q 未分画ヘパリンは全例に投与しますか？ 投与量，投与場所，モニタリング，投与期間を教えてください

A ほぼ全例で投与します．ただし，ヘパリン起因性血小板減少症（HIT）の既往例では使用できませんので，代替としてアルガトロバンを使用します．また，失神症例においては，可能であれば頭蓋内出血を除外してからの投与が望ましいです．

1．未分画ヘパリンの投与量

急性心筋梗塞に対する再灌流療法の方法がprimary PCIか血栓溶解療法かにより投与量が異なります．日本では，ほとんどの症例に対しprimary PCIが施行されますので，本稿ではprimary PCI施行時の説明をします．未分画ヘパリンの初期投与量は，欧米のガイドラインでは70～100単位/kgとされています．日本において投与量を検討した研究はないので，これに準じて投与します．病態を考えると「少なすぎて効かない」状況には絶対にしたくありませんので，筆者は多めの量を投与するようにしています．具体的には50 kg未満の患者には5,000単位，50 kg以上の患者には100単位/kgを単回投与しています．

2．未分画ヘパリンの投与場所

ガイドラインにはできるだけ早くと記載されています．発症2時間以内の症例においてヘパリン投与により，冠動脈造影時の冠動脈血流が有意に良かったという報告もあります[7]．しかし，救急外来で投与してしまうと，primary PCI施行時に穿刺部位の合併症が増えるという危惧があります．実際，ヘパリンのローディング投与下で大腿動脈穿刺を行い，1度で穿刺が成功しなかった場合，止血に時間がかかったり，血腫を形成したりします．primary PCIがただちに始められる施設であれば，救急外来での投与にこだわらず，カテーテル室で穿刺終了後に投与でも構わないと思います．primary PCI開始までに時間がかかるようであれば，救急外来での投与を考慮しましょう．従来，急性心筋梗塞のカテーテルは大腿動脈穿刺が主流でしたが，近年，橈骨動脈穿刺で行う施設が増加してきています．橈骨動脈穿刺の最大のメリットは，穿刺に伴う合併症の少なさですので，より，救急外来でヘパリンを投与しやすい環境になってきています．筆者の施設では，通常ただちにカテーテル室に移動できるので，血栓の関与の可能性が高く，より早期の再灌流が望まれる，発症早期のST上昇型急性心筋梗塞は救急外来でローディング投与，それ以外はカテーテル室で穿刺終了後にローディング投与するようにしています．

3．未分画ヘパリンのモニタリング方法

未分画ヘパリンは体重にある程度相関するものの，凝固活性が一定ではなく，薬物動態も不安定ですので，モニタリングする必要があります．モニタリングはACT（活性化全血凝固時間），もしくはAPTT（活性化部分トロンボプラスチン時間）で行います．ACTのほうが簡便に短時間で測定でき，カテーテル室やCCUに測定装置が設置されていることも多いので，測定できる環境であればACTを推奨します．未分画ヘパリン投与後1時間をめどに測定し，ACT 250以上を目標に追加投与を行います．

4．未分画ヘパリンの投与期間

primary PCIが成功し，十分な冠血流が得られれば，ヘパリンの追加投与は不要になります．以前，P2Y$_{12}$受容体拮抗薬がチクロピジン（パナルジン®）しか使用できなかった時代は，ローディング投与ができませんでしたので，PCI後もヘパリンを持続静注する施

設が多かったと思われます．近年はローディング投与可能なクロピドグレル（プラビックス®），ローディング投与が可能で，より効果発現が早いプラスグレル（エフィエント®）が使用可能となりましたので，PCI後のヘパリンの必要性は少なくなっています．ただし，冠動脈内に血栓が残存する場合，ステント留置後も十分な血流が得られない場合，長病変のステント留置や拡張不良などステント血栓症のハイリスクと判断された場合は，PCI後もヘパリン投与を継続することがあります．その場合も，PCI後1日以上投与することはほとんどありません．

Q 抗血小板薬は何を，どのタイミングで投与しますか？ いつまで続けますか？

A

1．アスピリン

急性心筋梗塞と判断すれば，ただちにアスピリンを投与します．バイアスピリン®は腸溶錠ですので，バファリンなど非腸溶錠があればそちらを使用します．なければ，バイアスピリン®でも構いません．いずれにしても，吸収を早めるために噛み砕いて内服してもらいます．

投与例：バイアスピリン® 100 mg 2～3錠 or バファリン 81 mg 2～4錠

2．$P2Y_{12}$受容体拮抗薬

日本循環器学会ガイドライン[1]にはクラスⅠとして，PCIを予定している患者にはできるだけ早い段階でクロピドグレルローディングドーズ投与（エビデンスレベルA）と記載されています．しかし「PCIを予定している」かどうかは，救急外来でわかるのでしょうか？ さらに，本ガイドライン改訂後，プラスグレルが使用可能となりました．どちらの薬剤を，どのタイミングで使用するかに関して決まったものはありませんので，皆様の施設の循環器内科医とあらかじめ相談しておく必要があると思います．

3．当院での$P2Y_{12}$受容体拮抗薬の投与タイミング

・ST上昇型急性心筋梗塞→ローディングドーズをただちに投与します．

・ST上昇型急性心筋梗塞以外→救急外来では投与せず，冠動脈造影検査後，PCI施行が決定した時点でローディングドーズを投与します．

投与例：プラスグレル（エフィエント® 5 mg 4錠）or クロピドグレル（プラビックス® 75 mg 4錠）

ST上昇型急性心筋梗塞以外の症例において，救急外来での$P2Y_{12}$受容体拮抗薬投与を躊躇する理由は，緊急冠動脈バイパス術（CABG）となった場合の出血量増加です．ST上昇型急性心筋梗塞は基本的に全例PCIを施行するのに対し，ST上昇型急性心筋梗塞以外は病変によっては，IABPを挿入し緊急CABGを施行する可能性があるからです．欧米のデータでは，クロピドグレルと比較してプラスグレルは有意にCABG時の大出血を増加させると報告されていますので，ACCF/AHAガイドライン[8]においては，プラスグレルは冠動脈の解剖が判明し，PCIの方針が決定してから投与すべきと記載があります．クロピドグレルにはこのような記載がないため，救急外来において投与可能ですが，データを見ると，クロピドグレルによるCABG時の大出血も決して看過できる頻度ではないため，筆者はST上昇型急性心筋梗塞以外は，救急外来で投与しないようにしています．

4. 当院でのP2Y₁₂受容体拮抗薬の使い分け

急性心筋梗塞症例は，基本的にはプラスグレルを使用しています．理由は，①効果発現が早い，②効果のバラツキが少ない，からです．クロピドグレルがローディング投与から効果発現までに6時間程度要するのに対し，プラスグレルは2時間程度で効果を発現します．欧米では効果発現がより早いクロピドグレル600 mgローディング（通常容量の倍）が可能ですが，日本では認可されていません．クロピドグレルおよびプラスグレルは，肝臓においてCYP2C19による代謝を受けて活性体となります．このCYP2C19遺伝子多型が日本人を含むアジア人では多いため，薬剤の効果が弱い患者がある一定の確率で存在します[9]．プラスグレルはこのCYP2C19の影響が少ないため，クロピドグレルよりも多くの人にまんべんなく効果を発現すると報告されています．急性心筋梗塞のprimary PCIにおいて，ステント留置時にしっかりと抗血小板作用が効いていることが重要です．最近，光干渉断層法を用い，ステント留置後のステント内血栓量がプラスグレルで少ないという報告もなされました[10]．急性心筋梗塞治療において，この差は非常に大きいものであると考えます．

欧米においては出血の副作用が多く出現したため[11]，出血リスクの高い脳卒中の既往患者には禁忌，75歳以上にも推奨されません．しかし，より低体重で高齢者の多い日本に導入するにあたり，容量を欧米の1/3に減量しました．この結果，日本で行われた治験においては，クロピドグレルと比較して，効果は大きく，出血の副作用は同等という結果でした[12]．本当に高齢者でも安全なのか？ 本当に低体重でも安全なのか？ ということに関しては，実臨床で使用され始めてからのデータの検証が必要ですが，少なくとも当院での経験では，出血の副作用がクロピドグレルと比較して増加したという印象はありません．

Q door to balloon時間とは何ですか？ 何分を目指せばよいですか？ 短縮するポイントを教えてください

1. door to balloon時間の意味

door to balloon時間とは，救急外来の扉（door）への到着から，再灌流（通常，balloon拡張により再灌流されるためballoon）までの時間のことです．急性心筋梗塞において，冠動脈が閉塞し，心筋への血流が途絶している時間（虚血時間）が重要です（図2）．胸痛発症から2.5時間前後の超急性期は時間依存性期間（time-dependent period）とよばれ，再灌流療法による心筋救済および生命予後改善効果が非常に大きい期間です．わずかな時間の遅れが，心筋ダメージの増加，死亡率の上昇につながりますが，逆に時間を短縮することで，大きな心筋救済効果が得られる期間でもあります．2.5時間以降も発症6時間までは心筋救済効果が大きく，ゴールデンタイムとよばれています．一方，発症6時間以降の時間非依存的期間（time-independent period）では，再灌流療法により電気的安定化や合併症予防など，予後改善効果はありますが，心筋救済効果は少なくなります[13]（図3）．ただし，この虚血時間の開始点である発症時間は患者の申告によるものであり，時間があいまいな場合や，無症候性の場合などは不明となります．そこで，虚血時間の代わりに，より客観的な指標

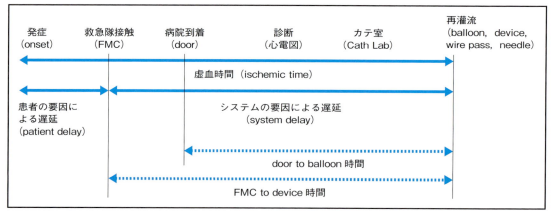

図2 論文・ガイドラインで使用される用語のまとめ

虚血時間は発症から再灌流までの時間であり，発症から救急隊との接触までの時間（救急搬送でなければ病院到着までの時間）を patient delay, 救急隊接触から再灌流までの時間を system delay とよぶ．
再灌流は論文・ガイドラインごとによび方が異なる．primary PCI による再灌流療法において，以前は "balloon" が使用されることが多かったが，バルーン通過前にワイヤーやマイクロカテーテル，血栓吸引カテーテルなどの通過により再灌流が得られることから，最近はこれらすべてを包括した "device" が使用されることが多くなっている．血栓溶解療法が選択された場合には，再灌流を "needle" とする．虚血時間の指標として，以前は door to balloon 時間が使用されることが多かったが，最近は FMC to device 時間が多くなっている．
（上月　周：急性心筋梗塞の初期マネジメント：ERから心カテ，CCUに入室まで．Hospitalist 3(3)：687-699, 2015 より引用）

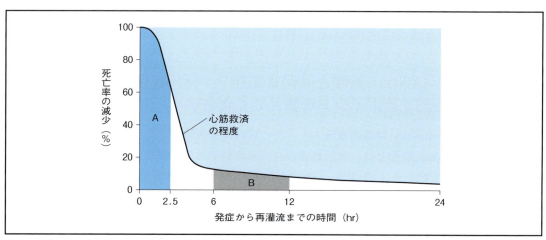

図3 発症から再灌流までの時間と，死亡率・残存心筋の関係

発症から2.5時間までは time-dependent period（A）とよばれ，死亡率が時間とともに急激に低下する．つまり，早期の再灌流により救済される心筋量，死亡率の減少効果が非常に大きい．発症6時間以降は time-independent period（B）とよばれ，再灌流療法により死亡率の改善効果はあるものの，time-dependent period ほど大きくはない．
（上月　周：急性心筋梗塞の初期マネジメント：ERから心カテ，CCUに入室まで．Hospitalist 3(3)：687-699, 2015 より引用）

として使用されているのが，door to balloon時間です．door to balloon時間は救急医療に携わるスタッフの努力により短縮することができますので，日ごろからその訓練，努力をする必要があります．近年は，客観的かつより虚血時間に近いFMC to device時間がガイドライン等で使用されています．FMCとはfirst medical contactの略で，救急隊との接触時間のことです．deviceはballoonと同じ意味ですが，ワイヤーや血栓吸引カテーテルなどにより再灌流が得られることもあるため，すべてを含めた表現としてdeviceが用いられるようになりました（図2）．

2．door to balloon時間は何分を目指すべきか？

ガイドラインにおいて，FMC to device時間90分以内を目指すことが推奨されています[1]．つまり，ガイドラインに従うのであれば，door to balloon時間は，90分から「救急隊接触〜病院到着までの時間」を引いた時間を目指すことになります．ただし，これは「90分以内をクリアーすればオッケー」というわけではありません．90分は最低ラインで，そこから1分でも短縮する努力をしなければいけません．特に，発症早期に来院し，広範囲の心筋虚血が疑われる症例では，早期再灌流による心筋救済効果が大きいため，より短い60分以内が目標とされています．

3．door to balloon時間をどのように短縮するか？

救急医療にかかわるスタッフ全員が，早期再灌流の重要性を十分理解することが必要です．そのうえで，最も大切なのは，いかに早く心電図を施行するかです．胸痛患者で心電図変化があれば診断はほぼ確定します．確定を早く行うことにより，再灌流までの時間を縮めることができます．胸痛以外の患者に関しても，「Q1 診断，分類」に記述したクライテリアを参考に，リスクのある患者は早い段階で心電図を施行するようにしましょう．嘔吐の患者で，胃腸炎と思っていたら，採血結果で心筋逸脱酵素が上昇しており，そこで初めて心電図を施行するとSTが上昇していたということは，しばしば経験します．この時点では来院後数時間が経過しています．このようなことを減らす努力が必要です．それ以外の部分は，病院の体制などにより大きく異なります．本稿では当院の取り組みをご紹介します．

まず，対応は極力複数の循環器内科医で行います．症状，心電図から方針が決まれば，心エコー図検査をする医師，患者家族に病状説明をする医師，血管造影室にて冠動脈造影検査の準備をする医師に分かれて同時に進行します．心エコー図検査と同時並行で，ポータブル胸部X線撮影，鼠径部剃毛なども行います．当院に血管造影室は3室ありますが，同時使用は2室までとしています．これは，常時1室は空けて置き，緊急対応ができるようにするためです．

平成26年の診療報酬点数表改訂において，door to balloon時間短縮が重要視され，90分以内を達成した症例のみ「急性心筋梗塞（34,380点）」として算定でき，同じ急性心筋梗塞患者でも，90分以内を達成できなければ「不安定狭心症（24,380点）」としてしか算定できなくなりました．漠然と急ぐのに比べて，90分という明確な目標ができたため，時間短縮に向けてスタッフ全員が取り組めるようになり，当院では明らかにdoor to balloon時間が短縮しました．

[文　献]

1) 循環器病の診断と治療に関するガイドライン（2012年度合同研究班報告）．ST上昇型急性心筋梗塞の診療に関するガイドライン（2013年改訂版）
http://www.j-circ.or.jp/guideline/pdf/JCS2013_kimura_h.pdf（accessed 2016-08-19）
2) Moradkhan R, Sinoway LI：Revisiting the role of oxygen therapy in cardiac patients. J Am Coll Cardiol 56：1013-1016, 2010
3) McNulty PH, King N, Scott S et al：Effects of supplemental oxygen administration on coronary blood flow in patients undergoing cardiac catheterization. Am J Physiol Heart Circ Physiol 288：H1057-H1062, 2005
4) Momen A, Mascarenhas V, Gahremanpour A et al：Coronary blood flow responses to physiological stress in humans. Am J Physiol Heart Circ Physiol 296：H854-H861, 2009
5) Rawles JM, Kenmure AC：Controlled trial of oxygen in uncomplicated myocardial infarction. Br Med J 1：1121-1123, 1976
6) Cabello JB, Burls A, Emparanza JI et al：Oxygen therapy for acute myocardial infarction. Cochrane Database Syst Rev CD007160, 2010
7) Verheugt FW, Liem A, Zijlstra F et al：High dose bolus heparin as initial therapy before primary angioplasty for acute myocardial infarction：results of the Heparin in Early Patency (HEAP) pilot study. J Am Coll Cardiol 31：289-293, 1998
8) American College of Emergency Physicians et al：2013 ACCF/AHA guideline for the management of ST-elevation myocardial infarction：a report of the American College of Cardiology Foundation/American Heart Association Task Force on Practice Guidelines. J Am Coll Cardiol 61：e78-e140, 2013
9) Jinnai T, Horiuchi H, Makiyama T et al：Impact of CYP2C19 polymorphisms on the antiplatelet effect of clopidogrel in an actual clinical setting in Japan. Circ J 73：1498-1503, 2009
10) Kubo T, Ino Y, Matsuo Y et al：Reduction of in-stent thrombus immediately after percutaneous coronary intervention by pretreatment with prasugrel compared with clopidogrel：An optical coherence tomography study. J Cardiol, 2016 [Ebub ahead of print]
11) Wiviott SD, Braunwald E, McCabe CH et al：Prasugrel versus clopidogrel in patients with acute coronary syndromes. N Engl J Med 357：2001-2015, 2007
12) Saito S, Isshiki T, Kimura T et al：Efficacy and safety of adjusted-dose prasugrel compared with clopidogrel in Japanese patients with acute coronary syndrome：the PRAS-FIT-ACS study. Circ J 78：1684-1692, 2014
13) Gersh BJ, Stone GW, White HD et al：Pharmacological facilitation of primary percutaneous coronary intervention for acute myocardial infarction：is the slope of the curve the shape of the future? JAMA 293：979-986, 2005

I 急性心筋梗塞

Q3 急性期管理（集中治療室）

回答：大阪府済生会中津病院 循環器内科　上月　周（こうづき あまね）

ポイント

- 動脈圧ライン，導尿カテーテルは必要性を吟味してから挿入・留置．くれぐれも「ルーチン」で行わないように．
- 急性心筋梗塞後，安静は必要だが，過度な安静にならないように．基本的に12〜24時間以内には立位負荷を行い，問題なければポータブルトイレ使用可能に．
- せん妄は起こさないことが大切．ただし，現時点で確立された予防法はない．

Q 動脈圧ラインは全例必要ですか？　そうでなければ，どのような患者に留置しますか？　いつまで必要ですか？

A ほとんどの症例で不要です．どのような症例に動脈圧ラインを留置すべきかを示すガイドラインはありません．**筆者が動脈圧ラインの留置を考慮する症例は，再灌流成功後も血行動態が不安定な症例，重度の心不全合併症例**ですが，いずれも必須なわけではありません．大動脈内バルーンパンピング（IABP）や経皮的心肺補助（PCPS）が必要な重症例は，動脈圧ラインが必須になります．動脈圧ライン留置のメリットとしては，リアルタイムで動脈圧をモニターできることと，頻回な動脈血採血が行えることです．医療者側としては管理がしやすくなるので，「念のために」留置しておこうと考えがちですが，留置によるデメリットも考慮する必要があります．動脈圧ライン留置による合併症は，①出血，②感染，③血栓形成，④空気塞栓，⑤患者の疼痛，ADL低下，等が挙げられます．特に自己抜去などで抜けてしまった時は大量に出血し，発見が遅れた場合致死的になる可能性があるので，基本的には看護師の目の届きやすいCCUなどで管理すべきです．また，経皮的冠動脈インターベンション（PCI）で使用した動脈シースは合併症発症リスクが高いため，少なくとも1日以内には抜去すべきであり，動脈圧ラインが必要な場合は，再度，22G針などで挿入しなおすようにしましょう．

　留置期間は留置理由によります．血行動態が不安定なために留置した場合は，血行動態が落ち着き，カテコラミンの減量を開始できれば抜去可能です．重症心不全も同様に酸素濃度の減量を開始できれば抜去可能ですが，気管挿管を施行した場合は，抜管までは留置を続けることが多いです．

Q 導尿カテーテル留置は全例で必要ですか？

A 全例必要ではありませんが，必要な症例はあります．日本循環器学会ガイドライン[1]には，時間尿測定が必要な場合以外は挿入すべきでないと記載されています．逆に言うと，時間尿測定が必要な場合は挿入するということになります．時間尿測定が必要な場合は，ポンプ失調の合併や既存の腎不全，排尿障害を伴うか，造影剤腎症などが危惧される場合，あるいは排尿時に著しい身体的緊張を伴う場合と記載されています．はたして，これらすべてに必要でしょうか？ ポンプ失調の合併があっても，心不全が重症でなければ本当に必要でしょうか？ 造影剤腎症が危惧されれば必要でしょうか？ ガイドラインの記載は，これらの必要性を示した臨床研究に基づいたものではありませんので，本稿では筆者の考えをお示しします．

まず，必ず導尿カテーテルを留置するのは大腿動脈を穿刺する症例です．ある程度の期間，座位をとることができなくなるため，排尿が難しいだけでなく，尿器に排尿した場合，穿刺部が尿で汚染する可能性があります．ただし，近年，橈骨動脈からPCIを施行する頻度が増加しており，大腿動脈を穿刺する症例は，心原性ショック合併症例などに限られています．橈骨動脈から開始し大腿動脈穿刺に移行した場合や，IABPの挿入が必要となった場合には，その時点で導尿カテーテルを挿入します．重度の心不全合併症例でも必ず導尿カテーテルを留置します．時間尿測定が治療上重要であり，また，ベッド上安静の期間が長くなることが予想されるためです．前立腺肥大合併症例では，臥位では十分腹圧がかからず，排尿できないことが多いため，留置を考慮します．特に高齢患者は，もともと排尿間隔が狭いことが多く，留置によるメリットが大きいです．ただ，必須ではありませんので，患者本人の希望も聞き，決定します．動脈圧ライン同様，留置すれば管理は非常に楽になりますが，留置による合併症を知っておく必要があります．導尿カテーテル留置の合併症は，①カテーテル関連尿路感染症，②膀胱結石，③膀胱の廃用性萎縮，④陰部潰瘍，が挙げられます．いずれも留置が長期になればなるほど頻度が増えるので，本当に必要かどうか毎日アセスメントを行い，できるだけ早期に抜去するようにしましょう．また，留置に伴う違和感が持続するため，導尿カテーテル留置のせいで不穏になる症例もあることを知っておく必要があります．

Q ベッド上の安静度，およびCCU内のリハビリテーションはどうしますか？

PCI当日はベッド上安静にします．再灌流療法が成功し，状態が安定していれば12〜24時間後には立位負荷試験を行い，問題なければベッド上フリー，ポータブルトイレ使用可能となります[1,2]．米国心臓病学会のガイドライン[3]には，

- 12〜24時間経過すれば，血行動態が不安定もしくは虚血症状が持続していても，ポータブルトイレの使用を許可するのは合理的である（クラスⅡa，エビデンスレベルC）
- 状態の安定している患者に12〜24時間

急性心筋梗塞の心臓リハビリテーションスケジュール						
予定日	月　日	月　日	月　日	月　日	月　日	月　日
病日	入院日（1病日）	2病日	3病日	4～5病日	6病日～	7～13病日
リハビリテーション		立位5分テスト	歩行テスト（集中治療室内）	6分間歩行テスト	心臓リハビリテーション室でのリハビリ	心肺運動負荷試験（CPX）
安静度	絶対安静	ベッド上で座ることができます	集中治療室内歩行可能	病棟内は自由に歩くことができます	病院内を自由に歩くことができます	
トイレ	排尿・排便はベッド上で行ってもらいます	ポータブルトイレの使用	集中治療室内トイレの使用	一般トイレを使用することができます		
清潔	看護師が体を拭かせていただきます	タオルをお渡ししますので体を拭いてください			シャワーに入れます	
指導	□心筋梗塞の病気についての説明	□心臓リハビリテーションについての説明	□内服の内容について説明	□内服の自己管理	退院指導（日常生活についての注意）	
					薬剤師から薬剤指導　月　日　時～	栄養士からの食事指導　月　日　時～

図1　大阪府済生会中津病院の急性心筋梗塞心臓リハビリスケジュール

以上のベッド上安静を強いるべきではない（クラスⅢ，エビデンスレベルC）と記載されています．

CCU内歩行は血清CPK値のピークアウトから2日後を目途に行い[1]，その後の心臓リハビリテーションは各施設のプロトコールに則って行います．当院で使用しているプロトコールを提示します（図1）．筆者が研修医の頃は，入院翌日は他動座位負荷，翌々日は自動座位負荷を行い，立位負荷は早くて入院4日目でした．しかし，過剰な安静臥床は身体デコンディショニングを生じ有害であり，3日間も排尿，排便をベッド上で行うというのは患者にとって負担の大きいことですので，カテーテル技術の進歩に伴う高い再灌流成功率もあり，近年は早期離床を促す方向にシフトしてきています．

●12～24時間以降もベッド上安静を保つべきハイリスク症例

画一的に決めることは難しく，case by caseで考える必要があります．まず，各ガイドラインの記載を紹介します．

・日本循環器学会ガイドライン[1]，米国心臓病学会ガイドライン[3]：胸部症状，心不全症状を繰返す症例．重篤な不整脈がある症例
・欧州心臓病学会ガイドライン[2]：重大な心筋ダメージがあり，心不全徴候や不整脈のある症例

いずれも漠然としており，わかりにくいですね．ベッド上安静でも胸痛が出現し，残存狭窄がある場合は，早期のPCIを検討します．気管挿管はもちろんのこと，NPPVを装着するような心不全を合併している症例では，無理に早期離床を進めるべきではありませんが，マスクからの酸素投与で呼吸困難がなければ立位負荷はかけてよいと考えます．不整脈に関しては残存狭窄があり，心室頻拍が出現するのであれば，早期のPCIを検討します．残存狭窄がなく，血行動態の破綻する持続性心室頻拍でなければ，立位負荷をかけてもよいと筆者は考えます．

心破裂のリスクとして，①初回心筋梗塞，②前壁梗塞，③高齢者，④女性，が知られており，これらをすべて満たす症例は，少し安静時間を長くしたほうがよいかもしれません．

早期離床には少ないとはいえ，リスクは伴うものであると理解しておく必要があります．ただ，一方，安静期間を長くすれば安全であるというデータもありません．つまり，メリット，デメリットのバランスを考え対応する必要があります．若年で精神的にもベッド上で我慢できるのであれば，立位負荷を少し遅らせることを考えます．寝たきりとなるリスクの高い高齢者や，明らかにストレスが溜まってきていると思われる患者においては，早期離床のメリットがより高くなると考えます．

Q 食事はいつから始めますか？

日本循環器学会ガイドライン[1]には，PCI直後は絶食とし，数時間後に介助にて飲水を開始する．飲水が問題なくできれば，800 kcal/日，塩分制限6 g/日，飽和脂肪酸とコレステロールを制限した五分粥を開始し，1食ごとに内容を上げていく（クラスⅡb，エビデンスレベルC）
と記載されていますが，根拠となる論文は示されておらず，エビデンスレベルもCですので，必ずしもガイドライン通りに行う必要はないと考えます．筆者は，嘔気の症状がなければ，PCI直後より飲水は開始可能と考えます．食欲があれば，食事も次のタイミングから摂取してもらうようにしています．もともと普通に食事を取っていた人であれば，5分粥から開始する必要もないと考えます．ただ，大腿動脈穿刺の場合，止血が確認されるまでの間，座位が取れません．臥位やギャッジアップでの食事は誤嚥のリスクもあるので，患者の強い希望がなければ，大腿動脈穿刺の患者は止血確認後，食事を開始しています．

Q 不穏，せん妄が起こったらどうしますか？

急性心筋梗塞後，比較的よく経験する問題としてせん妄があります．一度せん妄を発症すると，落ち着かせるのに多くの人手と労力を要します．スタッフの少ない夜間帯に発生することが多く，スタッフ全員がせん妄患者にかかりきりになり，他の患者の対応もできなくなります．特に急性心筋梗塞急性期の安静が必要な時期のせん妄は血圧や脈拍数の急激な増加により，病態の悪化にもつながります．重要なのは，せん妄にならないようにしっかり予防することです．

1．せん妄の定義

せん妄は，軽度〜中等度の意識混濁に失見当識・興奮・錯覚・不安・幻覚・妄想などの認知障害を伴うことがある意識障害の一型です[4]．障害は短期間のうちに出現し，日内変動があります．活動型せん妄，不活発型せん妄，混合型せん妄の3型に分類されます．一般的にせん妄とみなされるのが活動型ですが，活動量の減少，動作速度の減少，無関心などを呈する不活発型せん妄があることは知っておく必要があります．せん妄を発生す

ると，患者の入院期間の延長や認知機能の悪化に関係し，さらには予後を悪化させることが知られています[5]．

2．せん妄のリスクファクター

せん妄のリスクファクターとして様々なものが知られています[6]．
- 宿主因子：認知機能障害，脳卒中の既往，視力/聴力障害など
- 重症疾患因子：アシドーシス，貧血，発熱，低酸素血症など
- 医原因子：治療的安静，不適切な鎮痛管理，睡眠障害，血管カテーテル留置など

急性心筋梗塞後のCCUはまさにリスクファクターの塊です．認知症，脳卒中の既往，難聴などがあれば，せん妄は必発であると考え，対処法を考えなければなりません．

せん妄をひき起こしやすい薬剤としては，パーキンソン病治療薬，抗コリン薬，H_2ブロッカー，ベンゾジアゼピン系薬，ステロイドなどが挙げられます．中止できる場合は，中止を検討しましょう．

3．せん妄の予防

薬剤を使用しない予防が推奨されており，家族や友人との面会，十分な睡眠，窓のついた病室，早期離床などがせん妄予防に有効とされていますが，CCUでは困難なことが多いです．急性心筋梗塞後のCCU管理という状況においては，薬物を優先的に使用せざるを得ないと考えます．眠れない場合はしっかり寝てもらうことが重要です．ベンゾジアゼピン系睡眠薬はせん妄を惹起しやすいとされています．確立されたエビデンスではなく，また，非ベンゾジアゼピン系睡眠薬が惹起しないというわけではありませんが，やむなく使用するのであれば，非ベンゾジアゼピン系を選択します．メラトニン受容体刺激薬であるラメルテオン（ロゼレム®）がせん妄予防に有用という報告もあります[7]．呼吸抑制等の副作用はありませんが，単剤では睡眠導入効果が弱いので，リスクがある患者には非ベンゾジアゼピン系睡眠薬と併用します．よりハイリスクの患者には，さらに，抗うつ薬のトラゾドンも併用する場合があります．抗うつ効果はさほど強くなく，睡眠効果や興奮抑制効果があり，半減期も短いため翌日まで効果を持ち越す可能性が少ないです．

急性心筋梗塞患者が対象ではありませんが，最近，デクスメデトミジン（プレセデックス®）予防投与の研究結果が発表されたので紹介します[8]．非心臓手術を受けた65歳以上の高齢者を対象とした二重盲検無作為化試験です．術後ICUに入室後，デクスメデトミジン群は0.1μg/kg/hr（日本における維持量は0.2〜0.6μg/kg/hr）で翌朝8時まで静脈内持続投与し，偽薬群は生理食塩水を同様に投与し，せん妄への効果等が検討されました．700人の患者が登録され，術後7日間のせん妄の発症率はデクスメデトミジン群で9％と，偽薬群の23％よりも大幅に少ない（オッズ比：0.35，95％信頼区間：0.22〜0.54，$p<0.0001$）という結果でした．高血圧，頻脈の発生頻度を有意に下げ，ICU滞在期間，入院期間も短縮しました．また，低血圧や徐脈などの副作用は偽薬群と同等でした．すぐに急性心筋梗塞に適用はできませんが，少量投与のため副作用発現のリスクも少なく，せん妄発症リスクが高いと考えられる症例には使用を考慮してもよい方法ではないかと考えます．

●処方例：
① ロゼレム® 8 mg
② ベルソムラ® 15 mg ※65歳未満は20 mg
③ レスリン® 25 mg

通常は①＋②．ハイリスク症例は③も追加．

4．せん妄の治療

せん妄治療に関して，エビデンスの確立さ

れた治療はありません[5]．せん妄を発症した場合は，まず，ハロペリドール（セレネース®）を投与します．即効性のある静脈内投与を選択しますが，末梢静脈路がなく，速やかな確保も難しい場合は，筋肉内注射も可能です．ただし，静脈内投与は米国では認可されていません．これは，重篤な副作用であるtorsades de pointesが増える可能性があるからです．日本では静脈内投与可能ですが，このことを念頭に，必ず心電図モニターを装着した状態で投与する必要があります．ベッドからの転落は最も防がなければならない事故ですので，リスクの高い場合は四肢体幹抑制を考慮します．可能であれば家族に横に付き添ってもらいます．これでもせん妄が持続する場合は，鎮静薬であるデクスメデトミジン（プレセデックス®），プロポフォール（ディプリバン®），ミダゾラム（ドルミカム®）を使用します．ガイドラインにはせん妄期間を短縮するための投与としてデクスメデトミジンの使用を提案するとされていますが[5]，せん妄の急性期の治療という点においては，どの薬剤が優れているというデータはありませんので，各自が使い慣れた薬剤を使用するのがよいと考えます．いずれの薬剤も，呼吸抑制，血圧低下などをひき起こす可能性があり，厳重に経過を観察する必要があります．筆者の施設では即効性があるプロポフォールを使用することが多いです．ただ，冷蔵保存が必要で，CCUに常備していませんので，急ぐ場合はミダゾラムを使用します．ミダゾラムを第一選択にしない理由は，悪夢や覚醒後せん妄の増悪の可能性があるためです．

［文　献］

1) 循環器病の診断と治療に関するガイドライン（2012年度合同研究班報告）．ST上昇型急性心筋梗塞の診療に関するガイドライン（2013年改訂版）
http://www.j-circ.or.jp/guideline/pdf/JCS2013_kimura_h.pdf（accessed 2016-08-19）
2) Task Force on the management of ST-segment elevation acute myocardial infarction of the European Society of Cardiology（ESC）et al：ESC Guidelines for the management of acute myocardial infarction in patients presenting with ST-segment elevation. Eur Heart J 33：2569-2619, 2012
3) Antman EM, Anbe DT, Armstrong PW et al：ACC/AHA guidelines for the management of patients with ST-elevation myocardial infarction；A report of the American College of Cardiology/American Heart Association Task Force on Practice Guidelines（Committee to Revise the 1999 Guidelines for the Management of patients with acute myocardial infarction）. J Am Coll Cardiol 44：E1-E211, 2004
4) American Psychiatric Association：Diagnostic and Statistical Manual of Mental Disorders. 5th edition, 2013
5) Barr J, Fraser GL, Puntillo K et al：Clinical practice guidelines for the management of pain, agitation, and delirium in adult patients in the intensive care unit. Crit Care Med 41：263-306, 2013
6) Smith HA, Fuchs DC, Pandharipande PP et al：Delirium：an emerging frontier in the management of critically ill children. Anesthesiol Clin 29：729-750, 2011
7) Hatta K, Kishi Y, Wada K et al：Preventive effects of ramelteon on delirium：a randomized placebo-controlled trial. JAMA Psychiatry 71：397-403, 2014
8) Su X, Meng ZT, Wu XH et al：Dexmedetomidine for prevention of delirium in elderly patients after non-cardiac surgery：a randomised, double-blind, placebo-controlled trial. Lancet, 2016［Epub ahead of print］

I 急性心筋梗塞

Q4 心電図

回答：横浜市立大学附属市民総合医療センター 循環器内科　小菅雅美

ポイント

- 急性心筋虚血の心電図診断で大切なのは"比べること"である．以前の心電図や時間を空けて記録した心電図と比較することで，診断率は向上する．
- 急性下壁梗塞で右室梗塞の診断には，右側胸部誘導の記録が有用である．
- 背側部誘導は，12誘導心電図では診断の難しい急性後壁梗塞を診断するのに有用である．
- Cabrera配列は肢誘導を心臓に面する順に並べ替えた配列であり，肢誘導と対応する心臓の解剖学的部位が理解しやすくなる．

Q 心電図で診断がつかないことがありますか？

心電図診断が難しく，初診時心電図で診断がつかない場合は少なくありません．心筋虚血の程度が軽い，虚血範囲が狭い，虚血部位が12誘導心電図ではとらえにくい場合（対角枝や左回旋枝病変の場合など）の他に，心筋梗塞の既往がある場合は心電図変化が軽度あるいは明らかでない場合も多く，また多枝病変の場合も診断が難しくなります．重症例ほど心電図診断は難しく，心筋梗塞の既往がある場合や多枝病変の場合には診断を誤ると致死的病態に陥ることがあり，注意を要します（図1, 2）．急性心筋虚血の心電図診断で大切なのは"比べること"です．以前の心電図や時間を空けて記録し直した心電図と比較することで，診断率は向上します．心電図を比較する際には，各誘導ごとに基線を揃えて波形を並べ丁寧に見比べると，軽度のST-T変化も見落としが少なくなります．

図1 急性期の心電図診断が難しかった前壁梗塞の既往がある急性下壁梗塞の1例

63歳,男性.10年前に急性心筋梗塞で入院したことがあるが,以後,胸痛なく経過していた.午前8時,朝食中に胸痛が出現し症状が改善しないため,午前12時に近医を受診した.以前の心電図(A)と比べ受診時の心電図(B)で明らかな変化はないと判断され,経過観察となった.症状は持続し,午後5時の採血結果でCPKの上昇を認め急性心筋梗塞と診断され,当院に搬送された時の心電図が(C)である.初診時の心電図(B)をよく見るとⅢ,aV_F誘導で軽度のST上昇,Ⅰ,aV_L誘導でST低下を認める.本症例は,心筋梗塞の既往があるため既にST-T異常を認めており,また今回の急性下壁梗塞発症時の心電図変化も軽度で心電図診断が非常に難しい例だったが,冠動脈造影所見(図2)で示されるように,3本の主要冠動脈のうち2本が完全閉塞し,残る1本にも90%狭窄を認める3枝病変の非常に重症な例であった.

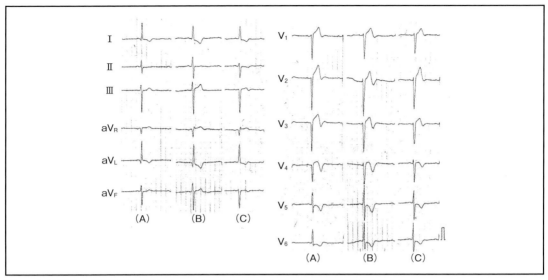

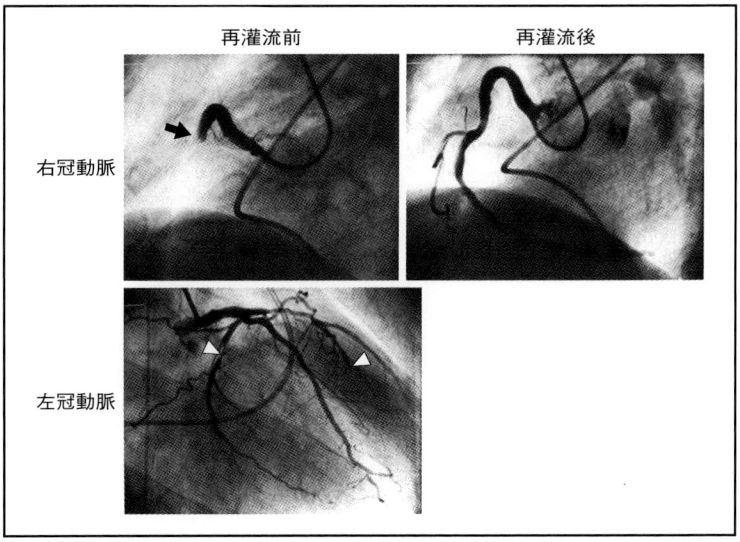

図2 図1の症例の冠動脈造影検査所見

緊急冠動脈造影所見では,右冠動脈近位部の完全閉塞を認め(図2左上矢印),冠インターベンションを施行し再灌流を得た(図2右上).左冠動脈造影では,左前下行枝遠位部の完全閉塞および左回旋枝の90%狭窄を認めた(図2左下白矢印).

Q 心電図は 12 誘導だけで十分ですか？

A 12誘導以外の誘導を記録すると，12誘導ではとらえられない領域の心筋梗塞の診断に役立ちます．代表的な誘導として，右側胸部誘導と背側部誘導が挙げられます．

1．右側胸部誘導（V_{3R}誘導，V_{4R}誘導）

前胸部誘導のV_3誘導，V_4誘導を正中線で左右対称に右前胸部で記録した誘導です（図3）．急性下壁梗塞では12誘導心電図に加え，右側胸部誘導も同時に記録し右室梗塞の合併の有無を診断する必要があります[1]．急性心筋梗塞の初期治療には硝酸薬（ニトログリセリン）投与が挙げられていますが，右室梗塞を合併した場合はニトログリセリンなど血管拡張薬の投与は顕著な血圧低下を招くことがあり，原則として禁忌です．右室梗塞の心電

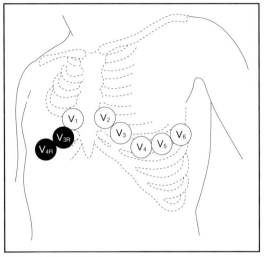

図3 右側胸部誘導
右側胸部誘導（V_{3R}誘導・V_{4R}誘導）は，前胸部誘導のV_3誘導・V_4誘導を正中線で左右対称に右前胸部で記録した誘導である．

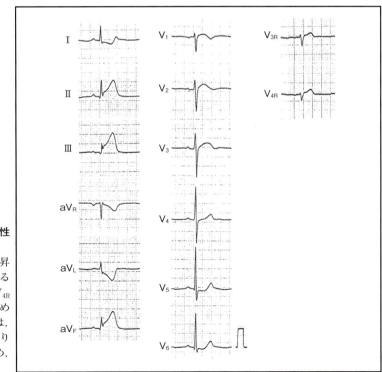

図4 右冠動脈近位部閉塞の急性下壁梗塞の心電図
Ⅱ，Ⅲ，aV_F誘導でST上昇を認め急性下壁梗塞であるが，右側胸部誘導（V_{3R}，V_{4R}誘導）でもST上昇を認める．緊急冠動脈造影では，右冠動脈の第一右室枝より近位部の完全閉塞を認め，右室虚血を合併していた．

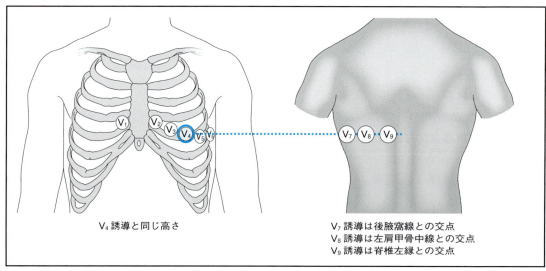

図5 背側部誘導（$V_{7\sim9}$誘導）
$V_{7\sim9}$誘導はV_4誘導と同じ高さで，V_7誘導は後腋窩線との交点，V_8誘導は左肩甲骨中線との交点，V_9誘導は脊椎左縁との交点に付ける．12誘導心電図ではとらえられない左室後壁の虚血診断に有用である．

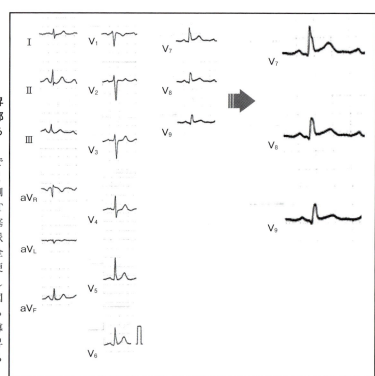

図6 12誘導心電図ではST上昇が明らかでないが，背側部誘導ではST上昇を認める急性後壁梗塞の1例
本症例は，12誘導心電図ではST上昇が明らかでなく診断が難しかったが，背側部誘導（$V_{7\sim9}$誘導）でST上昇を認め，急性後壁梗塞と診断された．緊急冠動脈造影では，左回旋枝の完全閉塞を認めた．本症例は梗塞部位が左室後壁に限局していたため，12誘導心電図でST上昇が明らかでなかったと考えられ，背側部誘導を記録しなければST上昇型急性心筋梗塞と診断するのは難しい．

図診断には，V_{4R}誘導の1.0 mm以上のST上昇が有用ですが（図4），診断に有用なのは発症早期に限られることに注意が必要です．右室梗塞合併例で，10時間以内に約半数の例で右側胸部誘導のST上昇が軽減したという報告があります．

2．背側部誘導（$V_{7\sim9}$誘導）

V_4誘導と同じ高さで，V_7誘導は後腋窩線との交点，V_8誘導は左肩甲骨中線との交点，V_9誘導は脊椎左縁との交点に付けたもので（図5），12誘導心電図では診断の難しい後壁梗塞の診断に有用です．初回心電図で診断できない場合でも，症状が持続し急性心筋梗塞が強く疑われる場合に，背側部誘導（$V_{7\sim9}$誘導）を記録することが推奨されています[1]（図6）．

心電図で梗塞責任部位が診断できますか？

初回梗塞例で発症前の心電図にST-T異常を認めない場合には，ST-T変化から梗塞責任部位を診断できます．

1．急性前壁梗塞

左冠動脈前下行枝を責任冠動脈とし，その診断は比較的容易ですが，臨床的には責任部位が左前下行枝の近位部か否かを診断することが重症度，および予後を予測するうえで重要です．新たな完全右脚ブロックの合併（右脚は主に左前下行枝の中隔枝により灌流されているため，完全右脚ブロックの合併は左前下行枝の第一中隔枝よりも近位での閉塞を示唆します），aV_R誘導のST上昇[2]，$V_{5,6}$誘導のseptal Q波の消失（梗塞発症前に存在していた$V_{5,6}$誘導のseptal Q波が梗塞発症後に消失した場合は心室中隔の障害を意味し，左

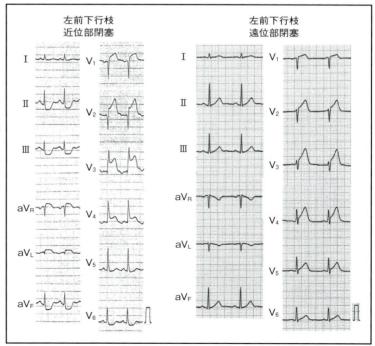

図7 急性前壁梗塞における閉塞部位による心電図の違い
　左）左前下行枝近位部の閉塞：aV_R・aV_L・$V_{1\sim4}$誘導でST上昇を認め，対側性変化としてⅡ・Ⅲ・aV_F・$V_{5,6}$誘導でST低下を認める．
　　　　　　（文献2より引用）
　右）左前下行枝遠位部の閉塞：$V_{1\sim5}$誘導でST上昇を認めるが，aV_R・aV_L誘導のST上昇および対側性変化のST低下は認めない．　　（文献3より引用）

前下行枝の中隔枝よりも近位での閉塞を示唆します）．下壁誘導のST低下（心基部のST上昇に対する対側性変化）が近位部閉塞の判別指標とされています[3]（図7）．

2．急性下壁梗塞

下壁誘導でST上昇を認める急性下壁梗塞の多くは右冠動脈の閉塞により生じますが，左冠動脈支配が優位な場合に左回旋枝の閉塞で生じることもあります．梗塞責任冠動脈が右冠動脈の場合は，ST上昇の程度はⅡ誘導に比べⅢ誘導のほうが大きくなるのに対し，左回旋枝の場合はほぼ同程度のことが多くなります．これは，右冠動脈と左回旋枝では灌流域が異なり，傷害電流ベクトルが前者では主に右下方へ向かうのに対し，後者では（左）下方へと向かうためです．右冠動脈閉塞の場合は，前述の右側胸部誘導（V_{4R}誘導）のST上昇の有無により閉塞部位を診断できます．V_{4R}誘導のST上昇を認めれば第一右室枝よりも近位部閉塞，認めなければ遠位部閉塞を疑います．また，12誘導心電図でも閉塞部位の診断が可能で，下壁誘導のST上昇度に比べ前胸部誘導のST低下度が小さい場合には右冠動脈の近位部病変（右室虚血は右側胸部誘導だけでなく12誘導のなかでV_1誘導を中心とした前胸部誘導のST部分にも

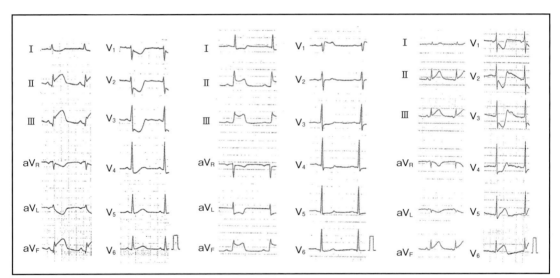

図8　Ⅱ・Ⅲ・aV_F誘導でST上昇を認める急性下壁梗塞における閉塞部位による心電図の違い

左）右冠動脈の第一右室枝より遠位部の閉塞例．Ⅱ・Ⅲ・aV_F誘導でST上昇を認め，対側性変化としてⅠ・aV_L・$V_{1~4}$誘導でST低下を認める（前胸部誘導のST低下は，下壁誘導のST上昇に対する対側性変化である）．ST上昇の程度はⅡ誘導に比べⅢ誘導のほうが大きい．

中）右冠動脈の第一右室枝より近位部の閉塞例．Ⅱ・Ⅲ・aV_F・V_1誘導でST上昇を認め，Ⅰ・aV_L誘導でST低下を認める．下壁誘導のST上昇度に比べ前胸部誘導のST低下度は軽度である（前胸部誘導では，下壁誘導のST上昇に対する対側性変化としてのST低下に，右室虚血によるST上昇のベクトルが加わるため，両者が相殺しあいST低下が軽減する）．ST上昇の程度はⅡ誘導に比べⅢ誘導のほうが大きい．

右）左回旋枝の閉塞例．Ⅱ・Ⅲ・aV_F・$V_{5,6}$誘導でST上昇を認め，aV_L・$V_{1~4}$誘導でST低下を認める．下壁誘導のST上昇度に比べ前胸部誘導のST低下度は高度である（前胸部誘導では，下壁誘導のST上昇に対する対側性変化としてのST低下に，さらに背側部誘導のST上昇に対する対側性変化としてのST低下が加わるため，ST低下が高度になる）．ST上昇の程度はⅡ誘導とⅢ誘導でほぼ同程度である．

(文献4より引用)

影響を及ぼし，この部位でSTを上昇させる方向にはたらくため），逆に高度な場合には左回旋枝病変（左室後壁と下壁の両方のST上昇の対側性変化が前胸部誘導に反映されるため）を疑います[4]（図8）．

MEMO

"Cabrera配列"

Cabrera配列とは，肢誘導を心臓に面する順に並べ替えた配列のことで，心電図の理解を深めるのに有用な概念である[3]．心電図診断を難しくしている原因は肢誘導である．前胸部誘導の"V_1, V_2, V_3, V_4, V_5, V_6誘導"という配列は心臓に面する順になっているが，肢誘導の"Ⅰ, Ⅱ, Ⅲ, aV_R, aV_L, aV_F誘導"という配列は心臓に面する順になっていない．"Ⅱ, Ⅲ, aV_F誘導は下壁誘導，Ⅰ, aV_L誘導は側壁誘導"と暗記するのではなく，肢誘導はCabrera配列に基づき，aV_L誘導は左室の上位側壁，Ⅰ誘導は下位側壁，Ⅱ誘導は左側寄りの下壁，Ⅲ誘導は右側寄りの下壁に面し，そしてaV_R誘導を上下反転させた"$-aV_R$誘導"は心尖部に面していると考えることで心電図の理解は深まる（図9）．

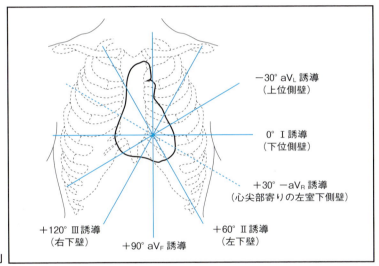

図9 Cabrera配列

[文　献]

1) 循環器病の診断と治療に関するガイドライン．ST上昇型急性心筋梗塞の診療に関するガイドライン（2013年改訂版）
http://www.j-circ.or.jp/guideline/pdf/JCS2013_kimura_h.pdf
2) Kosuge M, Kimura K, Ishikawa T et al：ST-segment depression in lead aVR predicts predischarge left ventricular dysfunction in patients with reperfused anterior acute myocardial infarction with anterolateral ST-segment elevation. Am Heart J 142：51-57, 2001
3) 小菅雅美：心電図で見方が変わる急性冠症候群．文光堂，2015
4) Kosuge M, Kimura K, Ishikawa T et al：New electrocardiographic criteria for predicting the site of coronary artery occlusion in inferior wall acute myocardial infarction. Am J Cardiol 82：1318-1322, 1998

I 急性心筋梗塞

Q5 血行再建

回答：帝京大学医学部附属病院 循環器内科　川嶋秀幸，上妻　謙

ポイント

- 急性心筋梗塞は可能な限り早期に血行再建を．
- 診断時には大動脈解離の可能性を念頭に置いておく．
- 急性冠症候群にも薬剤溶出性ステントを．
- 基本的には責任病変のみに血行再建を．
- 症例によっては大動脈内バルーンパンピングの使用を検討する．

Q 全例に緊急冠動脈造影が必要ですか？

一般に「心筋梗塞」という病名はよく知られていますが，その治療方法はST上昇型と非ST上昇型で大きく分かれます．心筋梗塞よりも，より広い概念として，急性冠症候群というものがあります．急性冠症候群は，心筋梗塞や狭心症などのうち，急激な血栓を伴う病変の進行によって心臓に酸素や栄養を送っている冠動脈の血流障害をきたし，心臓に酸素が足りなくなって，心筋が虚血状態に陥ったり，心筋細胞が壊死してしまう病気全体のことを指します．急性冠症候群は貫壁性の，つまり心臓の筋肉の壁が内側から外側まですべて死んでしまっているST上昇型急性心筋梗塞（STEMI）と，壁の内側のみが死んでいる非ST上昇型心筋梗塞（心内膜下心筋梗塞），そして不安定狭心症に分かれます．ひとくちに心筋梗塞といっても，「ST上昇型」かどうかで治療の戦略は異なります．

STEMI患者では，全例で緊急冠動脈造影が必要です．心臓の内側から外側まで，心臓筋肉の壁が全層で死んでしまうST上昇型の（貫壁性の）心筋梗塞の場合は，発症からの時間によって治療方法が本邦のガイドラインに記載されています〔日本循環器学会の「ST上昇型急性心筋梗塞の診療に関するガイドライン（2013年改訂版）http://www.j-circ.or.jp/guideline/pdf/JCS2013_kimura_h.pdf」をご参照ください〕．ST上昇型の心筋梗塞は治療までの時間が命なので，心筋のダメージを小さくして，いかに早く冠血流を再開することができるかが，機能回復のために最も重要です．

このガイドラインが示していることは，ST上昇型の心筋梗塞の場合，発症から原則12時間以内（できれば3時間以内），そして病院に到着してから90分以内に冠動脈形成術（PCI）を施行すべきであるということです．ガイドライン上は，病院到着から90分以内に行えるのであれば，PCIでも冠動脈バ

イパス術（CABG）でもどちらでもよいと記載されています．CABGは開胸手術であり，準備などに時間がかかるため，90分以内に済ませるということは非常に難しいのが現状です．このため現実の医療現場では，STEMIの場合は，その責任病変に対して，なるべく早くPCIを行うことが現在のスタンダードとなっています．

非ST上昇型心筋梗塞（心内膜下心筋梗塞）の場合は，患者の胸部症状やバイタルサイン，心臓超音波所見，腎機能障害の程度などを総合的に判断して緊急冠動脈造影の必要性を考慮します．虚血リスクの層別化にはGRACEスコアやTIMIリスクスコアなどが用いられます．

> **ここだけは気をつけたい ピットフォール**
>
> 心電図でST上昇を見た場合に必ず鑑別に入れる必要がある疾患が，急性大動脈解離です．Stanford A型の大動脈解離の場合，解離腔が冠動脈に及び，冠動脈閉塞を起こすと心電図でST上昇を認めることがあります．解剖学的に，左冠動脈よりも右冠動脈の頻度が多いとされています．Stanford A型の大動脈解離は緊急手術の適応であり，冠動脈造影の施行によって病態を悪化させることもあり，また，治療が大幅に遅れてしまうので，初期の診断（心筋梗塞か，大動脈解離か）がとても重要です．

動脈アクセスはどうしますか？ 橈骨動脈ですか，大腿動脈ですか？

急性心筋梗塞を疑って緊急冠動脈造影を行う際，どこからアプローチしてカテーテルを挿入していくかは治療の成功率を上げ，合併症を減らすために非常に重要なポイントです．現状では患者の出血合併症が少なく侵襲度が低い橈骨動脈アプローチが，過去のエビデンスからも第一選択となります．しかし，高齢者や動脈硬化の強い症例，小柄な患者では血管が細かったり，血管の屈曲が強く，橈骨動脈からのアプローチではカテーテルの挿入が困難なケースがあります．その場合は大腿動脈からのアプローチへの切り替えを考慮します．血行動態が不安定な症例，心電図や心臓超音波検査で左冠動脈主幹部の心筋梗塞や多枝病変を疑った場合は，大動脈内バルーンパンピング（IABP）や経皮的心肺補助法（PCPS）挿入を想定し，最初から大腿動脈アプローチで冠動脈造影を行います．また，透析症例ではどちらかの上肢にシャント血管があり，今後反対側の上肢にシャントが造設される可能性を考慮し，大腿動脈よりアプローチすることが多いです．上腕動脈アプローチの冠動脈造影も可能ですが，正中神経麻痺や止血困難といった理由から第一選択となることは多くありません．

Q 緊急の血行再建が有効なのは，発症後何時間までですか？

A STEMIの治療は，発症後可能な限り早期にPCIを行うことが生命予後の改善に重要です．現在，発症後12時間以内の場合に早期再灌流療法が適応とされています．血液の供給を再開させることによって，閉塞したままでは壊死する心筋を助けられるのです．心筋梗塞発症から6時間以内にこれを実施し，成功すれば最も有効ですが，発症から12時間以内であれば有用性が高いとされています．12時間以降でも虚血が残存し，症状や心不全への影響が考えられる場合には血行再建の有用性があり，個別の判断が必要となります．

また，病院到着（door）からPCI（balloon）までの時間は，急性心筋梗塞と診断し緊急心臓カテーテル検査と治療のためのスタッフとカテーテル室の準備，さらにPCIの手技までが含まれる複合的な時間であり，door-to-balloon時間としてその施設での急性心筋梗塞治療のqualityを表す指標の一つとなっています．このdoor-to-balloon時間が90分以内であること，あるいは90分以内に再灌流療法が施行された患者の割合が50％以上という指標が，急性心筋梗塞の治療の質の向上の目安として挙げられています．

Q 急性期に用いるのは薬剤溶出性ステント（DES）ですか？ ベアメタルステント（BMS）ですか？

A STEMI患者における再灌流療法時のPCIに使用するステントに関して，DESを使用するか，BMSを使用するかについては，その後のステント血栓症リスクの懸念や非心臓手術を要するケースが多いことから議論が続いていました．第2世代以降のDESは安全性が大幅に高まり，BMSと比較して有効性のみならず安全性でも勝るようになりました．EXAMINATION試験[1]では，STEMI患者へのPCIではeverolimus eluting stentはBMSに比べて一年後の総死亡，心筋梗塞再発，target lesion revascularization（TLR）の複合エンドポイントでリスク低下を示しませんでしたが，TLRとステント血栓症を有意に抑制しました．COMFORTABLE AMI試験[2]では，biolimus eluting stentを用いて心筋梗塞患者におけるDESの有効性を示しました．これらの結果により，心筋梗塞患者に対して第2世代以降のDESを選択することが定着したものと考えられます．

Q 責任病変のみ血行再建しますか？ 非責任病変に有意狭窄がある時，どうしますか？

基本的には心筋梗塞の責任病変のみに血行再建を行います．急性心筋梗塞に対する冠動脈造影やPCIは緊急の手技であり，十分な準備の上に施行されるものではありません．また，手技時間が長くなればそれだけ合併症のリスクも増えることが予想されます．心筋梗塞に対する緊急PCIはできるだけ手技をシンプルに行うことが重要です．し

かし，ショックバイタル時や心不全合併時はその病態を改善させるため，心筋梗塞の責任病変はもちろん，非責任病変の有意狭窄に対して血行再建を行う必要があるケースも存在します．

Q 責任病変が同定できない場合はどうしますか？

狭心症や心筋梗塞を疑い，緊急冠動脈造影を施行したものの，「責任病変がどこであるかわからない」というケースを経験することがあります．このような時は患者の症状や心電図所見，心臓超音波所見を総合的に判断することが重要です．ふらつきや眩暈，失神などの症状の既往は完全房室ブロックの症状であることを疑い，右冠動脈の虚血を考えますし，心電図で前胸部誘導の広範囲なST変化を認めた場合は，左前下行枝が責任病変である可能性が高いと考えます．心臓超音波も同様に，どこに局所壁運動低下を認めたかなど冠動脈造影施行前にある程度，責任病変となる冠動脈にあたりをつけておきます．それでも同定できない場合は，血管内超音波（IVUS）や光干渉断層法（OCT）といった血管内画像を評価し，破綻したプラーク像など心筋梗塞を疑う所見がないかを実際に見てみることも考慮されます．

> **ここだけは気をつけたい ピットフォール**
> 責任病変の同定が困難な所見として，もともと慢性完全閉塞（CTO）があり，そちらに対して側副血行路を出している血管に閉塞を認めた場合です．心電図や心臓超音波所見からどちらが責任病変であるか，間違えないよう注意が必要です．

Q IABPを必要とするのは，どのような時ですか？

IABPは拡張期の冠血流量を増加させ，心筋の仕事量を減少させます．これらの効果は虚血の残存や再発，心機能低下による血圧低下，心原性ショックの患者に特に有効です．冠動脈造影や血行再建を予定している患者に対しても血行動態を安定させるのに役立ち，臨床の場で使用されます．

しかし，IABP-SHOCK Ⅱ試験[3]では以下のようなデータが示されています．心原性ショックを伴い冠血行再建術を予定された多数の急性心筋梗塞例において，IABPが至適内科治療に比し死亡率を低下させるかを検討した多施設無作為化オープンラベル試験です．IABPは30日後の死亡率を低下させず，血圧，カテコラミン使用量/期間などの二次エンドポイントにも差はみられませんでした．心原性ショックによる死亡は血行動態の悪化，多臓器不全，全身性炎症反応症候群の進展に関連しますが，IABPはどれに対しても明らかな効果を認めませんでした．また，

収縮期血圧80 mmHg未満の症例のみをpick upして解析しても，IABPの効果は認められませんでした．この研究の死亡率（40 %）は他の同様の報告（42〜48 %）よりも低く，より重症ではない症例がこの研究に組み込まれたためにIABPの効果が明らかとならなかった可能性はあり，IABPについては症例ごとにその必要性を十分に検討する必要があると考えます．

Q 残存病変はどう評価しますか？　血行再建のタイミングは？

A 血行再建後の歩行負荷試験で胸痛の出現やST変化があった場合，入院中の残存病変に対する血行再建を検討します．それらの所見がなければ，冠動脈の狭窄度にもよりますが，心機能や腎機能を評価し，心筋梗塞から1ヵ月後程度での血行再建を考慮します．いったん退院することも可能です．

しかし，PRAMI試験[4]で下記のような結果を認めています．梗塞責任血管に緊急PCIを施行したSTEMI患者において，有意狭窄を認める非責任血管への予防的PCIの有効性を検討しました．STEMIで梗塞責任血管以外の冠動脈に有意狭窄を認める多枝疾患患者のprimary PCIに際して，梗塞責任血管へのPCI終了後に安定している患者を，梗塞責任血管へのPCIに加えて非責任血管にも急性期に一期的にPCIを施行する戦略（preventive PCI）と，梗塞責任血管にのみPCIを施行し，心筋梗塞や難治性狭心症の状態に陥らない限りPCIを施行しない戦略を比較した多施設無作為化オープンラベル試験です．平均23ヵ月の追跡で一次エンドポイント（心臓死，非致死的心筋梗塞，難治性狭心症の複合エンドポイント）の発生はpreventive PCI群で有意に低いという結果でした．この結果はpreventive PCIとstaged PCIを比較したものではないので，この結果のみをもってpreventive PCIの方向に急に治療方針をシフトすることは早計と考えられ，これまでの治療方針を大きく動かすことは控えるほうが賢明であると考えます．

Q 外科的血行再建を必要とすることはありますか？

　前述のようにガイドライン上は，病院到着から90分以内に行えるのであればPCIでもCABGでもどちらでもよいと記載されています．CABGは準備に時間がかかるため，90分以内に済ませるということは非常に難しいのが現状です．このため臨床現場では，STEMIの場合，その原因となった病変に対して，すみやかにカテーテルの治療を行うというのが現在のスタンダードになっています．緊急冠動脈造影時に梗塞責任血管の開存が確認でき，解剖学的にPCIに不適病変か，左冠動脈主幹部病変や多枝病変の患者などの場合に，緊急CABGの適応を考慮します．

[文　献]

1) Sabate M, Cequier A, Iniguez A et al：Everolimus-eluting stent versus bare-metal stent in ST-segment elevation myocardial infarction（EXAMINATION）：1 year results of a randomised controlled trial. Lancet 380：1482-1490, 2012
2) Palmerini T, Biondi-Zoccai G, Della Riva D et al：Stent thrombosis with drug-eluting and bare-metal stents：evidence from a comprehensive network meta-analysis. Lancet 379：1393-1402, 2012
3) Thiele H, Zeymer U, Neumann FJ et al；IABP-SHOCK Ⅱ Trial Investigators：Intraaortic balloon support for myocardial infarction with cardiogenic shock. N Engl J Med 367：1287-1296, 2012
4) Wald DS, Morris JK, Wald NJ et al；PRAMI Investigators：Randomized trial of preventive angioplasty in myocardial infarction. N Engl J Med 369：1115-1123, 2013

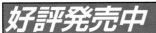
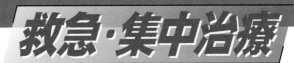
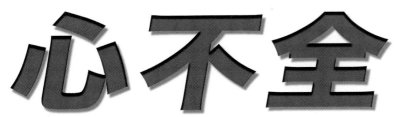
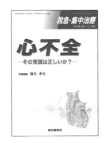

Ⅰ 急性心筋梗塞

Q6 血液マーカー

回答：兵庫県立尼崎総合医療センター 循環器内科　佐藤幸人

ポイント

- 血中トロポニンは「心筋梗塞の診断」の第一選択のバイオマーカーであることが，国内外の診断基準，ガイドラインにより記載されている．
- 診断のカットオフ値は測定系により異なる．
- 高感度トロポニン測定系ではより低いカットオフ値を設定することが可能であり，心筋梗塞の発症早期から診断可能である．
- カットオフ値を低くすると，陰性的中率は高くなるが陽性的中率は低くなる．
- 心筋梗塞以外では心不全や腎不全でも高値になるが，偽陽性と考えるのではなく，「緊急性はないが精査を要する」と考える．

■ はじめに

　急性心筋梗塞は，緊急カテーテルインターベンションによって心筋壊死の範囲を大幅に縮小させることが可能であり，可能な限りの早期診断が重要です．しかし，患者自身，狭心症の既往がなければ心臓の病気と認識できないため，最初に循環器専門施設を受診しないことも多々あります．通常は，症状と心電図変化から心筋梗塞を疑いますが，専門医でない場合や心電図変化が著明でない場合の診断はかなり困難です．特に病変が回旋枝の場合には，ほとんど心電図変化がない症例も認めます．一方，バイオマーカーは客観的に再現性をもって，専門医でなくても疾患の評価が可能ですが，いくつかの注意点があります．

Q 急性心筋梗塞の診断は，どのバイオマーカーが推奨されますか？

　急性冠症候群では，コレステロールに富んだ，薄い線維性被膜に包まれた不安定な冠動脈のプラークが，炎症により破裂して血栓が生じ，遠位の心筋が壊死します．急性冠症候群のバイオマーカーはこの病態生理を基盤として考えられています．心筋が壊死することにより上昇する生化学指標には，細胞質可溶性分画に存在するクレアチンキナーゼ（CK），ミオグロビン，心臓型脂肪酸結合蛋白（H-FABP）と，筋原線維を構成するミオシン軽鎖，トロポニンなどがあります．CK，CK-MB，ミオグロビン，H-FABPなど細胞質のマーカーは心筋梗塞発症後数時間で上昇し始めます．このため2000年まではCK-MBが正常上限の2倍を超えることが，いわゆるWHOの心筋梗塞診断基準として提唱されていました．

　一方，心筋フィラメント上の構造蛋白であ

表1 急性心筋梗塞の診断基準（文献2より引用）

心筋梗塞は心筋虚血に伴う，心筋壊死の所見がある場合に診断することができるが，心筋梗塞の場合，下記のいずれかが該当する．
- トロポニン値が健常人の99thパーセンタイル値を超えて上下し，下記の心筋虚血を示す所見が一つ以上認められる．
    a) 虚血の症状
    b) 新たな虚血を示す心電図変化（新たなST, T変化または新たなLBBB）
    c) 心電図での異常Q波の出現
    d) 画像診断にて新たな心筋虚血の出現，もしくは新たな壁運動異常の出現
- 心停止を含む突然死で，心電図上新たなST上昇，LBBBを伴う心筋虚血を示すか，または冠動脈造影，剖検で新鮮な血栓を伴うもの．採血前の死亡であったり，生化学指標が陽性になる前の死亡であることもある．
- トロポニンが正常の患者に経皮的冠動脈形成術を行い，99thパーセンタイル値以上のトロポニンの上昇がみられた場合，手技による心筋壊死と思われる．
- トロポニンが正常の患者に冠動脈バイパス術を行い，99thパーセンタイル値以上のトロポニンの上昇がみられた場合，冠動脈バイパス術による心筋壊死と思われる．
- 急性心筋梗塞の病理所見が得られる．

るトロポニン複合体（トロポニンT, C, I）は，骨格筋と心筋の両者において，横紋筋のアクチンとミオシンの間のカルシウムを介した筋収縮の調節を行っています．血中心筋トロポニンT，心筋トロポニンIは骨格筋のトロポニンと交差せず，心筋特異的であり，急性心筋梗塞の診断において他のバイオマーカーよりもすぐれていたために，欧米では2000年からガイドラインで推奨されるバイオマーカーの第一選択となりました[1,2]（表1）．また我が国では2014年の診療報酬改定から心筋梗塞の算定のためにトロポニン測定が必須となりました．注意点として，決してバイオマーカーだけで心筋梗塞を診断するのではなく，症状，心電図変化とあわせて考えることが必要です．

Q トロポニンの正常値は，どのようにして決まっているのですか？

A 急性心筋梗塞診断のカットオフ値は個々の測定系で（個々の試薬会社で）異なりますが，ガイドライン[1,2]では各測定系における健常人の99thパーセンタイル値をカットオフ値として提唱しています（図1）．なお，最近はng/Lまたはpg/mL表記が標準ですが，ng/mLの表記も混在しているので注意が必要です．

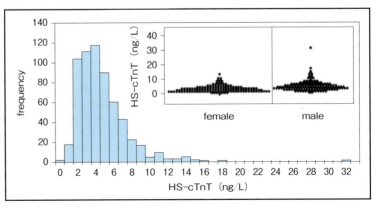

図1 高感度トロポニンT（ロシュ社） 健常人の分布
健常人における高感度トロポニンTの分布．健常人の99thパーセンタイル値をもって，カットオフ値とする．この場合，14 ng/L（0.014 ng/mL）．カットオフ値は測定系によりすべて異なる．
（Giannitsis E. Clin Chem 56：254-261, 2010より引用）

心筋梗塞以外に上昇する疾患はないのですか？

 急性心筋梗塞以外にもトロポニン値が上昇する疾患があります（表2）．この場合，心筋梗塞の診断という観点からは偽陽性ということになります．しかし本当は偽陽性という言葉は不適当です．トロポニン高値は何らかの病態を反映していると考えられ，例として心不全でも心筋トロポニン高値患者は予後不良ですので，トロポニンが高値の場合は心筋梗塞でなくてもやはり原因精査が必要です．

表2　心筋梗塞以外で心筋トロポニンが上昇する場合

[急性期病態]
- 心不全
- 心筋炎
- ショック
- 大動脈解離
- 脳卒中
- 肺塞栓
- 急性呼吸促迫症候群
- 敗血症
- 頻脈性不整脈
- 電気的除細動
- マラソンなどの強度運動後

[その他]
- 腎疾患

 トロポニンTとIはどう違うのですか？

 トロポニンT値は背景因子として腎機能の影響を受けますが，トロポニンIは腎機能の影響を受けないとされます．このため，米国KDOQI（米国腎臓財団提唱　腎臓病予後改善対策）ガイドラインでは，臨床所見が認められない，あるいは他の急性冠症候群マーカーが陽性とならないような無症候性の透析患者のリスク層別化において，トロポニンT測定の有用性が明記されており，一方で様々な臨床研究の結果からトロポニンIはその点において劣っていると記載されています[3]．しかし，急性心筋梗塞の診断能においてトロポニンTとIの測定に差は認められません．

 高感度トロポニンとは何ですか？

 トロポニンのような測定系では，数値が低くなればなるほど測定誤差が大きくなります．高感度トロポニンでは低値部分が正確である必要性があるために，数値の相対的な散らばりを表す指標であるCV〔coefficient of variation（変動係数），$CV(\%) = SD$（標準偏差）$\div$ 平均値$(mean) \times 100(\%)$〕について，「健常人の99thパーセンタイル値におけるCV%が10%以下」である測定試薬が高感度トロポニンとして定義，推奨されています（図2）[1,2]．

従来，心筋トロポニンは筋原線維の構造蛋白であるため，心筋梗塞発症後3，4時間前後より上昇し始め，超急性期の診断にはあまりよい指標ではないと考えられていました．しかし，心筋トロポニン高感度測定法ではカットオフ値を正確に低く設定できるために（健常人の99thパーセンタイル値），超急性期でも心筋梗塞の検出感度が上昇します[4]．

図2 10％CV値の求め方

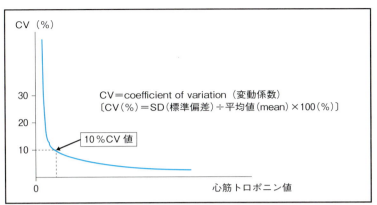

心筋トロポニン値が低値になるほど測定のばらつきが大きく，CV％は大きくなるが，CVが10％となる最小測定値を10％CV値という．高感度トロポニンでは，健常人の99thパーセンタイル値におけるCV値が10％以下であることが求められる．

Q 2回測定の意義は何ですか？

A 表3に高感度トロポニンを用いた場合の，急性心筋梗塞診断における感度，特異度，陰性的中率，陽性的中率を示します[4]．高感度測定系ではカットオフ値が低いため，陰性的中率（検査が陰性の場合，疾患が陰性である確率）は高いが，陽性的中率（検査が陽性の場合，疾患が陽性である確率）は低いという現象が生じます（表3）．このことを解消するために2回測定が考えられました．最初は，その間隔は3時間なども検討されたのですが，最近1時間後に2回目を測定することがESCガイドラインで報告されました[5]（図3）．また，最初と1時間後の変化は比をとるのではなく，絶対値の差で評価します．このことにより，さらに陰性的中率は上昇し，2回測定法でrule-out値以下の場合はほとんど心筋梗塞を考えなくてよいとされます．また，除外された患者の予後は非常によいことも示されています．一方，rule-in値以上の場合の陽性的中率はかなり上昇しますので，rule-in値以上の場合は，心筋梗塞を考えて緊急カテーテル検査が検討されることになります．ただし，陽性的中率は100％にはなりませんので，心筋梗塞でない確率がどうしても残ります．なお，rule-outとrule-in値の間はグレーゾーンで，心筋梗塞かもしれないので，救急外来，または入院での経過観察が望ましいと思われます．

表3 心筋梗塞の診断における感度，特異度（文献4より引用）

トロポニン測定系	感度（％）	特異度（％）	陰性的中率（％）	陽性的中率（％）
高感度トロポニンT（ロシュ社）	95	80	99	50

健常人の99thパーセンタイル値をカットオフ値とした場合，高感度トロポニンT（ロシュ社）については0.014 ng/mL（14 ng/L）である．
高感度測定系を使用すると，心筋梗塞の診断感度，特異度は上昇し，陰性的中率もよいが，陽性的中率は低い．このため，1時間後の2回測定法が考えられた．

図3 Architect hs TnI による rule-out/rule-in の判定基準
2回測定法では陰性的中率が高く，その数値以下であればほぼ心筋梗塞を除外できる．これを rule-out 値とする．また，rule-in 値における陽性的中率は73％にまで上昇する．rule-out 値と rule-in 値の間をグレーゾーンとして，経過を慎重に目の前で観察する．
（文献5より引用）

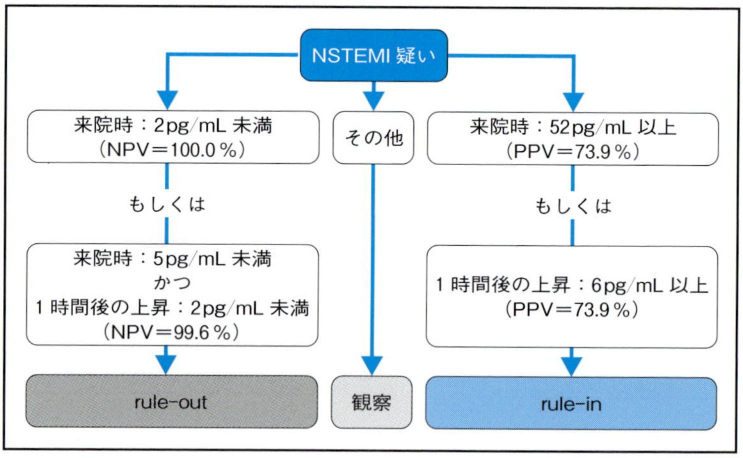

```
                    NSTEMI 疑い
    ┌──────────────────┼──────────────────┐
来院時：2pg/mL未満    その他        来院時：52pg/mL以上
（NPV=100.0％）                    （PPV=73.9％）
    │                                  │
  もしくは                           もしくは
    │                                  │
来院時：5pg/mL未満                1時間後の上昇：6pg/mL以上
   かつ                            （PPV=73.9％）
1時間後の上昇：2pg/mL未満
（NPV=99.6％）
    │                 │               │
  rule-out           観察           rule-in
```

Q リスク層別化にどう役立てますか？

A 急性心筋梗塞においては，心筋トロポニン値が上昇するにつれて，短期，長期予後が悪くなることが種々の試験により報告されています．また，心筋トロポニンが上昇している患者のほうが，上昇していない患者と比較して，積極的な冠動脈治療の効果が高いことも知られています．したがって，心筋梗塞を疑ってトロポニンを測定して高値であった場合は，すみやかに循環器内科医へのコンサルトを行わなければなりません．実際の臨床ではこのタイミングが遅れることも予想され，普段から連絡網を検討しておくことが必要です．

Q 心筋梗塞において，BNP測定は参考になりますか？

A 心筋梗塞患者で血中BNPが早期より検出されるという報告は古く，重症患者では2峰性になることが報告されています．第1ピークは虚血に対する急性反応を反映して，第2ピークは心筋リモデリングによる心負荷を反映すると考察されています．

急性冠症候群においてBNP，NT-proBNPは心筋トロポニンとは独立した予後予測指標であるとの結果が多く，欧米ではガイドラインにおいて，トロポニンの他にBNP，NT-proBNPを測定しリスク評価に用いることはClass Ⅱa，エビデンスレベルAとなっています．しかし測定のタイミング，リスク評価におけるカットオフ値については今後の検討を要します[1]．

MEMO 1

　高感度トロポニン測定系の検出感度は琵琶湖（貯水量 27.5 km^3）に 100 kg の ショ糖を均一に混ぜ，湖水 1 滴（50 μL）からショ糖分子を検出できるに等しいとされます．いかに，高感度かがよくわかります．

MEMO 2

　ガイドラインではトロポニンの上昇をもって急性心筋梗塞とすることになりますが，高感度法ではカットオフ値が低いために，従来は不安定狭心症とされるような症例が心筋梗塞として報告されることになります．心筋梗塞の過去のデータベースと現在のデータベースを比較するときは，この点に気をつけなければいけません．

MEMO 3

　症状，心電図，バイオマーカーを使用してもなお，診断に迷う症例も存在します．いたずらに時間を浪費するのではなく，循環器専門医へのすみやかな相談が望まれます．バイオマーカーは万能ではなく，単なる一つの指標であることを忘れてはなりません．

［文　　献］

1) Morrow DA, Cannon CP, Jesse RL et al；National Academy of Clinical Biochemistry：National Academy of Clinical Biochemistry Laboratory Medicine Practice Guidelines：Clinical characteristics and utilization of biochemical markers in acute coronary syndromes. Circulation 115：e356-e375, 2007
2) Thygesen K, Alpert JS, White HD；Joint ESC/ACCF/AHA/WHF Task Force for the Redefinition of Myocardial Infarction et al：Universal definition of myocardial infarction. Circulation 116：2634-2653, 2007
3) K/DOQI Workgroup：K/DOQI clinical practice guidelines for cardiovascular disease in dialysis patients. Am J Kidney Dis 45：S1-S153, 2005
4) Reichlin T, Hochholzer W, Bassetti S et al：Early diagnosis of myocardial infarction with sensitive cardiac troponin assays. N Engl J Med 361：858-867, 2009
5) Roffi M, Patrono C, Collet JP et al：2015 ESC Guidelines for the management of acute coronary syndromes in patients presenting without persistent ST-segment elevation：Task Force for the Management of Acute Coronary Syndromes in Patients Presenting without Persistent ST-Segment Elevation of the European Society of Cardiology (ESC). Eur Heart J 37(3)：267-315, 2016

I 急性心筋梗塞

Q7 合併症：右室梗塞

回答：国立循環器病研究センター 心臓血管内科部門　細田勇人，永井利幸

ポイント

- ショックを合併した急性下壁心筋梗塞においては，右室梗塞を必ず鑑別に入れる．
- 急性下壁心筋梗塞では必ず右側胸部誘導も記録し，右側胸部誘導（V_1，V_{4R}）に注目する．
- 血行動態把握のため，躊躇せずSwan-Ganzカテーテルを留置する．
- 早期の再灌流療法が最も有効な治療である．
- 右室梗塞の治療目標は，右室心拍出量の改善を目指すことである．
- 右房圧が15 mmHgを超えるようならば，強心薬の使用を考慮する．

■ はじめに

再灌流療法の普及により，1980年代に20%程度であった急性心筋梗塞の死亡率（30日以内の院内死亡率）は，2000年代には6%程度へと劇的に改善しました．しかしながら，急性下壁梗塞にしばしば合併する右室梗塞は重要な予後悪化因子の一つであり，ショックを合併した右室梗塞例の院内死亡率は25～50%にのぼるとされています[1]．したがって急性心筋梗塞の診療において，右室梗塞を早期に診断し，適切な管理を行うことが重要であることは言うまでもありません．本稿では，右室梗塞の診断・治療における重要なポイントを概説しました．

Q どんな時に右室梗塞を疑いますか？

A 急性下壁心筋梗塞と診断したら心電図でV_1誘導の確認を行い，右側胸部誘導を必ず記録するようにしてください．左室梗塞を伴わない純粋な右室梗塞は非常に稀であり，大部分は急性下壁梗塞に合併します．下壁梗塞の患者で，V_1誘導とV_{4R}誘導のST上昇を認めれば右室梗塞を強く疑います．特にV_{4R}での1 mm以上のST上昇は診断に有用であると報告されています（感度88%，特異度78%）[2]（図1）．

また，ショックを合併した急性下壁梗塞では，必ず右室梗塞を疑いましょう．急性心筋梗塞に合併する心原性ショックのうち約5%が右室梗塞であるとされています[3]．急性下壁梗塞による左室機能障害のみでショックとなる症例は非常に稀であるため，急性下壁梗塞で，かつ心原性ショックであれば，他の原因を徹底的に検索します．乳頭筋断裂に伴う僧帽弁閉鎖不全，心室中隔穿孔や左室自由壁破裂といった機械的合併症の有無も要チェックですが，必ず右室梗塞も疑う癖をつけましょう．

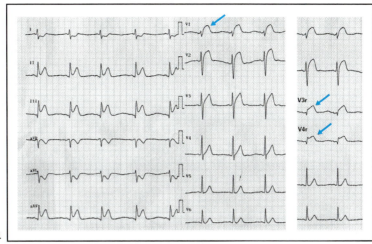

図1　右側胸部誘導のST上昇

　また，身体所見上の特徴として，①**低血圧あり**，②**頸静脈怒張あり**，③**肺うっ血なし**，は右室梗塞に特徴的であるといわれており，その診断精度（特異度96%，感度25%）[4]は十分ではないものの，特に所見がそろった場合は確定診断の一助になります．また，Kussmaul徴候も右室梗塞を疑う重要な所見です．

Q どのように右室梗塞を診断すればよいのでしょうか？

 身体所見，心電図，心エコー所見，そしてSwan-Ganzカテーテルを用いた血行動態評価の所見を総合して，診断基準をもとに診断します（**表1**）[5]．

表1　右室梗塞診断基準

A.	解剖	
B.	大基準	1) V_{4R} ST上昇（0.1 mV以上） 2) 心エコーでの右室のakinesisまたはdyskinesis 3) 平均右房圧≧10 mmHg，かつ（平均肺動脈楔入圧－平均右房圧）≦5 mmHg 4) 右房圧のnoncompliant波形 5) 肺動脈圧の交互脈，または早期立ち上がり
C.	小基準	1) 下壁梗塞 2) 心エコー図で右室拡大 3) 平均右房圧≧6 mmHg（安静時） 4) Kussmaul徴候 5) ^{99m}Tc-ピロリン酸の右室への集積

診断　1. 剖検診断：剖検で右室梗塞の存在が確認されたもの
　　　2. 臨床診断
　　　　・大基準2項目以上
　　　　・大基準1項目と小基準2項目以上（ただしB2とC2，およびB3とC3の重複不可）
　　　　・小基準4項目以上

（文献5を参照して作成）

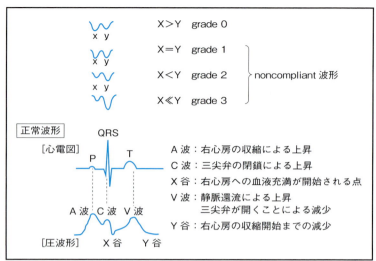

図2　noncompliant 波形

　心電図での右側胸部誘導（V_1, V_{4R} 誘導）のST上昇に加えて，心エコーでは右室の壁運動低下や右心系（右房，右室）の拡大を認めます．また，診断基準には含まれていないものの，右室の壁運動低下に伴い右室心拍出量が減少し，右室拡張末期圧が上昇した結果，右房から右室への血液流入が減少し，下大静脈の拡張を認めます．さらに，右室拡張末期圧の上昇と右室拡大の結果，心室中隔の奇異性運動（拡張期に心室中隔が左室を圧排する）が観察されます．組織ドプラ法における，三尖弁輪収縮期運動速度（systolic velocity of the tricuspid annulus：S'）の低下は有用な所見とされ，S'＜8 cm/sの場合，感度78％，特異度86％で右室梗塞と診断可能との報告もあります[6]．

　Swan-Ganzカテーテルによる血行動態評価は，右室梗塞診断のアキレス腱といえます．典型例では右房圧が10 mmHg以上に上昇し，右房圧と肺動脈楔入圧（pulmonary capillary wedge pressure：PCWP）の差が5 mmHg以下となります．これは，右室梗塞による右室壁運動低下の結果，右室前負荷の上昇に応じて右室心拍出量が増加せず，左室前負荷が上昇しない状態を反映しています．また，右房圧波形ではnoncompliant波形が認められます（図2）．右室圧波形ではdip and plateau波形を認めることもあります．これらは右室機能低下の結果生じた，右室コンプライアンスの低下を反映しています．

Q 右室梗塞に対する治療のコツを教えてください

ズバリ，**早期再灌流療法**です．なぜなら，右室梗塞による右室壁運動障害は早期再灌流療法により比較的速やかに回復する場合が多いからです[7]．

　右室梗塞における低心拍出状態の主な発生機序は，急性下壁梗塞による左室壁運動低下を認める状況下で，①**右室収縮力低下により右室心拍出量が低下し，左室前負荷が減少す**

ること，②相対的に限られた心嚢内スペースでの右室拡張に基づく心室中隔左方偏位により，左室拡張制限を生じる結果であるといわれています．したがって，再灌流療法の効果を待つ間，**右室梗塞の管理目標は右室心拍出量と左室前負荷の増加による左室心拍出量の維持**にあります．

そのためにはまず，右室前負荷の増加，右室後負荷の減少を目指したいところですが，体血圧を維持しながら右室後負荷を選択的に減少させる薬剤は存在しないため，まずは積極的補液により右室前負荷を高めに維持し，右室心拍出量と左室前負荷を維持します．しかしながら，過剰な補液のみによる治療は過度の右室拡張をきたし，右室拡張期圧上昇の結果として生じる左室圧排（左室拡張障害）により，今度は低心拍出状態を招くことがあるため注意が必要です．具体的には右房圧を10〜15 mmHg程度に目標設定し，PCWPを15 mmHg程度に保てるように補液量を調整しますが，右房圧が15 mmHgを超えても適切なPCWP（左室前負荷）や心拍出量を維持できない場合は，さらなる補液は血行動態をむしろ悪化させる可能性がありますので，その場合はドブタミンなどの強心薬を考慮する必要があります．

> **治療を成功させるための秘訣（コツ）**
>
> 右室梗塞では，右室前負荷を減少させる可能性のある血管拡張薬や利尿薬の投与は原則禁忌ですので避けましょう．また，右室の一回拍出量が減少した結果，心拍出量は心拍数により依存するようになるため，房室ブロックなどで高度徐脈を認める際は，躊躇せず一時ペーシングを導入し，心拍数を維持する必要があります[8]．

Q 強心薬やIABPが必要なのは，どのような時ですか？

A 前述のように，**右房圧が15 mmHg程度に維持されていても，PCWP（左室前負荷）や心拍出量を維持できない場合は，強心薬を考慮**すべきです．事実，右室梗塞における心拍出量の維持には10〜15 mmHg程度の右房圧が最適であるとの報告もあります（図3）[9]．強心薬としては，ドパミンもしくはドブタミンを使用します．どちらの薬剤を選択すべきかについてはエビデンスに乏しいものの[10]，ドブタミンの使用が一般的です．適切に強心薬を投与しても血行動態の改善がなければ，大動脈内バルーンパンピング（intra-aortic balloon pump：IABP）を考慮します．右室梗塞によるショックに対するIABPのエビデンスは乏しく，左室後負荷を減らす治療は有益ではないように思われますが，左室機能低下が目立つ症例においては，IABPは左室後負荷を減らすことで肺動脈圧を低下させ，結果として右室後負荷を減少させるように働き，組織灌流の増加にも寄与するため頼らざるを得ない場合もあります．

極めて稀ではありますが，上記治療をもっても血行動態の維持が困難な場合は，経皮的心肺補助法（percutaneous cardiopulmonary support：PCPS）も選択肢となります．また，欧米では右心補助人工心臓（right ven-

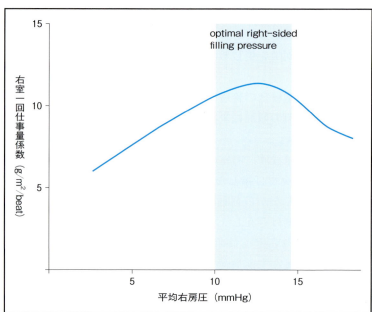

図3 右室梗塞治療における至適右房圧
右室梗塞における補液後の平均右房圧と右室一回仕事量係数の関係から，平均右房圧は10〜15 mmHg程度が最適であるとの報告がある．
（文献8，9を参照して作成）

tricular assist device：RVAD）が有用との報告があり，経皮的補助人工心臓であるTandemHeart[11]やImpella[12]に関する報告も散見され，今後，本邦への導入も期待されています．

右室梗塞の予後はどうでしょうか？

 右室梗塞の合併により最も影響を受けるのは短期予後です．前述のように，心原性ショックを伴う右室梗塞と診断された場合，30日死亡率は25〜50％にものぼりま

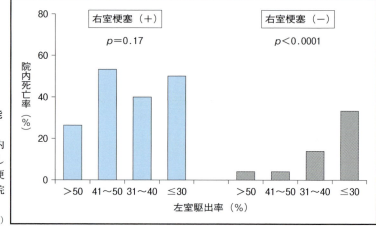

図4 右室梗塞の有無，左室機能と短期生命予後の関連
右室梗塞合併例では，院内死亡率が左室機能に独立して上昇する．一方，右室梗塞非合併例は左室機能と院内死亡率に相関がある．
（文献14を参照して作成）

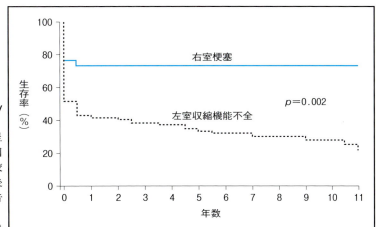

図5 心原性ショックのetiologyと長期予後の関連
入院時心原性ショックを呈した症例においては，原因が左室収縮機能不全と比較して，右室梗塞の長期予後は有意に良好であると報告されている．
（文献1を参照して作成）

す．心原性ショックのみならず致死的不整脈の発生率も増加するといわれており，右室梗塞の合併は梗塞後の左室機能とは独立して短期死亡率の上昇に寄与するとの興味深い報告もあります[13,14]（図4）．

一方，長期予後に関しては比較的良好です．事実，80％以上の患者において右室機能は数ヵ月でほぼ完全に回復するとされています．結局のところ長期予後は左室機能で規定されるところが大きく，入院時心原性ショックを呈した症例においては，左室収縮機能不全と比較して，右室梗塞の長期予後は有意に良好であると報告されています（図5）．しかしながら長期に右室機能が改善しない症例も存在し，その場合，右室機能低下は不良な長期予後と関連するとされています[15]．急性期の早期再灌流療法により右室機能の改善を得ることが，長期予後改善という観点からも非常に重要であることが再認識できます．

[文　献]

1) Brodie BR, Stuckey TD, Hansen C et al：Comparison of late survival in patients with cardiogenic shock due to right ventricular infarction versus left ventricular pump failure following primary percutaneous coronary intervention for ST-elevation acute myocardial infarction. Am J Cardiol 99：431-435, 2007
2) Zehender M, Kasper W, Kauder E et al：Right ventricular infarction as an independent predictor of prognosis after acute inferior myocardial infarction. N Engl J Med 328：981-988, 1993

3) Jacobs AK, Leopold JA, Bates E et al：Cardiogenic shock caused by right ventricular infarction：a report from the SHOCK registry. J Am Coll Cardiol 41：1273-1279, 2003
4) Dell'Italia LJ, Starling MR, O'Rourke RA：Physical examination for exclusion of hemodynamically important right ventricular infarction. Ann Intern Med 99：608-611, 1983
5) 後藤葉一：右室梗塞．"冠動脈疾患の集中治療"平盛勝彦，斎藤宗靖，土師一夫 編．南江堂，pp115-122, 1988
6) Dokainish H, Abbey H, Gin K et al：Usefulness of tissue Doppler imaging in the diagnosis and prognosis of acute right ventricular infarction with inferior wall acute left ventricular infarction. Am J Cardiol 95：1039-1042, 2005
7) Bowers TR, O'Neill WW, Grines C et al：Effect of reperfusion on biventricular function and survival after right ventricular infarction. N Engl J Med 338：933-940, 1998
8) Inohara T, Kohsaka S, Fukuda K et al：The challenges in the management of right ventricular infarction. Eur Heart J Acute Cardiovasc Care 2：226-234, 2013
9) Berisha S, Kastrati A, Goda A et al：Optimal value of filling pressure in the right side of the heart in acute right ventricular infarction. Br Heart J 63：98-102, 1990
10) Gamper G, Havel C, Arrich J et al：Vasopressors for hypotensive shock. Cochrane Database Syst Rev 2：D003709, 2016
11) Weiss S, Jolly N, Shah AP：Multivessel intervention and placement of a percutaneous right ventricular assist device in a patient with acute myocardial infarction complicated by cardiac arrest. J Invasive Cardiol 23：248-251, 2011
12) Margey R, Chamakura S, Siddiqi S et al：First experience with implantation of a percutaneous right ventricular Impella right side percutaneous support device as a bridge to recovery in acute right ventricular infarction complicated by cardiogenic shock in the United States. Circ Cardiovasc Interv 6：e37-e38, 2013
13) Mehta SR, Eikelboom JW, Natarajan MK et al：Impact of right ventricular involvement on mortality and morbidity in patients with inferior myocardial infarction. J Am Coll Cardiol 37：37-43, 2001
14) Bueno H, López-Palop R, Bermejo J et al：In-hospital outcome of elderly patients with acute inferior myocardial infarction and right ventricular involvement. Circulation 96：436-441, 1997
15) Larose E, Ganz P, Reynolds HG et al：Right ventricular dysfunction assessed by cardiovascular magnetic resonance imaging predicts poor prognosis late after myocardial infarction. J Am Coll Cardiol 49(8)：855-862, 2007

I 急性心筋梗塞

Q8 合併症：心房細動

回答：日本医科大学循環器内科　林　洋史，清水　渉

ポイント

- 急性心筋梗塞が重症であるほど心房細動を合併しやすく，予後不良因子である．
- 血行動態の悪化をきたす場合は，速やかな電気的除細動を必要とする．
- レートコントロールを行う際は，心機能や血圧に注意して薬剤を選択する．
- 脳梗塞などの塞栓イベント予防のため，抗凝固療法を開始するが，出血リスクが高い症例では注意して行う．

Q どういう心筋梗塞で，心房細動が生じやすいのですか？

A 過去の研究によると，心筋梗塞(MI)急性期では約2～22％の症例で心房細動(AF)を合併すると報告されています[1～4]．AF出現のリスク因子としては，高齢・腎不全・うっ血性心不全の合併などがあり，Killip分類が重症であるほどAFが出現しやすいと言われています．最近の研究でも，来院時の高感度CRPとNT-proBNPが急性心筋梗塞(AMI)後の新規AF発症の独立した危険因子であると報告されており[5]，**AMIに伴う炎症や左房圧上昇がAF発症に寄与している**と考えられます．

Q AMIでAFが出現することのデメリットは何ですか？

A AFが出現することのデメリットとしては，①**血行動態への影響**，②**血栓形成**が挙げられます．AFが出現すると心房収縮と房室同期が失われ，脈拍は不整となり心拍数は一般的に上昇します．これらの結果，心拍出量は減少し，左室拡張末期圧と右房圧が上昇します[6]．また心拍数の上昇は心筋の酸素需要を増加させます．このためMI急性期で拡張能・収縮能いずれもが低下している状況でAFを発症すると，虚血の誘発や，心不全発症の危険性が高まると考えられます．

AFが出現・持続すると脳梗塞などの塞栓症イベントが増えるため，抗凝固療法が必要となります．AMIに対しては適応があれば緊急PCIが行われ，通常，ステントが留置されます．ステント留置後は一定期間，ステント血栓症予防のため抗血小板薬を2剤併用する必要がありますが，AFが持続すると抗凝固療法が必要となり，いわゆるtriple therapyとなって出血イベントを生じる危険性が

高まります．これらの理由から，AFの出現は院内死亡率の上昇と関連することがメタ解析においても示されています[2]．

AFにより血行動態的に不安定になったら，どうすれば良いですか？

血行動態が不安定になった場合，除細動またはレートコントロールを行います．除細動は薬物による場合と除細動器で行う場合がありますが，通常，電気的除細動のほうが確実かつ迅速に洞調律化が得られるため，電気的除細動を選択します．電気的除細動はショックによる苦痛を伴うため，ショックバイタルでなければ血圧に注意しつつ少量の鎮静薬で鎮静し，同期下除細動を行います．また，その際の除細動パドルの貼付位置ですが，心室性不整脈の際の胸骨右縁 - 第五肋間中腋窩線間という貼り方と比較し，心房を前後で挟み込むように貼付したほうが除細動成功率が有意に高かったという報告があり[7]，1回のショックで除細動できない場合はパドルの貼付位置を確認する必要があります．

また，血行動態が不安定ながら少し余裕がある場合は，薬物によるレートコントロールを行うことで血行動態が安定する可能性があります．その際の薬物に関しては後述します．

血行動態的に落ち着いていたら，AFにどう対処すれば良いですか？

血行動態的に安定しており心拍数が早くない場合は，モニタリングのみを行います．AMI後に新規に出現するAFは一過性のことが多く，自然停止することが多いためです．ただし心拍数が早い場合は前述の通り心筋酸素需要が増加するため，レートコントロールを考慮します．どの程度の心拍数にコントロールするかはガイドライン等では特に設定されていませんが，筆者は概ね目標心拍数を100～110回/min以下としています．また血行動態が安定している場合においても，塞栓リスクが高い場合，抗凝固療法を開始します．MI急性期は緊急で外科的処置を行う可能性もあるため，多くの場合，速やかに薬理作用を拮抗できる未分画ヘパリンを使用します．ヘパリンは10～14 U/kg/hrで開始し，APTTが45～60程度になるように容量を調節していきます．

薬物による洞調律化には，どういう選択がありますか？

薬物による洞調律化には通常，アミオダロンが用いられます．ピルジカイニドやフレカイニドなどのⅠ群抗不整脈薬は陰性変力作用を有し，AFFIRM試験でも示されている通り虚血性心疾患の予後を悪化させる可能性があるため，通常，AMIでは用いません．またジゴキシンやβ遮断薬などの薬剤は，洞調律復帰率に関してはプラセボ群と比

較し有意差がないことが示されており，洞調律化を目的に使用することは勧められません[8]．アミオダロンはカリウムチャネル阻害薬で主にI_{Kr}を阻害するIII群抗不整脈薬に分類されていますが，カルシウムチャネル・β受容体など複数のチャネルを阻害するマルチチャネル遮断薬です．アミオダロンは内服薬と静注薬とでは作用が少し異なり，心房の不応期延長作用は内服薬のほうが優れています．しかし静注薬は洞調律復帰効果が比較的強く，効果出現が速やかであるため，AMIにおいては静注薬がよく用いられます[9]．

Q 心室レートのコントロールはどうしたら良いですか？

A 心室レートのコントロールは，心不全や低心機能がなければβ遮断薬，または非ジヒドロピリジン系のカルシウム拮抗薬（ジルチアゼム・ベラパミル）等を用います．ただし，これらの薬剤は陰性変力作用を有するため，広範なAMIで心筋ダメージが大きい場合や，血行動態が不安定な時はアミオダロンまたはジギタリス製剤が推奨されています[10]．血行動態不安定な心疾患患者に発症したAFのレートコントロールとして，静注アミオダロンと静注ジルチアゼムを比較した研究では，レートコントロールの達成率は二群間で有意差はなかったものの，静注ジルチアゼム群のほうが血圧低下で投与を中断した症例が有意に多かったという結果でした[11]．したがって，**MI急性期において血行動態が不安定であれば，静注アミオダロンを選択したほうが安全性が高いと考えられます**．アミオダロン投与中に血圧低下がみられることが時々ありますが，その場合は投与速度を減らすことで対応可能です．欧米のガイドラインでは，非代償性心不全にはカルシウム拮抗薬は禁忌となっています．

Q βレ遮断薬はAMIのAFに有効ですか？

AMIでは交感神経活性が上昇しているため，交感神経活性を抑制するβ遮断薬は理論上有効であると考えられます．CAPRICORN試験でも左室機能の低下したAMI患者において，カルベジロールの導入は新規AFの発症を抑制しました[12]．MI急性期は心保護作用の点から早期のβ遮断薬導入が推奨されていますが，心保護作用以外にもAF発症抑制の面からも，**血行動態が安定していれば早期のβ遮断薬の導入は合目的的と考えられます**．

Q AMIのAFに，アミオダロンは安全ですか？

アミオダロンには冠血流増加作用や交感神経抑制作用があり[13]，虚血性心疾患に合併するAFに対して，リズムコントロール，レートコントロールいずれにも比較

的安全に使用されます．**AMI に合併する AF の静注アミオダロンによる洞調律復帰率は投与 8 時間後で約 43％程度**とされています[14]．他の Ⅰ 群抗不整脈薬と比較しても遜色ない結果です[15]．アミオダロンは経口・静注いずれもありますが，経口は効果が出始めるのに 2～3 日から長くて 2～3 週間かかるのと比較し，静注は生物学的利用率がほぼ 100％のため，作用発現が早いのが特徴です．アミオダロンの副作用として**低血圧・薬剤性間質性肺炎・肝機能障害・甲状腺機能低下症**などがあります．低血圧に関しては投与速度を減量することで対応が可能です．他の間質性肺炎をはじめとした副作用は主にアミオダロン自体の蓄積毒性や，アミオダロンに含まれているヨードが原因であるため，短期間の投与であれば問題となることはありません．しかし稀に急性肺障害・肝障害をきたすことがあるため，注意しておく必要はあります．また QT 間隔延長の報告もありますが，QT 延長により心室性不整脈を発症することは稀です．

静注アミオダロン投与方法については決められた方法はなく，心室性不整脈と同じ投与方法で行うことが多いです．末梢でも投与可能ですが，静脈炎をきたす恐れがあるため，2 mg/mL 以上の濃度で投与する際は中心静脈カテーテルを用いたほうが安全と考えられます．

Q 電解質異常と AF について教えてください

 AMI に合併する不整脈と電解質については，血清カリウム濃度と心室性不整脈（VT/VF）との関係がよく知られており，低カリウム血症は VF 発症のリスクファクターと報告されています．しかしながら，血清カリウム濃度と AF との関連については過去の研究では明らかになってはいません[16]．同様に血清マグネシウム濃度においても AF との明確な関連性は示されていません[17]．以上から，**現時点では AMI における電解質異常と AF に関しては明らかな関連性はない**と考えられます．

Q DAPT を行っている患者の AF の抗凝固療法はどうしますか？

 DAPT（double antiplatelet therapy）を行っている AF 患者で抗凝固療法（triple therapy）を行うと，当然のことながら出血イベントが増加します．そのため triple therapy の期間はなるべく短くすることが重要です．どの程度の期間，triple therapy を行うかは現在もいくつかの臨床研究が進行中であり，今後，推奨期間が変更になる可能性があります．現時点のヨーロッパ心臓病学会のガイドラインでは[18]，CHA$_2$DS$_2$-VASc スコアや HAS-BLED スコア，安定狭心症か急性冠症候群かで細かく投与推奨期間が分かれています．MI の急性期は原則として DAPT＋抗凝固療法の triple therapy が推奨されていますが，出血リスクが高い症例においてはクロピドグレル単剤＋抗凝固療法も考慮可能としており，症例ごとに検討する必要があります．この際の抗凝固療法にワル

ファリンとNOACのどちらが優れているかの結論はまだ出ていません．また，MI発症前にAFを認めていた場合はこの指針を利用可能ですが，MI急性期に出現するAFの場合，一過性のことが多く，出血リスクが増えるtriple therapyをどの症例に導入するかは個別に考慮する必要があります．AMI発症1ヵ月以内がAFの出現率が高いという報告があることから[19]，AMI発症1ヵ月間はAFが再発しないかを外来において観察し，AFの再燃を認めるようであれば，抗凝固療法を追加するという選択が妥当ではないかと考えます．

［文　献］

1) Crenshaw BS, Ward SR, Granger CB et al：Atrial fibrillation in the setting of acute myocardial infarction：the GUSTO-I experience. Global Utilization of Streptokinase and TPA for Occluded Coronary Arteries. J Am Coll Cardiol 30(2)：406-413, 1997
2) Jabre P, Roger VL, Murad MH et al：Mortality associated with atrial fibrillation in patients with myocardial infarction：a systematic review and meta-analysis. Circulation 123(15)：1587-1593, 2011
3) Jons C, Jacobsen UG, Joergensen RM et al：The incidence and prognostic significance of new-onset atrial fibrillation in patients with acute myocardial infarction and left ventricular systolic dysfunction：a CARISMA substudy. Heart Rhythm 8(3)：342-348, 2011
4) Wong CK, White HD, Wilcox RG et al：New atrial fibrillation after acute myocardial infarction independently predicts death：the GUSTO-III experience. Am Heart J 140(6)：878-885, 2000
5) Wang J, Yang YM, Zhu J：Mechanisms of new-onset atrial fibrillation complicating acute coronary syndrome. Herz 40 suppl 1：18-26, 2015
6) Clark DM, Plumb VJ, Epstein AE et al：Hemodynamic effects of an irregular sequence of ventricular cycle lengths during atrial fibrillation. J Am Coll Cardiol 30(4)：1039-1045, 1997
7) Kirchhof P, Eckardt L, Loh P et al：Anterior-posterior versus anterior-lateral electrode positions for external cardioversion of atrial fibrillation：a randomised trial. Lancet 360(9342)：1275-1279, 2002
8) European Heart Rhythm Association；European Association for Cardio-Thoracic Surgery, Camm AJ et al：Guidelines for the management of atrial fibrillation：the Task Force for the Management of Atrial Fibrillation of the European Society of Cardiology (ESC). Europace 12(10)：1360-1420, 2010
9) Hofmann R, Steinwender C, Kammler J et al：Effects of a high dose intravenous bolus amiodarone in patients with atrial fibrillation and a rapid ventricular rate. Int J Cardiol 110(1)：27-32, 2006

10) Task Force on the management of ST-segment elevation acute myocardial infarction of the European Society of Cardiology (ESC), Steg PG, James SK et al：ESC Guidelines for the management of acute myocardial infarction in patients presenting with ST-segment elevation. Eur Heart J 33(20)：2569-2619, 2012
11) Delle Karth G, Geppert A, Neunteufl T et al：Amiodarone versus diltiazem for rate control in critically ill patients with atrial tachyarrhythmias. Crit Care Med 29(6)：1149-1153, 2001
12) McMurray J, Køber L, Robertson M et al：Antiarrhythmic effect of carvedilol after acute myocardial infarction：results of the Carvedilol Post-Infarct Survival Control in Left Ventricular Dysfunction (CAPRICORN) trial. J Am Coll Cardiol 45(4)：525-530, 2005
13) Remme WJ, Kruyssen HA, Look MP et al：Hemodynamic effects and tolerability of intravenous amiodarone in patients with impaired left ventricular function. Am Heart J 122(1 Pt 1)：96-103, 1991
14) Kontoyannis DA, Anastasiou-Nana MI, Kontoyannis SA et al：Intravenous amiodarone decreases the duration of atrial fibrillation associated with acute myocardial infarction. Cardiovasc Drugs Ther 15(2)：155-160, 2001
15) Chevalier P, Durand-Dubief A, Burri H et al：Amiodarone versus placebo and class Ic drugs for cardioversion of recent-onset atrial fibrillation：a meta-analysis. J Am Coll Cardiol 41(2)：255-262, 2003
16) Madias JE, Shah B, Chintalapally G et al：Admission serum potassium in patients with acute myocardial infarction：its correlates and value as a determinant of in-hospital outcome. Chest 118(4)：904-913, 2000
17) Madias JE, Sheth K, Choudry MA et al：Admission serum magnesium level does not predict the hospital outcome of patients with acute myocardial infarction. Arch Intern Med 156(15)：1701-1708, 1996
18) Lip GY, Windecker S, Huber K et al：Management of antithrombotic therapy in atrial fibrillation patients presenting with acute coronary syndrome and/or undergoing percutaneous coronary or valve interventions：a joint consensus document of the European Society of Cardiology Working Group on Thrombosis, European Heart Rhythm Association (EHRA), European Association of Percutaneous Cardiovascular Interventions (EAPCI) and European Association of Acute Cardiac Care (ACCA) endorsed by the Heart Rhythm Society (HRS) and Asia-Pacific Heart Rhythm Society (APHRS). Eur Heart J 35(45)：3155-3179, 2014
19) Jabre P, Jouven X, Adnet F et al：Atrial fibrillation and death after myocardial infarction：a community study. Circulation 123(19)：2094-2100, 2011

I 急性心筋梗塞

Q9 合併症：心室性不整脈

回答：国立循環器病研究センター 心臓血管内科　片岡直也，草野研吾

ポイント

- 急性心筋梗塞に伴う心室頻拍・心室細動は発症早期に多い傾向にあるが，それらは適切な治療を施すことで予後には影響しないのが特徴である．
- 血行動態に影響のない急性期の心室期外収縮や非持続性心室頻拍は，治療を要しないことが多いとされる．
- 繰返す心室頻拍や心室細動の薬物療法は，β遮断薬やアミオダロンが適応である．
- 1次予防目的での植込み型除細動器の適応は，慢性期に評価されるべきである．その間に致死的不整脈のリスクが懸念される場合は，着用型自動除細動器が適応となる．
- 不整脈デバイス治療には近年，完全皮下植込み型除細動器に代表される新しい機器が登場している．

■ はじめに

　近年，心筋梗塞に代表されるACS（acute coronary syndrome）による死亡率は，冠動脈インターベンションの普及，様々な抗不整脈薬や電気的除細動器の進歩などによって著しく減少してきました．しかし，未だACSにおいて発生する心室頻拍や心室細動などの致死的な頻脈性不整脈は，患者の予後を規定するという点で迅速な対処が求められます．本稿では，急性心筋梗塞に合併する頻脈性心室性不整脈について，実臨床で生じがちな疑問に即して解説していきます．

Q 急性心筋梗塞による心室細動は，いつ頃生じやすいのですか？また，それはどうしてですか？

　1971〜1983年にかけて，市立旭川病院へ搬送された発症2時間以内の急性心筋梗塞患者を対象とした報告があります[1]．それによれば，全体の13％（32/247例）に心室細動（VF）を発症していますが，そのうち実に半数以上（18/32例）が来院30分以内に発症しています．このように発症早期に偏って致死的不整脈が生じる原理は，Harrisの冠動脈結紮モデルで明らかにされています[2]．イヌの冠動脈左前下行枝を結紮すると，30〜60分以内の早期（Harrisの第一相）と，4〜48時間が経過した時期（Harrisの第二相）に心室性不整脈が多く出現することが知られています．特にHarrisの第一相では，不整脈発症のピークは5〜6分後（急速相）と12〜30分後（遅延相）の2峰性であり，急速相は虚血領域の心外膜側における伝導遅延と関連しています（図1）[3]．また遅

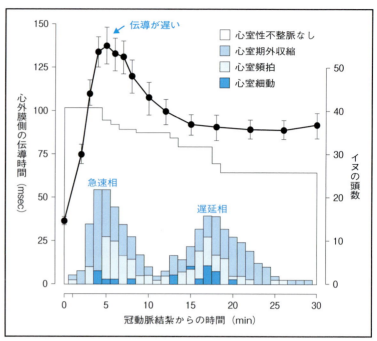

図1 イヌの冠動脈結紮後，早期（Harris第一相）に生じる心室性不整脈の特徴
冠動脈結紮後の心室性不整脈出現頻度は，5〜6分後に第1ピーク（急速相）を，12〜30分後に第2ピーク（遅延相）をむかえる．
（文献3を参照して作成）

延相は，内因性のカテコラミンや障害心筋から生じる異常自動能やtriggered activityが機序として考えられています．一方でHarrisの第二相では，虚血領域の心内膜下に生き残ったプルキンエ線維を起源とする不整脈が生じ，急性心筋梗塞に伴うVFの頻発（electrical storm）の多くがこの時期に発症するとされます[4]．

Q 急性期に心室期外収縮や非持続性心室頻拍が出現した場合，どうすれば良いですか？

A 急性心筋梗塞に対する冠動脈インターベンション前後で，再灌流障害として知られる心室期外収縮（PVC）や非持続性心室頻拍（NSVT）が生じることがあります．PVCに関しては，1967年に心筋梗塞急性期の重症度分類として発表されたLown分類が有名ですが，近年ではその意義が薄れつつあります．特に慢性期においては，頻発する（30個以上/hr）PVCは予後予測因子ではなかったことが報告されています[5]．さらにはNSVTにおいても，心筋梗塞発症48時間以内に発生したNSVTもしくは多源性・頻発性PVCは，予後に影響しないことが示されています[6]．これらのことから，**急性期のPVCやNSVTは基本的に経過観察で良い**とされます[7]．また心筋梗塞発症48時間以内に多くみられる促進性心室固有調律（accelerated idioventricular rhythm：AIVR＝心拍数50〜120 bpmの心室性調律）も同様に予後良好であり，治療の必要はありません．

しかしPVCを契機に頻脈性不整脈が生じることも事実であり，より積極的にPVC・NSVTを治療したほうが良いようにも思えるのですが，何故そうではないのでしょうか？ 読者

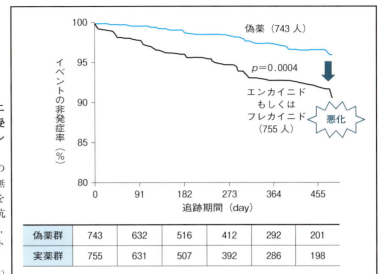

図2 エンカイニド，フレカイニドあるいは偽薬の投与を受けた心筋梗塞患者のイベント非発症率（CAST試験）
心筋梗塞発症6日〜2年の患者1,498例を対象に，無症候あるいは軽度な症状を伴う心室性不整脈に対し抗不整脈薬を投与した結果，偽薬投与群よりもイベント発症率が高かった．
（文献8を参照して作成）

の皆さんは，CAST試験をご存知ですか？ CAST試験とは「心筋梗塞による低心機能に合併した心室性不整脈は致死的不整脈の原因となりうるので，それを抗不整脈薬で抑制することで生命予後も良くなるだろう」という仮説のもと，進められた多施設研究でした[8]．対象は，EF 55％以下（発症90日以後では40％以下）の心筋梗塞症例で，ホルター心電図で平均6個/hr以上のPVCが出現している患者でした．主要エンドポイントを不整脈が原因となった死亡あるいは蘇生を受けた心停止とし，抗不整脈薬（Na^+チャネル遮断作用のあるIc群）もしくは偽薬を投与して経過を観察しました．しかし結果は予想に反し，抗不整脈薬投与群でイベント発症率が有意に高くなったため（図2），試験は途中で打ち切られました．抗不整脈薬による催不整脈作用が顕著に現れた典型例です．Harris第一相の急速相（図1）に限らず，障害心筋では伝導障害が生じており，そこにNa^+チャネル遮断薬を加えたことでさらに電気生理的異常が悪化したことが原因と推測されました．この試験以降，基質的心疾患，特に心筋梗塞の患者に対し，I群抗不整脈薬を使用する機会は激減しました．

Q 急性期に持続性心室頻拍・VFを合併したら，どうしたら良いですか？

A 多くの報告をまとめると，ACSの約6％の患者で心室頻拍（VT）・VFが出現するといわれています[7]．それらは，**心原性ショックや心不全などのポンプ失調を伴わない1次性**と，**ポンプ失調を伴う2次性**に分類されますが，急性期（発症12時間以内）に多くみられるのは1次性であり，特に4時間以内に多く発症します[9]．このような致死的不整脈がみられた場合は，まず速やかに電気的除細動（VTであればカルディオバー

ジョン）で停止させなければいけません．必要があれば，血行再建や大動脈バルーンパンピング，経皮的心肺補助装置を導入しましょう．不整脈の誘因となりうる交感神経緊張を抑える意味で，鎮静も有効です．

　停止させた後は，再発予防を考える必要があります．薬物治療の第一選択はβ遮断薬，第二選択はアミオダロンです[10〜12]．もし上記薬剤が無効・禁忌であった場合は，リドカイン静注を考慮しても構いません．e56〜57

で前述したように，Na^+チャネル遮断薬であるリドカインは第一選択薬ではありませんが[13]，実臨床では有効な症例が確かに存在するため，その使用を全面的に否定するものではありません．またPVCのQRS幅が比較的狭い場合，虚血にさらされているプルキンエ線維が起源となっていることがあるので，PVCに対するカテーテルアブレーションを考慮する場合もあります[4]．

Q ニフェカラントが必要な時は，どのような場合ですか？　アミオダロンとの違いは？

血行動態の破綻するVT・VFにはアミオダロンが適応だと前述しました．しかし日本には，アミオダロンと同じⅢ群抗不整脈薬（K^+チャネルを遮断し，不応期を延長）としてニフェカラントが存在します．何が違うのでしょうか（表1）？　大きな違いは，アミオダロンが多チャネル遮断薬であるのに対し，ニフェカラントは遅延整流K^+チャネルの活性化の速い成分（I_{Kr}）のみを遮断する薬剤であることです．また，その作用発現までに要する時間や半減期，代謝経路の違いも特徴でしょう．

　致死的不整脈に多くのエビデンスがあるのはアミオダロンです．しかしニフェカラントにも，心筋梗塞に伴う急性期のVT・VFが直流通電で停止できなかった場合，静注投与後に停止しやすくなったという報告があります[14〜15]．即効性（効果発現や調剤にかかる時間の両方の意味合い）を求めたり，腎機能が悪くないことが確認できたりしている場合は，QT時間をこまめにチェックしながらニフェカラントを使用するのも良いでしょう．

表1　アミオダロン vs ニフェカラント

	アミオダロン	ニフェカラント
代　謝	肝臓	肝・腎
効果発現	ゆっくり	即効性あり
半減期	約15日（静注）	90〜120分
作　用	急性作用として，Na^+チャネルやCa^{2+}チャネル遮断作用が主．慢性期には，K^+チャネル抑制が主となる．	純粋なK^+チャネル（I_{Kr}）遮断薬．逆頻度依存性があるため，徐脈で効果が増強することに注意．
心電図変化	急性期には，PR延長，QRS幅延長に注意．QT延長に伴うTdPは頻度が少ない．	QT延長に伴うTdPに注意する．もし生じたら，必ず中止・減量を考慮．

TdP＝torsades de pointes

Q 心筋虚血の際，QT時間はどのように変化しますか？ また多形性心室頻拍を合併したら，どうしたら良いですか？

A QT時間は心筋梗塞急性期には，いったん短縮した後に2日間かけて延長し，その後12ヵ月にわたって再び短縮するとされます[16]．また急性期には，前壁梗塞のほうが下壁梗塞よりQT時間は延長し，頻度として約3割でQTの延長を示します[16]．もしQT延長に伴う多形性心室頻拍が生じた場合は，①心臓ペーシングで心拍数を上昇させてQT間隔の短縮をはかる，②硫酸マグネシウムを静注する，といった治療法が挙げられます．もちろん，QT時間をさらに延長させるアミオダロンやニフェカラントの使用は禁忌です．VFが生じた際に慌ててアミオダロンをオーダーするのではなく，まずは十二誘導心電図でQT時間を確認する習慣をつけておきましょう．

Q 急性期にVFや持続性心室頻拍が経験された症例では，植込み型除細動器（ICD）の適応がありますか？

A e57〜58で前述した通り，急性心筋梗塞に伴うVT・VFは1次性と2次性に分類されます．1次性は発症4時間以内に多く，24時間以内の早期死亡の原因となりますが，除細動に成功すれば長期予後には影響しません．一方で2次性は発症12時間以降に出現するとされ，ポンプ失調も伴っており予後不良です．

よって，左室収縮能の保たれたACS発症24時間以内の1次性VFは，ICDの適応にはなりません．一方で，ACS発症から48時間以上経過した後にVT・VFが出現した場合や，左室収縮能が低下している場合，虚血心筋が残存している場合は，ICD植込みの適応と考えて良いでしょう[7]．

Q 急性心筋梗塞発症後に着用型自動除細動器（WCD）が必要なのは，どのような場合ですか？

1つ前のQでは，二次予防目的にICDを植込む場合を念頭に置き解説しました．それでは一次予防はどうでしょう？ 実は急性期（発症40日以内）からICDを一次予防目的に植込んだ試験では，不整脈こそICD植込み群で減少したものの，総死亡率ではICDを植込まなかった群と同等でした[17]．よって**一次予防目的にICDを植込む判断は，発症後40日が経過してから行うべきです．**

ただ一方で，急性心筋梗塞に合併した突然死は発症30日以内に多いのも事実で[18]，両者の矛盾を解決すると期待されるのが2014年に保険償還された着用型自動除細動器（wearable cardioverter defibrillator：WCD）です．WCDの最も大きな特徴は「簡便さ＝侵襲を全く伴わずにICDに劣らぬ診断感度，特異度を達成し，不要と判断すれば速やかに中止できる」です．着用を考慮する病態として，①EF 35％以下で，NYHAクラスⅡもしくはⅢの心不全症状を有する急性心筋梗塞発症後40日以内の症例，②ICDの適応があるが，他の身体的状況により直ちに手術を行

えない症例，③ICDによる心臓突然死二次予防を考慮するが，臨床経過観察や予防治療の効果判定が優先される症例，が挙げられます[19]．ただしWCDの運用上限期間は90日であり，その期間内にICD植込みの是非を判断する必要があります．

Q 自律神経と不整脈の関連性を聞いたことがあります．心臓では何が起こっているのですか？

A これまでに，心筋梗塞後の不整脈に自律神経活動が関与することが報告されています．特にホルター心電図で記録できる24時間の心拍変動（自律神経の緊張状態を反映する）が低下するほど，梗塞後突然死の危険性が高いことがわかっています[20]．

それでは梗塞心筋では何が起きているのでしょうか？　自律神経のうち，交感神経線維は冠動脈に沿って心室筋の心外膜側を走行しながら内膜側へ向かいます．一方で副交感神経（迷走神経）線維は，房室弁輪付近から心内膜側を走行しながら外膜側へ向かいます．ひとたび心筋梗塞が生じると，これらの自律神経も障害を受けますが，その後，梗塞領域に**交感神経の再支配（nerve sprouting）**が生じます[21]．ただしそれは密度が高く，なおかつ不均一な再生であり，残存心筋の不応期や伝導速度の不均一性を増大させることで不整脈の原因になるといわれています（図3）[22]．

このような自律神経の"乱れ"を調整して突然死を減らすために，β遮断薬に代表される薬物治療に加え，近年では外科的手術やデバイス療法による非薬物治療など様々な手法が研究されています．

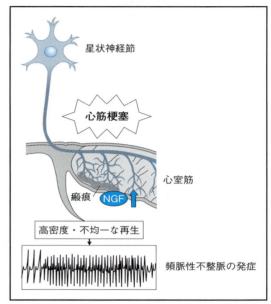

図3　心臓交感神経の心筋梗塞による変化
心筋梗塞では，冠動脈の解剖学的特徴から，特に心内膜側が強い虚血にさらされ瘢痕化し，交感神経終末も障害を受ける．周囲の残存心筋からは交感神経再生を促す神経成長因子（NGF：nerve growth factor）が分泌され，交感神経の過剰かつ不均一な再生が生じる．このことは残存心筋の不応期や伝導速度に乱れを生じさせ，頻脈性不整脈発症の素地となる．
（文献22を参照して作成）

完全皮下植込み型除細動器（S-ICD）

経静脈的に心臓内へリードを植込む従来型のICDでは，感染やリード損傷，心穿孔といった合併症が一定の確率で生じることが問題でした．それらを解決すると期待されるのが「完全皮下植込み型除細動器（S-ICD）（図4）」[23]です．本体は透視上，心尖部の真横にあたる側胸部で，前鋸筋と広背筋の間にポケットを作成して植込み，リード線は皮下トンネルを作成して胸骨左縁上に留置します．ただし現状のS-ICDは，ペーシング機能が備わっていない点や，特定の誘導での心電図波形基準を満たす必要がある点などが問題であり，患者背景に応じて従来型ICDとの使い分けが必要です．

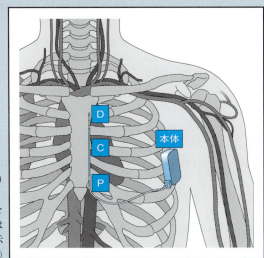

図4 完全皮下植込み型除細動器（S-ICD）システム
S-ICD全システムの体内での配置を示した図．Dは遠位感知電極，Pは近位感知電極，Cはコイル電極を示す． （文献23を参照して作成）

[文 献]

1) Shibata J, Tanazawa S, Hirasawa K et al：Deaths in early phase of acute myocardial infarction and approaches for reducing the in-hospital and out-hospital case-fatality rates of the disease. Jpn Circ J 3：325-331, 1987
2) Harris AS：Delayed development of ventricular ectopic rhythms following experimental coronary occlusion. Circulation 1：1318-1328, 1950
3) Kaplinsky E, Ogawa S, Balke CW et al：Two periods of early ventricular arrhythmia in the canine acute myocardial infarction model. Circulation 60：397-403, 1979
4) Bänsch D, Oyang F, Antz M et al：Successful catheter ablation of electrical storm after myocardial infarction. Circulation 108：3011-3016, 2003
5) Teerlink JR, Jalaluddin M, Anderson S et al：Ambulatory ventricular arrhythmias in patients with heart failure do not specifically predict an increased risk of sudden death. PROMISE (Prospective Randomized Milrinone Survival Evaluation) Investigators. Circulation 101：40-46, 2000
6) de Soyza N, Bennett FA, Murphy ML et al：The relationship of paroxysmal ventricular

tachycardia complicating the acute phase and ventricular arrhythmia during the late hospital phase of myocardial infarction to long-term survival. Am J Med 64:377-381, 1978
7) Priori SG, Blomström-Lundqvist C, Mazzanti A et al:2015 ESC Guidelines for the management of patients with ventricular arrhythmias and the prevention of sudden cardiac death:The Task Force for the Management of Patients with Ventricular Arrhythmias and the Prevention of Sudden Cardiac Death of the European Society of Cardiology (ESC). Endorsed by:Association for European Paediatric and Congenital Cardiology (AEPC). Eur Heart J 36:2793-2867, 2015
8) Echt DS, Liebson PR, Mitchell LB et al:Mortality and morbidity in patients receiving encainide, flecainide, or placebo:The Cardiac Arrhythmia Suppression Trial. N Eng J Med 324:781-788, 1991
9) O'Doherty M, Tayler DI, Quinn E et al:Five hundred patients with myocardial infarction monitored within one hour of symptoms. Br Med J (Clin Res Ed) 286:1405-1408, 1983
10) Piccini JP, Hranitzky PM, Kilaru R et al:Relation of mortality to failure to prescribe beta blockers acutely in patients with sustained ventricular tachycardia and ventricular fibrillation following acute myocardial infarction (from the VALsartan In Acute myocardial iNfarcTion trail [VALIANT] Registry). Am J Cardiol 102:1427-1432, 2008
11) Huikuri HV, Castellanos A, Myerburg RJ et al:Sudden death due to cardiac arrhythmias. N Engl J Med 345:1473-1482, 2001
12) Steg PG, James SK, Atar D et al:ESC Guidelines for the management of acute myocardial infarction in patients presenting with ST-segment elevation. Eur Heart J 33:2569-2619, 2012
13) Piccini JP, Schulte PJ, Pieper KS et al:Antiarrhythmic drug therapy for sustained ventricular arrhythmias complicating acute myocardial infarction. Crit Care Med 39:78-83, 2011
14) Koizumi T, Komiyama N, Komuro I et al:Efficacy of nifekalant hydrochloride on the treatment of life-threatening ventricular tachyarrhythmias during reperfusion for acute myocardial infarction. Cardiovasc Drugs Ther 15:363-365, 2001
15) Shiga T, Matsuda N, Fuda Y et al:Antiarrhythmic effect of nifekalant on atrial tachyarrhythmia in four patients with severe heart failure. J Cardiol 39:159-164, 2002
16) 青沼和隆 他:QT延長症候群（先天性・二次性）とBrugada症候群の診療に関するガイドライン（2012年改訂版）
17) Hohnloser SH, Kuck KH, Dorian P et al:Prophylactic use of an implantable cardioverter-defibrillator after acute myocardial infarction. N Engl J Med 351:2481-2488, 2004
18) Solomon SD, Zelenkofske S, McMurray JJ et al:Sudden death in patients with myocardial infarction and left ventricular dysfunction, heart failure, or both. N Engl J Med 352:2581-2588, 2005
19) 庭野慎一 他:着用型自動除細動器（WCD）の臨床使用に関するステートメント（2015年4月改訂）
20) Kleiger RE, Miller JP, Bigger JT Jr et al:Decreased heart rate variability and its association with increased mortality after acute myocardial infarction. Am J Cardiol 59:256-262, 1987
21) Chen LS, Zhou S, Fishbein MC et al:New perspectives on the role of autonomic nervous system in the genesis of arrhythmias. J Cardiovasc Electrophysiol 18:123-127, 2007
22) Fukuda K, Kanazawa H, Aizawa Y et al:Cardiac innervation and sudden cardiac death. Circ Res 116:2005-2019, 2015
23) Bardy GH, Smith WM, Hood MA et al:An entirely subcutaneous implantable cardioverter-defibrillator. N Engl J Med 363:36-44, 2010

I 急性心筋梗塞

Q10 合併症：徐脈性不整脈，房室ブロック

回答：東京女子医科大学病院 循環器内科　岩波裕史，志賀　剛

ポイント

- 急性心筋梗塞では洞性徐脈，房室ブロックの合併を常に念頭に置く．
- 徐脈やブロックを起こす可能性が高い場合には，速やかに一時ペーシングが使用できるようにする．
- 下壁梗塞に合併するブロックは一過性のことが多い．
- 前壁中隔梗塞では下壁梗塞に比べて，より末梢の刺激伝導系にブロックが生じる．
- 高度房室ブロックを発症する急性心筋梗塞では，院内死亡率が増加する．

下壁梗塞

Q 下壁梗塞でなぜ徐脈，房室ブロックが起こるのですか？

A 下壁梗塞の責任病変は，多くの症例が右冠動脈です．右冠動脈の近位部には洞結節動脈の分岐があり，洞結節を栄養しています．したがって，右冠動脈近位部での閉塞をきたすと洞結節への酸素供給が低下するため，徐脈となります．また，右冠動脈の末梢から房室結節動脈が分岐するため，房室結節動脈の血流低下により房室ブロックを合併します（房室結節動脈は解剖学的に左冠動脈回旋枝から分岐することもあります）．

Q 薬物治療ですか？　ペーシングですか？

A 洞性徐脈は急性心筋梗塞に関連する不整脈の30～40％を占める，頻度の高い疾患です．その多くは急性心筋梗塞発症後1時間以内，または右冠動脈の再灌流後に認めます．洞性徐脈による意識状態の悪化やショックを認める際にはアトロピンの投与を行い，効果がなければアドレナリンまたはドパミンを投与しますが，状況によっては経皮ペーシングも検討します．イソプロテレノールは催不整脈作用があるため投与は推奨されません．

症候性の房室ブロックには経皮ペーシングまたはアトロピンの投与が推奨されますが，完全房室ブロックで補充調律のQRS幅が広い場合にはアトロピンの効果は期待できないため，すみやかに経皮ペーシングやアドレナリ

ンまたはドパミンの投与を行い，症状の有無にかかわらず経静脈ペーシングを準備します．

ペーシングが必要なときのルート，モードはどうしたらよいですか？

経皮的冠動脈形成術の術中であれば，大腿静脈にラインを確保し，すぐに経静脈ペーシングができる準備をしておきます．経静脈ペーシングのペーシングモードは症候性の徐脈が遷延している場合にはペーシングレートを60回/分などに設定し，カテーテル手技中に起こる可能性がある，再灌流後の一過性房室ブロックの対応にはペーシングレートを40回/分などのバックアップペーシングに設定します．

房室ブロックを合併するときの予後はどうですか？

房室ブロックの合併は，急性心筋梗塞に合併する不整脈の6～14％に認めると報告されています（図1）．急性心筋梗塞の経過で，房室ブロックの出現は梗塞巣の大きさや虚血の範囲と関連があるといわれています[1]．房室ブロックの出現，一時ペーシングの使用は院内死亡率と関連があると報告されていますが，退院可能であった患者の長期予後にはそれほど影響ありません[2]．

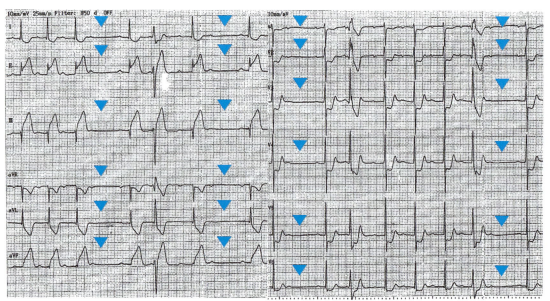

図1 急性下壁心筋梗塞に合併した第2度房室ブロック
Ⅱ，Ⅲ，aV$_F$のST上昇と胸部誘導で対側性変化を認める．急性下壁心筋梗塞の心電図．PQ間隔は徐々に延長し，QRSが脱落する（矢印部）Wenckebach型（MobitzⅠ型）の心電図所見．

Q 永久ペースメーカの植込みは必要ですか？

A 急性心筋梗塞に合併する房室伝導障害のペースメーカ植込み適応は，日本循環器学会の「循環器病の診断と治療に関するガイドライン．ST上昇型急性心筋梗塞の診療に関するガイドライン（2013年改訂版）」に示されています（詳細は，http://www.j-circ.or.jp/guideline/pdf/JCS2013_kimura_h.pdfをご参照ください）[3]．ガイドラインのなかに急性心筋梗塞に合併した房室ブロックに対する永久ペースメーカ植込みの適応が記載されています．房室ブロックに対する永久ペースメーカの適応は，His-Purkinje系あるいはより末梢での伝導障害によって判断され，症状の有無により適応が決定されるわけではありません．急性期に一時ペーシングが必要であっても，房室ブロックの消失が期待される場合や長期予後に悪影響を及ぼさない場合には，永久ペースメーカの植込みを急ぐ必要はありません（図2）．

洞機能不全に対する永久ペースメーカの適応は心筋梗塞の有無によって変わらず，「不整脈非薬物治療ガイドライン（2011年改訂版）」に準拠します[4]．ただし，洞機能不全が下壁梗塞発症後1時間以内あるいは右冠動

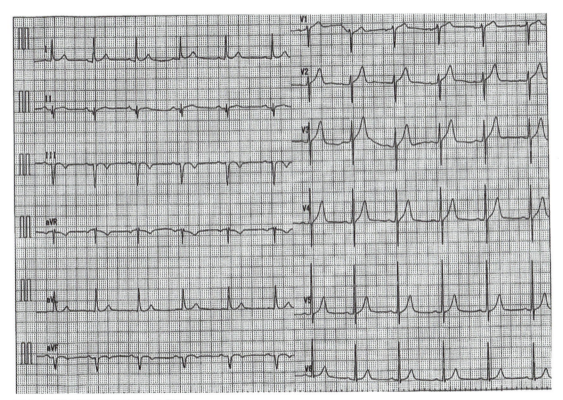

図2 下壁心筋梗塞慢性期の心電図
図1の症例で右冠動脈にステント留置が行われた後の，慢性期の心電図．心電図所見はⅡ，Ⅲ，aV_FでQ波の形成を認めるが急性期に見られた房室ブロックは改善している．このように下壁梗塞は急性期に房室ブロックを伴う場合でも，その経過で伝導障害は改善することがある．

脈の再灌流後に出現した場合には，一過性の可能性が高く，なるべく永久ペースメーカの植込みは避けるようにします．

前壁中隔梗塞

Q 前壁中隔梗塞で，なぜ房室ブロックが起こるのですか？

 前壁中隔梗塞の責任病変は左冠動脈前下行枝です．左冠動脈前下行枝の近位部は中隔枝を分岐します．中隔枝はHis束，右脚，左脚を栄養しており，中隔枝の閉塞によりこれらの特殊心筋領域に梗塞をきたすと，房室結節以下の刺激伝導路でブロックを生じます．下壁梗塞時と比較して，刺激伝導系のより末梢側でブロックを生じるため経静脈ペーシングが必要なことが多くなります．

Q 新たな脚ブロックの出現に，ペーシングは必要ですか？

 急性心筋梗塞発症後，徐脈に伴う症状がない場合でも，今後，完全房室ブロックへの移行が疑われる場合には一時ペーシングが必要となる場合があります．交替性左脚および右脚ブロックの出現や，MobitzⅡ型第2度房室ブロックに，2束ブロックまたは新規脚ブロックが出現した際は，一時経静脈ペーシングを留置します．

Q ペーシングの方法はどうしたらよいですか？

A 経静脈ペーシングの適応は前述のガイドライン[3)]内に，「急性心筋梗塞に合併した徐脈性不整脈に対する一時経静脈ペーシングの適応」として示されています．具体的な状況は，完全房室ブロック，症候性徐脈，交替制脚ブロックがClass Ⅰとして記載されています．ただし，経静脈ペーシングClass Ⅱaに分類されているMobitzⅡ型第2度房室ブロックに，左脚前（後）枝へミブロックや急性心筋梗塞発症前からの脚ブロックを合併した場合と，2枝ブロックあるいは新規脚ブロックに第1度房室ブロックやMobitzⅠ型第2度房室ブロックを合併した場合には，経皮ペーシングパッチを貼り経過観察とすることも可能です．急性期においては一時ペーシングが必要であっても，そのすべての患者が永久ペースメーカの適応となるわけではありません．

[文　献]

1) Hindman MC, Wagner GS, JaRo M et al：The clinical significance of bundle branch block complicating acute myocardial infarction. 2. Indications for temporary and permanent pacemaker insertion. Circulation 58：689-699, 1978
2) Harikrishnan P, Gupta T, Palaniswamy C et al：Complete heart block complicating ST-Segment elevation myocardial infarction. Temporal trends and association with in-hospital outcomes. JACC Clinical Electrophysiology 1：529-538, 2015
3) 循環器病の診断と治療に関するガイドライン．ST上昇型急性心筋梗塞の診断に関するガイドライン（2013年改訂版）
4) 循環器病の診断と治療に関するガイドライン．不整脈の非薬物治療ガイドライン（2011年改訂版）

II 狭心症

Q11 不安定狭心症

回答：帝京大学医学部内科　細越巨禎, 上妻　謙

ポイント

- まず問診をしっかりし，重症度の評価をする．
- 発作時にすばやく心電図を施行すること．
- 採血で心筋逸脱酵素が陰性であってもすぐに帰さない．
- 速やかに抗血小板薬を内服させる．

Q 心電図で気をつけるべきポイントは何ですか？

まず狭心症発作の時は冠動脈の動脈硬化性部分でプラーク破綻が頻回に起こり，血栓形成により通過性が一時的に遮断され，心筋虚血が起こっている状態です．不安定狭心症は労作時だけではなく安静時にも症状を認める状態で，その後，心筋梗塞に移行する前段階と考えます．そのため，発作時はST-T低下やT波陰転化，陰性U波の出現など心筋虚血に伴う心電図変化を認めます．しかし，非発作時は症状が消失しており，心電図変化も認めないため[1]，発作時の心電図と非発作時の心電図を比較することが大切です．また，発作時に硝酸薬投与で心電図変化が正常に戻るか確認することが必要です．

ここだけは気をつけたい ピットフォール

急性心筋梗塞の超急性期には，ST上昇に先行してT波の増高を認める症例があります．高カリウム血症が否定されれば，経時的変化をよく観察しST上昇に移行しないか確認します．不安定狭心症で施行した最初の心電図で，T波の尖鋭・増高を見逃さないことがポイントです．

Q 血液マーカーは診断に役立ちますか？

不安定狭心症による心筋細胞の壊死は，従来はCK，CK-MB測定では検出されなかった反復する血栓，もしくはプラーク破片の末梢灌流領域への微小梗塞によるものと考えられていました．しかし，不安定狭心症において，他のマーカーでは検出で

きない症例の30％でトロポニンTの上昇を認め，心筋壊死の徴候を認めたという報告があり，Hammら[2)]はこのような症例で急性心筋梗塞，心臓突然死などの心事故を発生する危険性が極めて高いことを明らかにしています．よって心筋逸脱酵素に加え，心筋バイオマーカーであるトロポニン値を測定することが診断に役立ちます．

> **ここだけは気をつけたいピットフォール**
>
> 狭心症発作6時間以内の測定で陰性であっても，その後上昇する可能性が考えられるので，すぐには帰宅させず，発症6〜12時間後（当院では3時間後に施行している）に再検査することを推奨します．正常上限値であっても以前と比較し全くの陰性ではなく，上昇傾向であれば検査入院を考えます．参考値がない場合はさらに時間をおいて再検査を施行します．

 疑われたらすべて入院ですか？

 1989年にBraunwaldが提唱した，重症度，臨床像，治療状況を加味した分類（表1）とリスク評価（表2）をし，入院適応を決めます．中等度以上のリスクであれば，心電図モニター監視が可能なCCU，あるいはこれに準ずる病室に入院させます．適応入院施設でなければ，循環器専門施設またはそれに準ずる施設へ転送します．軽度であっても入院が可能であれば，経過観察入院も考慮してください．軽症例は入院ではな

表1 不安定狭心症の分類

重症度	
Class I	新規発症の重症または増悪型狭心症 ・最近2ヵ月以内に発症した狭心症 ・1日に3回以上発作が頻発するか，軽労作にても発作が起きる増悪型労作狭心症．安静狭心症は認めない
Class II	亜急性安静狭心症 ・最近1ヵ月以内に1回以上の安静狭心症があるが，48時間以内に発作を認めない
Class III	急性安静狭心症 ・48時間以内に1回以上の安静時発作を認める
臨床状況	
Class A	二次性不安定狭心症（貧血，発熱，低血圧，頻脈などの心外因子により出現）
Class B	一次性不安定狭心症（Class Aに示すような心外因子のないもの）
Class C	梗塞後不安定狭心症（心筋梗塞発症後2週間以内の不安定狭心症）
治療状況	
1) 未治療もしくは最小限の狭心症治療中	
2) 一般的な安定狭心症の治療中（通常量のβ遮断薬，長時間持続硝酸薬，Ca拮抗薬）	
3) ニトログリセリン静注を含む最大限の抗狭心症薬による治療中	

（Braunwald, 1989より引用）

表2 短期リスク分類

	高リスク	中等度リスク	低リスク
病歴			
胸痛	安静時 48時間以内に増悪	安静時，夜間の胸痛 2週間以内のCCS Ⅲ°ないしⅣ°	労作性 2週間以上前から始まり徐々に閾値が低下する
持続時間	20分以上の胸痛 現在も持続	20分以上，以内の胸痛の既往があるが現在は消失	20分以内
亜硝酸薬の有効性	無効	有効	有効
随伴症状	冷汗，吐き気 呼吸困難感		
理学所見	新たなⅢ音 肺野ラ音 汎収縮期雑音（僧帽弁逆流） 血圧低下，徐脈，頻脈		正常
心電図変化	ST低下≧0.5 mm 持続性心室頻拍 左脚ブロックの新規出現	T波の陰転≧3 mm Q波出現	正常
生化学所見	トロポニンT上昇 （定性陽性，＞0.1 ng/mL）	トロポニンT上昇 （定性陽性，＜0.1 ng/mL）	トロポニンT上昇なし （定性陰性）

なお，次の既往や条件を1つでも有する患者は，ランクを1段階上げるように考慮すべきである．
①陳旧性心筋梗塞，②脳血管，末梢血管障害，③冠動脈バイパス術および経皮的冠動脈形成術，④アスピリンの服用，⑤糖尿病，⑥75歳以上

(Braunwald, 1989 より引用)

く，外来で冠動脈造影CT検査や核医学検査で心筋虚血の評価をします．ただその場合は，抗血小板薬や血管拡張薬の内服でしっかり安定化をはかることが大切です．また，二次性不安定狭心症（貧血，発熱，頻脈などの心外因子により出現）の場合は，原因疾患の同定，そして是正がまず優先されます．

冠動脈造影検査のタイミングはいつですか？

日中に来院し，中等度以上のリスクで緊急入院が必要となった場合や，非ST上昇型心筋梗塞に移行するような心筋逸脱酵素の上昇を認めた場合は，緊急で冠動脈造影検査を施行します．夜間の場合は緊急症例を除き，抗凝固薬や血管拡張薬の点滴などで状態安定化させた後，翌日に冠動脈造影検査を施行します．しかし，点滴治療中でありながら症状の再現性を認めた場合は，夜間であっても冠動脈造影検査を施行することが望ましいです．

Q 責任病変が同定できない時はどうしますか？

最近は，圧センサー付ガイドワイヤーを用いて冠動脈狭窄の遠位部圧を計測し，病変部の圧較差から重症度評価を行う冠血流予備量比（FFR：fractional flow reserve）を測定します．血管造影所見のみで適応を決定しPCIを施行した群に比べて，全病変のFFR評価を行い，FFR 0.80未満の病変についてのみPCIを施行した群のほうが，心イベント数を抑制すると報告されている[3]ように，これにより心筋虚血にどの狭窄血管が影響しているか判断できます．また，状態が安定していれば，一度心筋シンチで虚血領域を同定し，血行再建への判断材料とします．

夜間緊急で3枝病変があった場合，冠動脈のslow flow病変もなく，心電図でST上昇がなければ，大動脈内バルーンパンピング（IABP：intra-aortic balloon pumping）を導入して帰室し，PCI適応に関して協議するのがよいでしょう．PCI不可能であれば冠動脈バイパス術が可能な病院への転院も検討します．

Q 抗血小板薬はどうしますか？

1988年，ISIS-2試験の成績では，急性心筋梗塞症例におけるアスピリンの投与（162 mg/day）が死亡率を改善することが示されています．急性冠症候群に含まれる不安定狭心症では，アスピリン投与が必須です．また，ステント留置後にはチクロピジンをアスピリンと併用投与することにより血栓性閉塞がより強力に阻止されます[4]が，チクロピジンには無顆粒球症や重篤な肝障害などの副作用が認められることから，代替薬としてクロピドグレルが用いられ，アスピリンとクロピドグレルの併用投与が汎用されています．クロピドグレルは肝臓の代謝酵素であるCYP2C19による代謝を受けて初めて作用を発揮します．しかし，CYP2C19遺伝子多型の影響でクロピドグレル抵抗性を示す患者がいます．特に日本人では約20％に存在します．現在は遺伝子多型の影響を受けないプラスグレルが用いられ，汎用されつつあります[5]．

治療を成功させるための秘訣(コツ)

不安定狭心症発作の原因のなかには冠攣縮性狭心症による発作の患者がいる場合もあり，緊急冠動脈造影検査で有意狭窄を認めないこともあります．チエノピリジン系でもプラスグレルは即効性のある薬剤なので，緊急冠動脈造影検査で有意狭窄を認めた場合，そこで初めてローディング投与することで出血のリスクを回避する工夫も考えられています．

［文　献］

1) Canto JG, Shlipak MG, Rogers WJ et al：Prevalence, clinical characteristics, and mortality among patients with myocardial infarction presenting without chest pain. JAMA 283：3223-3229, 2000
2) Hamm CW, Ravkilde J, Gerhardt W et al：The prognostic value of serum troponin T in unstable angina. N Engl J Med 327：136-150, 1992
3) Tonino PA, De Bruyne B, Pijls NH et al：Fractional flow reserve versus angiography for guiding percutaneous coronary intervention. N Engl J Med 360：213-224, 2009
4) Schömig A, Neumann FJ, Kastrati A et al：A randomized comparison of antiplatlet and anticoagulant therapy after the placement of coronary-aretry stents. N Engl J Med 334：1084-1089, 1996
5) Wiviott SD, Braunwald E, McCabe CH et al：Prasugrel versus clopidogrel in patients with acute coronary syndromes. N Engl J Med 357：2001-2015, 2007

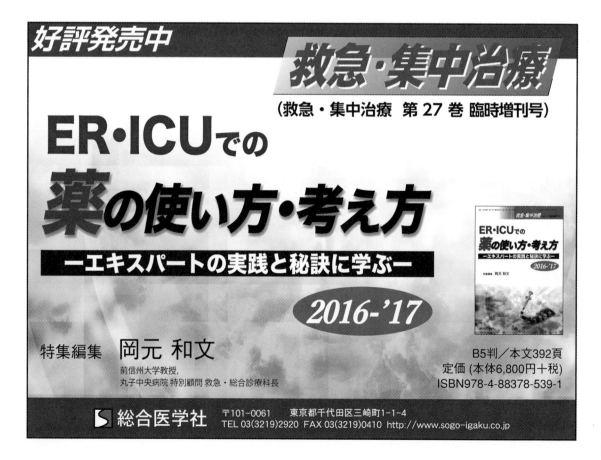

II 狭心症

Q12 冠攣縮性狭心症

回答：愛媛県立新居浜病院　末田章三，佐々木康浩，羽原宏和

ポイント

- 冠攣縮は，突然死・急性冠症候群・失神・心不全・重篤な不整脈等の種々の心疾患の病態に関与している．
- アセチルコリンはムスカリン受容体，エルゴノビンはセロトニン受容体を介し，異なる受容体を介するために同じ血管反応性を示さない．
- アセチルコリン・エルゴノビン等の薬剤誘発負荷試験は診断することに意味があるのではなく，重症度を判定することにこそ意味がある．
- 自然寛解の臨床的指標がなく，現時点では服薬は可能な限り継続するほうが安全である．
- 難治症例にはICD植込み前に，服薬下負荷試験による薬効評価実施も臨床現場では必要と思われる．
- 原因不明の心不全例・失神例には冠攣縮の有無を精査する．
- 臨床現場には，無症候性の冠攣縮陽性例を非常に多く認める可能性がある．

Q 冠攣縮性狭心症と突然死の関連は？　また，AEDで救命された症例の何％に冠攣縮は関与していますか？

A 原因不明の突然死例のなかには，冠攣縮が関与している症例も認めます．また，冠攣縮による虚血性心電図変化を認めても，その約2/3は無症候であることを考えると，胸痛や胸部圧迫感を認めない症例が非常に多く存在する可能性があります．病院を受診される症例は，何らかの胸部症状を有する症例か，心電図異常等の2次精査で受診される方のみです．無症候の方は受診される機会がないために，正確な突然死例への関与は不明です．しかし，かなり多くの症例の突然死例に関与しているものと思われます．AEDで救命される症例が増えてきていますが，連続症例における冠攣縮誘発頻度精査を行われた試験は少ないようです．冠攣縮は欧米人に比して我々日本人に多いと報告されていましたが，最近では人種差はほとんど認めないとする報告も散見されます[1]．欧米人は我々日本人ほど，薬剤誘発負荷試験を実施しません．我々日本人と同じようなスタンスでこの薬剤誘発負荷試験を欧米人が実施すれば，本当に人種差があるのか否か判明するものと思います．過去の報告では海外の院外心停止例の28.3％（15/53）に，我が国では77.3％（17/22）に冠攣縮を認め，約3倍多い結果でした[2]．

Q 冠攣縮が疑われたら，全例にアセチルコリンによる誘発が必要ですか？

A 薬剤誘発負荷試験を臨床的に，どういうスタンスでとらえるかで異なる可能性があります．薬剤誘発負荷試験を，診断するツールの一つと考えるのであれば，全例に必要ではないでしょう．しかし，薬剤誘発負荷試験は診断とともに，疾患の重症度判定に必要な負荷試験とすると，超高齢者を除き必須の検査の一つと考えられます．カテーテル検査施行時の誘発冠攣縮所見から，1枝か多枝誘発冠攣縮か，近位部か遠位部誘発冠攣縮か，限局型かびまん性誘発冠攣縮かについて所見を得ることは，各症例の重症度判定も可能になります．実臨床現場ではこの所見に基づいて，投与薬剤量も決定しています．例えば，1枝の遠位部誘発冠攣縮陽性例であればカルシウム拮抗薬単独で加療しますが，多枝の近位部誘発冠攣縮陽性例であればカルシウム拮抗薬は2剤で，硝酸薬も追加する場合もあります．

Q アセチルコリン誘発はどのように行いますか？

A 我が国のガイドラインに準拠して施行する場合には，一時的ペースメーカの挿入が必須です．左右冠動脈のコントロール造影後に，左冠動脈からアセチルコリン20 μg，50 μg，100 μgを約20秒間で順次冠動脈内投与し，右冠動脈には20 μg，50 μgを投与します．投与間隔は約3〜5分間で，投与開始1分後か，胸部症状出現時か，有意な心電図変化陽性所見を認めた場合に造影します[3〜5]．活動性が高い症例では，アセチルコリン20 μg以下の10 μg投与からの開始も考慮し，誘発冠攣縮陽性所見が得られれば対側の負荷試験を実施します．アセチルコリンは薬剤の半減期が非常に短いために誘発冠攣縮も自然解除することが多く，血行動態悪化を認めなければ，なるべく自然解除を待ち，左右冠動脈ともに負荷試験を実施することを勧めます．我々はアセチルコリン右最大80 μg，左最大200 μg投与も実施しています[6,7]．また，海外では一時的ペースメーカを挿入せず，アセチルコリン2/20/100/200 μgを左冠動脈に，右冠動脈にアセチルコリン80 μgを約3分間投与している報告もあります．しかし，アセチルコリンは3分間投与でも徐脈となる可能性があり，一時的ペースメーカの挿入は必須と考えていたほうが安全です．薬剤誘発負荷試験は，安全に合併症併発なく施行することが大前提です．また，アセチルコリン負荷試験時の検査所見記録は，実際に患者の訴えた症状を克明に記載し，いつもと同様の胸部症状か否か，心電図所見は少なくとも30〜60秒間，冠動脈内に造影剤や生理食塩液等が投与されていない状態での所見を記載します．冠動脈造影所見は，誘発冠攣縮のAHA分類部位と限局型かびまん性冠攣縮かも記載してください．「誘発冠攣縮陽性」とか「陰性のみ」の記載だけではなく，正確な記載を心掛けてください[8]．

Q エルゴノビンによる誘発負荷試験が必要なことはありますか？

 アセチルコリンはムスカリン受容体を，エルゴノビンはセロトニン受容体を介して作用します．異なる受容体を介しますので，血管反応性に差異を認めます．しかし，この事実を知っている循環器専門医は非常に少ないようです．多くの循環器施設では，どちらか一方を薬剤誘発負荷試験の薬剤としてカテーテル室で使用しています．この2種類の薬剤は，相補的に臨床使用する必要があります[9]．薬剤の作用時間からは，先にアセチルコリン負荷試験を実施し，それでも疑わしい場合はエルゴノビンの冠動脈内投与を勧めます．エルゴノビンは左冠動脈内に64μg，右冠動脈内に40μgをボーラス投与を避け，2〜4分間での持続投与を推奨しています．病期の活動度からは，これらの単独負荷試験でも誘発困難な冠攣縮も経験しますので，我々はエルゴノビン投与後にアセチルコリン追加投与法も実施しています．エルゴノビン負荷試験造影後に誘発冠攣縮陰性の場合に，左冠動脈はアセチルコリン100μgか200μgを，右冠動脈は50μgか80μgを追加投与しています．この負荷試験でやっと診断可能な冠攣縮も臨床の現場で遭遇します．薬剤誘発負荷試験は活動性の非常に亢進した異型狭心症を対象に策定された負荷試験であることを考えると，活動性の低下した冠攣縮性狭心症例では，既存の単独負荷試験では診断困難な症例に遭遇することも納得できると思います．下記にアセチルコリン負荷試験陰性でしたが，エルゴノビン負荷試験にて左前下行枝の完全閉塞所見を認めた異型狭心症例を提示します（**症例提示**）．

症例提示

【症　例】66歳，男性

　朝方の安静兼労作時胸痛を主訴に外来受診された．トレッドミル運動負荷試験にて，いつもと同様の朝方の胸の締め付け感を訴え，$V_{5,6}$誘導のST上昇を認めた（a，b）．ニトロ舌下で胸部症状も心電図変化も改善した．冠動脈造影検査では右冠動脈は低形成であったが，左冠動脈には有意狭窄所見認めず（c）．アセチルコリン負荷試験を施行したが，アセチルコリン10/20/50/100/200μg投与にても左前下行枝は誘発冠攣縮陰性（e）で心電図上ST上昇も認めなかった（g）．エルゴノビン64μg投与にて，いつもと同様の胸部症状を認め，矢印に示した如く#7完全閉塞所見を呈し（f），前胸部誘導でST上昇を認めた（h）．硝酸薬の冠動脈内投与後は，左冠動脈に器質的冠動脈狭窄は認められなかった（d）．

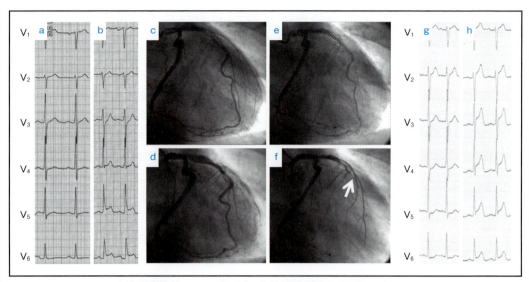

図1 アセチルコリン負荷試験陰性・エルゴノビン負荷試験陽性の異型狭心症
a：トレッドミル負荷試験前，b：トレッドミル運動負荷後，c：コントロール造影後，d：硝酸薬投与後，e：アセチルコリン 200 μg 投与後，f：エルゴノビン 64 μg 投与後，g：アセチルコリン 200 μg 投与後の心電図，h：エルゴノビン 64 μg 投与後の心電図

Q 冠攣縮性狭心症の治療薬はどうしますか？ 難治性のときはどうしますか？

基本的には，カルシウム拮抗薬・硝酸薬等の血管拡張薬が第一選択薬となります．多くの症例はカルシウム拮抗薬や硝酸薬投与で胸部症状の改善を認めますが，一部の症例では難治例も経験します．カルシウム拮抗薬を2～3剤併用し，硝酸薬も併用して対応するしかないと思います．長時間作用型カルシウム拮抗薬は，ジヒドロピリジン系とベンゾジアゼピン系を組合せ，発作の時間帯に合わせて短時間作用型カルシウム拮抗薬を適宜追加投与するのも一つの方法でしょう．

無症候性冠攣縮が多く存在するので，胸部症状が消失したことが冠攣縮消失につながらないことをよく理解しておく必要があります．難治例に対するファスジルの効果が報告されていますが，臨床の現場で頻繁に遭遇するものとは考えにくいようです．一般的な投薬でも治療困難な場合に，試みてみる価値はあると思います．我々はファスジルの使用経験はありません．また，スタチンが易攣縮性の改善を認める報告もあります[10]．難治例には試みてください．

Q 突然死ニアミス例では生涯服薬が必須ですか？ 減量してもかまわないでしょうか？

冠攣縮が原因の蘇生既往例は，一生涯服薬を勧めたほうが安全かと思います．可能ならカルシウム拮抗薬は2剤以上で，硝酸薬やスタチン等も考慮すべきでしょ

う．薬剤中止の判定は困難ですが，患者との相談のうえで，徐々に減量可能な症例はあると考えられます．この際にも，胸部症状以外の何か治療効果判定の指標となる客観的検査が必要と思います．心筋シンチ検査・トレッドミル運動負荷試験・ホルター心電図検査等を駆使して，治療効果判定ができる症例であればその経過を参考にして，患者によく説明し納得された場合に減量を考慮するほうが安全です．また，冠攣縮が原因の蘇生既往例では，服薬下負荷試験の実施を勧めます．少なくとも数週間～数ヵ月服薬後に，服薬下に薬剤誘発負荷試験を実施し，易攣縮性の改善度を精査し，投薬量を再検討したほうが安全です．この際にはアセチルコリン負荷試験，エルゴノビン負荷試験，エルゴノビン負荷試験後のアセチルコリン追加投与試験まで施行してください．このシークエンシャル負荷試験がパーフェクトな試験ではありませんが，これ以外に薬効評価する方法がない状況ですので，我々は必須の検査と考えています[11]．

Q 心室細動の二次予防に，ICDは必須ですか？

A 冠攣縮が原因の心室細動発作症例の全例にICDが必要とは思えません．しかし，現時点では多くの症例にICDが植込まれているのも事実です．症例の蓄積がある一定の方向性を示してくれる可能性はありますが，臨床現場では各症例ごとに，患者と主治医がよく相談のうえで決定すべきと思います．ICDが挿入された症例の多くでは，カルシウム拮抗薬・硝酸薬等の服薬も強化されるので，実際にICDが作動している症例のほうが少ないようです（私が調べた範囲では，約1/4弱の症例のようです）．根本的には冠攣縮に対する服薬治療が第一ですので，ICD植込みが二次予防に必須とは考えられませんが，救命できる可能性が考慮され，実臨床ではcase by caseの対応になるかと思います．また，冠攣縮性狭心症例のなかには，発作時に完全房室ブロックによる心停止を認める症例もあります．この際には，恒久的ペースメーカ挿入が必要になります．

Q 失神前に胸部症状のない症例に，冠攣縮鑑別は必要ですか？

A 臨床現場では，起立性低血圧や脳疾患等の異常を認めない原因不明の失神例に遭遇することも多々経験します．その際に，失神前に胸痛や胸部圧迫感等の胸部症状を有している症例には，冠動脈造影検査や薬剤を用いた冠攣縮誘発負荷試験も考慮されるかと思います．ただ，失神前に全く胸部症状を認めない場合に，冠動脈造影検査や冠攣縮誘発負荷試験を実施する施設はほとんどないかと思います．しかし臨床現場には，胸部症状をほとんど認めない冠攣縮陽性例が多く存在しますので，積極的な精査を勧めます．過去の報告でも，失神例・突然死例の発症前に胸部症状を有しない症例の報告は散見されます．

Q 原因不明の心不全例，拡張型心筋症の診断の際に，薬剤誘発負荷試験は必要ですか？

冠攣縮は心不全発症にも関与しています．原因不明の心不全例には，必ず，精査を勧めます．冠動脈造影検査のみ施行し，器質的冠動脈狭窄を認めないという結果のみでは精査不十分な場合もあります．アセチルコリン・エルゴノビン負荷試験で，誘発冠攣縮陽性所見を認める場合は，β遮断薬開始の前に，硝酸薬・カルシウム拮抗薬を開始しβ遮断薬追加投与を勧めます．また，拡張型心筋症の診断時には，冠動脈造影検査・心筋生検とともに，薬剤誘発負荷試験の実施を推奨します．誘発冠攣縮陽性例のなかには，カルシウム拮抗薬・硝酸薬の治療で心機能改善を認める症例があります．これらの症例を我々は，冠攣縮性心不全（vasospastic heart failure）と命名しています．我々の経験では，心不全例の約1/3に誘発冠攣縮陽性所見を認めました[12]．

■ おわりに

今回，提示しましたが，冠攣縮は種々の心疾患に関与していることが理解していただけたものと思います．我が国のガイドラインでは，アセチルコリンやエルゴノビンの薬剤誘発負荷試験はクラスⅠに分類されていますが，欧米ではクラスⅡa（ESC）とクラスⅡb（ACC/AHA）です[13,14]．欧米では我が国に比して冠攣縮診断にやや消極的ですが，若い研修医の先生方には臨床現場の真実を診る眼を養って欲しいものです．臨床医は臨床現場の真実解明に努力し，患者に真実を説明し，治療方針をともに決定する使命があるものと思っております．

[文　献]

1) Ong P, Athanasiadis A, Borgulya G et al：Clinical usefulness, angiographic characteristics, and safety evaluation of intracoronary acetylcholine provocation testing among 921 consecutive white patients with unobstructed coronary arteries. Circulation 129：1723-1730, 2014
2) Sueda S, Kohno H：Dual induction tests save patients surviving out-of-hospital cardiac arrest：the revival of coronary spasm. Circ J 73：630-631, 2009
3) JCS Joint Working Group：Guidelines for diagnosis and treatment of patients with vasospastic angina (Coronary Spastic Angina) (JCS 2013). Circ J 78：2779-2801, 2014
4) Yasue H, Horio Y, Nakamura N et al：Induction of coronary artery spasm by acetylcholine in patients with variant angina：possible role of the parasympathetic nervous system in the pathogenesis of coronary artery spasm. Circulation 74：955-963, 1986

5) Okumura K, Yasue H, Matsuyama K et al：Sensitivity and specificity of intracoronary injection of acetylcholine for the induction of coronary artery spasm. J Am Coll Cardiol 12： 883-888, 1988
6) 末田章三, 三根生和明, 近藤直志 他：Acetylcholine 50 μg冠動脈内投与で右冠動脈に冠攣縮を認めなかった症例の検討―冠攣縮誘発目的としてacetylcholine 80 μg冠動脈内投与の有用性―. J Cardiol 32：155-161, 1998
7) Sueda S, Kohno H, Miyoshi T et al：Maximal acetylcholine dose of 200 μg into the left coronary artery as a spasm provocation test：comparison with 100 μg of acetylcholine. Heart Vessels 30：771-778, 2015
8) Sueda S, Kohno H, Ochi T et al：Overview of the Acetylcholine Spasm Provocation Test. Clin Cardiol 38：430-438, 2015
9) Sueda S, Kohno H, Fukuda H et al：Induction of coronary artery spasm by two pharamacologic agents：comparison between intracoronary injection of acetylcholine and ergonovine. Coron Artery Dis 14：451-457, 2003
10) Yasue H, Mizuno Y, Harada E et al：Effects of a 3-hydroxy-3-methylglutaryl coenzyme A reductase inhibitor, fluvastatin, on coronary spasm after withdrawal of calcium-channel blockers. J Am Coll Cardiol 51：1742-1748, 2008
11) Sueda S, Miyoshi T, Sasaki Y et al：Sequential spasm provocation tests might overcome a limitation of the standard spasm provocation tests. Coron Artery Dis 26：490-494, 2015
12) Sueda S, Kohno H, Oshita A et al：Vasospastic heart failure：multiple spasm may cause transientheart failure? J Cardiol 54：452-459, 2009
13) Task Force Members, Montalescot G, Sechtem U et al：2013 ESC guidelines on the management of stable coronary artery disease：the Task Force on the management of stable coronary artery disease of the European Society of Cardiology. Eur Heart J 34：2949-3003, 2013
14) Anderson JI, Adams CD, Antman EM et al：2012 ACCF/AHA focused update incorporated into the ACCF/AHA 2007 guidelines for the management of patients with unstable angina/non-ST-elevation myocardial infarction：a report of the American College of Cardiology Foundation/American Heart Association Task Force on Practice Guidelines. Circulation 127：e663-e828, 2013

III 不整脈

Q13 ●徐脈性不整脈
徐脈性不整脈

回答：東京医科大学八王子医療センター 循環器内科　西原崇創（にしはらしゅうぞう）

ポイント

- 薬物，ペーシング治療いずれも治療介入の適応は，有症候性徐脈，つまり失神や心不全，蘇生後，また徐拍の改善が頻拍の予防につながる場合に限る．
- 経静脈ペーシングには様々な合併症があり，恒久的ペースメーカの感染リスクともなるため適応を厳格にし，可能な限り短期間の挿入にとどめるべきである．
- やむを得ず経皮ペーシングを選択する場合，有効拍出が得られていることを必ず確認する．
- 硫酸アトロピンやイソプロテレノールは自律神経を修飾する薬物であるため，器質的変化の強い徐脈に関して必ずしも有効でないことは覚えておくべきである．

■ はじめに

徐脈性不整脈は，救急・集中治療領域で遭遇する可能性の高い病態です．薬物的アプローチや経静脈ペーシング，また経皮ペーシングなどがありますが，背景となる疾患や病態を常に思い浮かべながら，重症度に応じ臨機応変に対処することが大切です．

単に徐脈だからという理由だけで，介入することは避けましょう．

Q 経静脈ペーシングの適応について教えてください

　経静脈ペーシングは一時的ペーシングともよばれています．その適応については十分なエビデンスの蓄積はありませんが，恒久的ペースメーカを植込む際の前段階でルチーンに挿入することは術後感染のリスク[1]となるので，できるだけ避けるべきです．

一般的な経静脈ペーシングの適応として，
- **安静時失神など明らかな症状を伴う徐脈**：
  洞不全症候群，II度以上の房室ブロック
- **血行動態が不安定な場合**：徐脈に伴う心不全，下壁梗塞に伴う完全房室ブロック，心肺停止蘇生後
- **徐脈の改善が頻拍の予防につながる場合**：
  QT延長に伴うTdP（torsade de pointes：倒錯型心室頻拍）

このように単に徐脈であるということではなく，心拍数の維持が症状の改善に明らかにつながる場合が適応になります．

Q 挿入部位はどこがよいですか？

A アプローチする血管は内頸静脈や鎖骨下静脈，もしくは大腿静脈が選択されます．挿入部位としてどの部位が適切であるかについては，一般的な中心静脈カテーテルに準じて考えるとわかりやすいと思います．内頸静脈や鎖骨下静脈は動脈穿刺や稀に気胸のリスクもありますが，挿入も比較的容易ですし，大腿静脈に比べ固定のしやすさや感染リスクという観点からも優れています．大腿静脈が選択されるのは，緊急時にやむを得ない場合や，冠動脈カテーテル施行時など，短期間で抜去が見込める場合に限られると思います．さらに大腿静脈から長期留置された場合，深部静脈血栓症のリスクも増加するので注意が必要です．いずれにしても大切なことは，十分な清潔操作で挿入・固定することが一般に困難なので，早期に抜去することを前提とするべきです．

また一般に経静脈ペーシングは，右室心尖部に留置されます．その際大切なこととして，リードの固定を意識するあまり**図1**の右側のような過度なたわみを作らないようにするべきです．電極カテーテルは比較的柔らかいですが，それでも心室穿孔の可能性[2]があるので，図1の左側程度のたわみにとどめておくべきです．

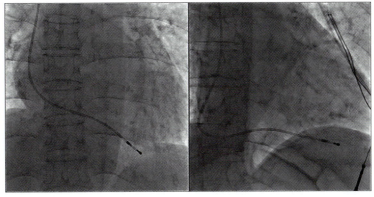

図1 経静脈ペーシングリードの留置画像
留置部位は右室心尖部であるが，左に比べ右側ではリードのたわみが過度であることがわかる．

Q ペーシングレートはいくつに設定しますか？

A ペーシングレートの設定は目的によって異なります．徐脈が原因であくまでもバックアップとして用いる場合には，50〜60回/min程度の設定でよいですが，心不全を合併していて徐脈がその一因となっている場合には，心拍出量の増加を期待して80〜100回/min程度の設定にすることもあります．

また，QT延長に伴うTdPへの治療として用いる場合，頻拍化によるQT時間の短縮を期待するので，100回/min程度の設定にしながら経過をみていきます．

Q センシング不全が起きたときの対応はどうしますか？

A 経静脈ペーシングは一般に，電極カテーテルの固定が不十分になりがちなので，センシング不全やペーシング不全が合併しやすいと考えられます．センシング不全には2種類あり，カテーテルの位置がずれることによって生じやすいのはアンダーセンシングです．この場合，十分に自己脈を感知できないので，まずは感度を上げることで対処します．図2をご覧いただくと，感度（sensitivity）調節ツマミがあり，その数値を下げることで感度を上げる（鋭く）ことが可能です．ただし，感度を上げることは余計な波形やノイズまで感知する（オーバーセンシング）可能性が出てくるので，並行して必ず胸部X線を確認し，先端の位置がずれていないかを確認することが大切です．センシング不全を未然に防ぐにはカテーテルを安定した位置に留置し，その部位から得られる自己脈の波高が十分に高いことが前提になります．

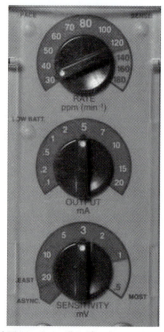

図2 経静脈ペーシングのジェネレーター
心拍数（rate）と出力（output）および感度（sensitivity）調節ツマミがあり，それぞれ独立した設定を行うことができる．

（提供：メドトロニック）

Q ペーシング不全が起きたときの対応はどうしますか？

A リード先端の位置に明らかな異常がない限り，ペーシング不全が生じることは短期的には比較的少ないと思われます．留置が長期になると，体動などの影響でリード先端が徐々にずれてくることがあるので，ペーシング不全のリスクも高まってきます．特に，右冠動脈閉塞に伴う心筋梗塞症や心筋炎では右室が広く傷害されている場合があり，またPCPS（percutaneous cardiopulmonary support：経皮的心肺補助）挿入後では，長期留置による浮腫により，徐々に閾値が上昇することがあります．電極の位置が深い場合は心室穿孔のことも疑い，安易に抜去しないことです．早期に抜去できない場合，まず出力を上げること（図2のツマミを右に回す）で対処しますが，胸部X線なども確認し，状態に応じ，再留置を考えるようにします．

Q カテーテルはどのくらいの期間，留置できますか？

A 挿入期間に決まったルールはありませんが，徐々に感染リスクが増すことが考えられるので，できるだけ早期の抜去を目指します．経静脈ペーシングそのものの感染リスクも問題ですが，その後行われる恒久的ペースメーカの術後感染リスク因子にもなるので注意が必要です．一般に許容される挿入期間は数日〜1週間程度が普通です．ただし，デバイス感染に伴った心内膜炎では，既存のシステムの全抜去後に，再留置まで経静脈ペーシングを長期留置せざるを得ない場合もあります．

Q 経皮ペーシングは有効ですか？

A 薬物による反応が不十分，もしくは薬物の効果が出るまで待つことのできない状態，さらに経静脈ペーシング挿入までの時間に余裕がない場合，適応になります．既に，1950年代前半に皮膚電極から心臓ペーシングができる[3]ことが報告されていますから，比較的歴史の古い手技といえます．高度肥満や浮腫などで皮膚抵抗が極めて高い場合や，極めて重篤な場合（心肺停止から長時間経過しているなど）にはペーシングそのものに心筋が反応しない場合もあります．その際は，薬物的対処や他の補助循環も考慮しながら速やかに経静脈ペーシングを試みます．図3を見ていただくとわかりますが，除細動器のパッドそのものがペーシング電極の役割を担っています．図のように貼り付けるか，胸部の前後に貼りつけ，心拍数（通常60〜80回/min）を設定後，徐々に出力を上げていき，通常50〜100 mA程度でペーシングを試みます．ペーシングに伴い，モニターで心電図を必ず確認します．また，心電図が確認されても有効な拍出が得られていない場合もあるので，必ず血圧を確認し，有効な拍出が得られていることを確認します．経皮ペーシングはかなりの苦痛を伴うので，鎮痛や鎮静を常に考慮し，必要に応じ気管挿管も選択します．また，長時間ペーシングを行う場合，局所の熱傷を予防するため1〜2時間程度ごとに貼り替えるようにします．

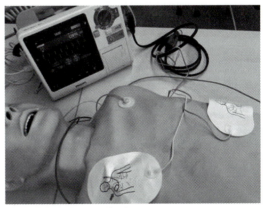

図3　経皮ペーシングの例
除細動の際と同じ部位にパッドを貼付する．
必要に応じ，そのまま除細動することも可能．
（提供：フクダ電子）

Q 硫酸アトロピンの適応と，投与法について教えてください

A ムスカリン受容体に作用し，副交感神経を遮断することで相対的に交感神経を優位にし，効果を発現します．反射性徐脈など自律神経の影響が強い場合にその効果が期待できます．緊急時の一時的ペーシング挿入までに，まず試してみる価値のある薬剤です．あくまでも自律神経の修飾効果が本薬剤の本質なので，自律神経の関与が乏しい状況ではその効果も期待できません．つまり，器質的変化の強い房室ブロックなどでは効果が期待できないといえます．また，緑内障や前立腺肥大，麻痺性イレウスなどでは投与禁忌です．

・投与法の一例
　1 A（0.5 mg/mL）を静注

Q イソプロテレノールの適応と，投与法について教えてください

A カテコールアミン β 受容体に結合することで心拍数を増加させます．α 作用はないので血圧への影響はほとんどありません．アダムス・ストークス発作など徐脈に伴う高度な症状が認められ，かつ一時的ペーシング挿入までのつなぎとして用いられます．硫酸アトロピンと同様，器質的な伝導障害が強いⅡ度以上の房室ブロックでは反応が乏しいか，全く効果が認められないので注意が必要です．至適投与量にはバラツキがあるので，投与後の反応を見ながら目標とする心拍数にコントロールすることが必要です．閉塞性肥大型心筋症では禁忌とされています．

・投与法の一例
　1 A（0.2 mg/mL）＋生理食塩水 100 mL
　を 5 mL/hr 程度から開始し，適宜増量．
　投与量の範囲は，概ね 0.005〜0.05 γ
　（μg/kg/min）程度とされています．

Q 恒久的ペースメーカが必要と判断するとき，一時的ペーシングは必要ですか？

A 恒久的ペースメーカの適応であったとしても，必ずしも一時的ペーシングが必要ではありません．恒久的な植込みを前提とする場合，一時的ペーシングは術後感染のリスクになるため，可能な限り避けるべきと考えられます．ですので，徐脈に伴う症状（失神や心不全）が高度でなければ原則必要なく，心電図モニターによる監視で十分と思われます．

［文　献］
1) Klug D, Balde M, Pavin D et al：Risk factors related to infections of implanted pacemakers and cardioverter-defibrillators：results of large prospective study. Circulation 116：1349-1355, 2007
2) Austin JL, Preis LK, Crampton RS et al：Analysis of pacemaker malfunction and complications of temporary pacing in the coronary care unit. Am J Cardiol 49：301-306, 1982
3) ZOLL PM：Resuscitation of the heart in ventricular standstill by external electrical stimulation. N Engl J Med 247：768-771, 1952

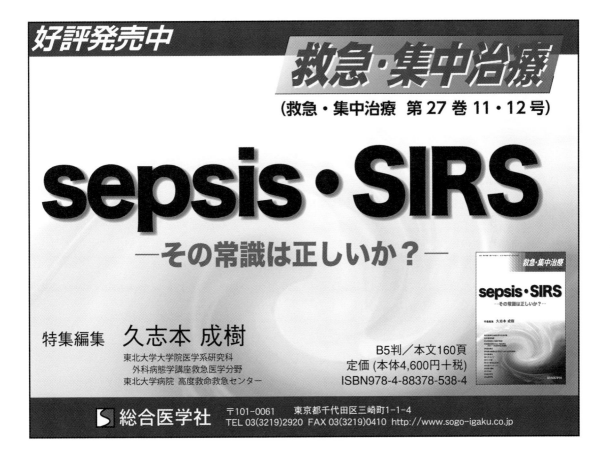

III 不整脈

Q14 ●頻脈性不整脈
急性非代償性心不全症例における心房細動・心房粗動治療

回答：東京慈恵会医科大学 循環器内科　山根 禎一（やまね ていいち）

ポイント

- 近年，心房細動のレートコントロール治療においては，比較的緩やかなコントロールで良いとされている（安静時心拍数 110 bpm 未満）．レートコントロールに使用される薬剤はジギタリス製剤，β遮断薬，カルシウム拮抗薬である．
- 心不全を伴う頻脈性心房細動において急速なレートコントロールが必要な場合には，静注β遮断薬（ランジオロール）が第一選択となる．
- 心房細動患者にリズムコントロールが必要かどうかは，患者の症状，年齢，進行度を総合して判断することが重要である．
- リズムコントロールに使用される薬剤は，早期段階の発作性心房細動ではI群抗不整脈薬，進行した持続性心房細動ではIII群抗不整脈薬が主として用いられる．
- 心房細動患者において，長期的に洞調律を維持するためには薬物治療では不十分であり，カテーテルアブレーションなどの非薬物治療を必要とすることが多い．
- 特に心不全症例に対するカテーテルアブレーション治療は，心機能の改善につながることが示されている．

レートコントロール

　臨床現場で心房細動を伴う心不全患者が搬送されてきた場合，そのほとんどのケースでは頻脈性心房細動を呈していますが，それはなぜなのでしょう？

　心房内の高頻度の電気興奮が房室結節に伝導し，心室拍動数が増加することは当然ですが，さらに左室の充満における心房収縮の関与が消失するために一回心拍出量が低下し，それを補うために交感神経が亢進します．交感神経の亢進は房室伝導を促進し，さらに高頻度の電気的刺激が心室に伝導することになるのです．心房細動を伴う急性非代償性心不全例ではこのような悪循環が生じていることが極めて多く，それに対するマネージメントの第一はレートコントロール治療ということになります．

 目標とする心拍数はいくつくらいですか？

 心房細動患者と一口に言っても，患者ごとにその心拍数は大きく異なっています．それでは，どのような状態の患者においてレートコントロールが必要になるので

しょうか？ ヒトでは，ある基準以上の心拍数が心筋にダメージを与えるというクリアカットなデータは，ほとんどないのが現実です．ごく一部の報告において，安静時心拍数が122 bpmを超えると心機能が低下し始めることが示されているに過ぎないのですが[1]，常識的に考えて120 bpmを超える場合にはレートコントロールを要すると考えてよいでしょう．

それでは至適心拍数とは，どの程度のものなのでしょうか？ ガイドラインにおいては従来より，レートコントロールの目標は安静時心拍数が80 bpm以下，中等度の運動時に115 bpm以下とされてきました．しかし心房細動患者の心拍数は1日の中でも大きく変動し，すべての時間帯の心拍数を画一的にコントロールすることは不可能です．外来受診時の脈拍数だけをもとにして厳格に抑制すれば，夜間などの安静時に高度の徐脈をひき起こす可能性が増えてしまうのです．近年，心房細動中の心拍数を厳格にコントロールする群（80 bpm未満）と緩やかなコントロールで良しとする群（110 bpm未満）の二群間での予後を比較した大規模研究の結果が報告されています[2]．その結果では，図1のように両群間のイベント発生率に有意差はなかったのですが，むしろ厳格なコントロール群でややイベントの発生が多い傾向にあり，安静時心拍数110 bpm未満を目指す緩やかなコントロール群でも問題ないことが明らかとなりました．

従来から洞調律の心不全症例におけるβ遮断薬の効果として，5 bpm心拍数が低下すると18％リスクが低下するというような報告がありますが[3]，このような心不全症例における心拍数依存性予後改善効果は，心房細動症例にはあてはまらないことが最近の検討で次々と発表されているのです．結論としては，心房細動症例のレートコントロールは比較的緩い心拍数目標設定で良いと考えられます（安静時心拍数110 bpm未満）．

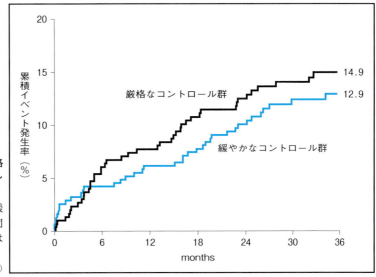

図1 レートコントロールを厳格に行うか否かによるイベント発生率の比較
　　厳格なコントロール群と緩やかなコントロール群の間に，イベント発生率の差はなかった．
　　（文献2を参照して作成）

Q レートコントロールに使用する薬剤は何ですか？

A レートコントロールに使用する薬剤は，副伝導路のない一般的な心房細動で，心不全を呈しているような症例（つまり，本稿のテーマである急性非代償性心不全）においては，ジギタリス製剤，ランジオロール，カルベジロール，ビソプロロール，アミオダロン（経口投与）がガイドラインで推奨され，一般的に使用される薬剤です[4]．

もう一歩踏み込んで，この薬剤の中でどれを選択するか，について考えてみましょう．心不全を伴うような頻脈性心房細動患者が受診した場合，従来のレートコントロールの第一選択薬は強心作用を有するジギタリス製剤でした．しかしジギタリス製剤（ジゴキシン）は静注で使用してもあまり即効性は期待できないため，静注β遮断薬を使用することが試みられてきました（当初は保険適応外ながら）．国内で使用可能な静注β遮断薬はプロプラノロール，エスモロールおよびランジオロールですが，プロプラノロールは半減期が2時間と長いために副作用（徐脈や低血圧など）発現時に回復まで時間がかかってしまいます．半減期の短いエスモロールおよびランジオロールは使用しやすいのですが，エスモロールには血圧低下作用がやや懸念されるため，現在ではランジオロールが急性期のレートコントロールの第一選択として使用されています．

実際に心機能が低下した頻脈性心房細動症例に対して，静注のジゴキシンとランジオロールの効果を比較した研究がJ-Land試験として我が国から報告されています[5]．左室駆出率が25〜50％に低下した有症候性（NYHA ⅢまたはⅣ）の頻脈性心房細動（120 bpm以上，一部心房粗動も含む）を対象とした研究であり，計214名がランジオロール群とジゴキシン群に割り付けられています．その結果，主要評価項目（投与開始2時間後における心拍数の20％以上の徐拍化，かつ心拍数110 bpm未満を認めた被験者の割合）達成率はランジオロール48％，ジゴキシン13.9％と，ランジオロールがより速やかに心房細動のレートコントロールを達成できることが明らかとなりました．このように，急性非代償性心不全を合併する心房細動患者において，速やかにレートコントロールを行うためには，ランジオロールが現在，最も適した薬剤と考えられます．

Q ジギタリス製剤はまだ必要な薬剤ですか？

A 心房細動のレートコントロールに使用される薬剤にはβ遮断薬，ジギタリス製剤，カルシウム拮抗薬があり，従来はジギタリス製剤やカルシウム拮抗薬の使用頻度が高い傾向にありました．しかし近年では欧米および我が国ともにβ遮断薬の使用頻度が飛躍的に高まってきています（図2）[6]．

両者の比較として，心機能の正常な症例と低下した症例で，心房細動のレートコントロールにβ遮断薬およびジギタリス製剤を使用して予後を比較した研究が発表されています．その結果，β遮断薬は心機能の程度にかかわらず生命予後を改善する効果が認められましたが，ジギタリス製剤にはそのような

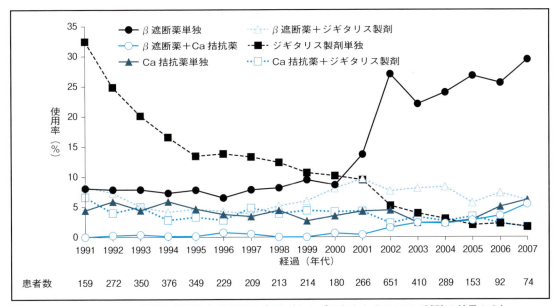

図2 レートコントロール治療に使用される薬剤の変遷（カナダで行われたCARAF試験の結果から）
（文献6を参照して作成）

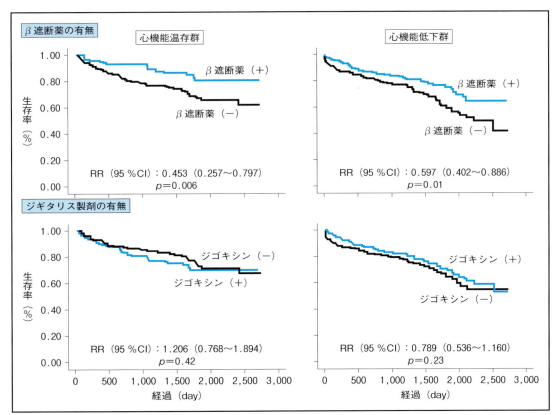

図3 心不全を合併した心房細動症例におけるβ遮断薬，またはジギタリス製剤の有無による予後改善効果の比較
（文献7を参照して作成）

改善効果は認められていません（図3）[7]．

　近年，ジギタリス製剤と比較してβ遮断薬がより多く使用されている別の理由に，ジギタリス製剤は副交感神経作用を介して房室結節伝導を抑制するのに対し，β遮断薬は交感神経作用を介して抑制することが挙げられます．つまり，交感神経が興奮した状態で頻拍を呈している心房細動症例においては，ジギタリス製剤はあまり効果が期待できないのです．運動時の動悸を訴える症例や，心不全の急性増悪期の頻拍症例においては，β遮断薬が適していると考えられます．

　それではジギタリス製剤にはもうレートコントロール薬としての出番がなくなってしまったのかというと，そんなことはありません．心房細動患者の状態は一人一人異なっており，β遮断薬を使用しても安静時の動悸がおさまらないと訴えるような患者もいます．このような症例では，副交感神経緊張を介して心室応答を低下させるジギタリス製剤の出番といってよいのです．

リズムコントロール

Q　積極的にリズムコントロールを行いますか？　急性期に必要なのはどういう時ですか？

A　心房細動は明らかに異常な調律であり，治療の基本は，正常な調律（洞調律）への復帰と維持を目指すことになります．しかし心房細動の患者は一人一人大きく状況が異なっており，単純に全員がリズムコントロールを必要とするわけではありません．治療方針（リズムコントロールの必要性）を考えるうえで大切なポイントは，症状，年齢，心房細動のタイプ（進行度）の3点です．症状の強い方と弱い方を比べた場合，心房細動の症状が強くて困っている患者では，よりリズムコントロールの適応が高いと考えられます．年齢に関しては，高齢よりも若年の方のほうがよりリズムコントロールの適応があります（若年の患者のほうが，今後心房細動の状態で生きていく年月が長く，正常な脈に戻すことのメリットも大きいと考えられるからです）．心房細動のタイプはその進行度に合わせて，発作性心房細動，持続性心房細動，永続性心房細動に分類されます．進行度の軽いほどリズムコントロールが有効な可能性が高く，進行度が重症になるほど無効である可能性が高まります．

　このような3つのポイントを患者ごとに考えてみると，リズムコントロールが必要な患者と不必要な患者がわかってきます．最もリズムコントロールが必要な患者は，症状が強く，比較的若年で，発作性心房細動の方です．逆にリズムコントロールが不要な患者は，無症状の高齢の患者で，永続性心房細動の方ということになります．

　次に，急性期にリズムコントロールが必要な場合を考えてみましょう．急性期（本稿のテーマである，急性非代償性心不全症例）においてリズムコントロールを必要とするのは，発症時期が明らかであり，発症から48時間以内に受診している患者です．心房細動症例では通常，発症から48時間以上経過すると心内血栓形成の可能性が高まるとされており，発症時期が不明であったり発症から

48時間以上が経過した症例では，心内血栓の除外（経食道心エコーによる），または3週間以上の抗凝固治療を施行したうえで，リズムコントロール治療を施行することが必要となります[4]．

薬物治療では，どの薬剤を優先しますか？

心房細動のリズムコントロールに使用される薬剤は，器質的心疾患がなく血行動態の安定した症例で抗血栓対策が施行されている場合，心房細動の持続時間が7日以内の場合にはⅠ群抗不整脈薬を，7日を超える場合にはベプリジル（Ⅲ群抗不整脈薬）を使用することがガイドラインで推奨されています[4]．

実際の臨床ではこれに従って薬剤を選択すれば良いのですが，なぜこのような薬剤選択になるのか，その理由について一歩踏み込んで考えてみましょう．前述したように心房細動はその進行度に従って発作性，持続性，永続性心房細動に分類されます．持続性心房細動は7日以上持続する場合であり，永続性心房細動は1年以上持続する場合と定義されています．つまり，「7日を超えて持続する場合」とガイドラインに記載されているのは，持続性および永続性心房細動を指しているわけです．早期段階である発作性心房細動においては，その原因の多くは肺静脈領域に限局しており，肺静脈から発生した異常興奮が左心房へと伝導することで心房細動をひき起こします．発作性心房細動に対してガイドラインで推奨されているⅠ群抗不整脈薬はNaチャネル遮断薬であり，肺静脈から左心房への伝導を抑制することで心房細動の発生を抑制します．

一方で，それよりも進行した持続性および永続性心房細動においては，心房細動の原因が肺静脈のみならず心房全体に波及し，心房筋のリモデリングを生じている状態です（心房細動基質）．心房細動基質に対しては，Naチャネル遮断薬の効果はあまり期待できず，不応期延長作用が主体であるⅢ群抗不整脈薬であるベプリジルの使用が推奨されています．

洞調律に復帰した後の再発予防はどうしますか？

心房細動の患者が洞調律に復帰できた場合，その後の治療をどのように行うかが非常に重要となります．基本的には抗不整脈薬を用いて心房細動が再出現しないように予防することになるわけですが，短期的には有効であっても長期的にみると多くの場合，心房細動が再発してしまいます．実際，強力な抗不整脈薬であるアミオダロンを使用しても，長期的な洞調律維持率は50％程度と報告されています．

薬剤による心房細動のリズムコントロールは，大きな限界を有しています．過去の大規模試験においても，抗不整脈薬による洞調律維持効果が不十分であることが指摘されているのです[8]．心房細動は進行性疾患であり，いったんは効果が認められた薬剤であっても時間経過とともに心房細動が進行すると洞調律維持が困難となることはよくみられる現象

です．

　心不全を合併した心房細動患者に対するリズムコントロールとレートコントロールの二群間での予後を比較した試験が，AF-CHF試験[9]です．心房細動の既往があり，左室駆出率が35％未満の1,376症例を薬剤によるリズムおよびレートコントロールに無作為割り付けを行い，その後3年間の予後を調査していますが，心血管死や総死亡といった予後に有意差は認められませんでした．特筆すべきことは，この試験ではリズムコントロール群の6割近くが洞調律維持を達成できていません．つまり心不全患者における洞調律維持治療がレートコントロール群と比して利点が得られなかったのは，「洞調律を維持することに意味がない」というわけではなく，「心不全患者の心房細動において薬剤で洞調律を維持することが難しい」ということを浮き彫りにした試験であったといえます．心房細動の治療が薬物だけであった時代には，リズムコントロール治療の評価はここまでしか行うことができなかったのです．

　21世紀の到来とともに，心房細動はカテーテルアブレーションによって根治が可能な疾患となりました．そして現在までの間に心房細動のリズムコントロールの効果を薬物治療と非薬物治療（カテーテルアブレーション）の間で比較した研究結果が多数報告されており，ほとんどすべての報告においてアブレーション治療の洞調律維持効果が薬物治療と比較して圧倒的に良好であることが示されています[10]．薬物治療には心房細動を治す効果はなく，一方，アブレーション治療は心房細動を治すことが目的であることを考えれば，両者の効果の間に大きな差があることは当然ともいえるでしょう．

Q 心不全を合併する心房細動に対して，カテーテルアブレーションを施行することの意味は？

　心不全を合併する心房細動に対してカテーテルアブレーションを行うことは，どのような効果があると認識されているのでしょうか？　無作為割り付け試験の初めての報告は，2013年に発表されています（ARC-HF試験）[11]．左室駆出率35％未満の持続性心房細動52症例をリズムコントロールとレートコントロールに割り付けて，1年後の病態を評価したところ，最大酸素摂取量，QOLスコア，BNPの値がアブレーション群で有意に良好な改善を呈しました．2014年に発表されたCAMTAF試験でも同様に，リズムコントロール群において有意に良好な心機能の改善が得られています[12]．さらに前向き試験をまとめたメタアナリシスの結果が2015年に報告されており，左室駆出率，QOL，6分間歩行距離，最大酸素消費量の検討において，リズムコントロールがレートコントロールよりも有意に良好な改善を呈したことを示しています[13]．

　以上のように，心房細動患者において，洞調律への復帰後に長期にわたって洞調律を維持させようと思う場合には，抗不整脈薬による薬物治療では不十分なことが多いのです．心房細動は進行性疾患であり，時間とともにより出現しやすくなります．薬剤には心房細動の進行を抑える力はありませんので，長期にわたって洞調律を維持するためには，何らかの方法で心房筋に介入を加える必要があり，最も広く施行されているのがカテーテルアブレーション治療なのです．

[文　献]

1) Rawles JM：What is meant by a "controlled" ventricular rate in atrial fibrillation? Br Heart J 63：157-161, 1990
2) Van Gelder IC, Groenveld HF, Crijns HJ et al：Lenient versus strict rate control in patients with atrial fibrillation. RACE II Investigators. N Engl J Med 362：1363-1373, 2010
3) McAlister FA, Wiebe N, Ezekowitz JA et al：Meta-analysis：beta-blocker dose, heart rate reduction, and death in patients with heart failure. Ann Intern Med 150：784-794, 2009
4) 日本循環器学会ガイドライン「心房細動治療（薬物）ガイドライン（2013年改訂版）」
5) Nagai R, Kinugawa K, Inoue H et al：Urgent management of rapid heart rate in patients with atrial fibrillation/flutter and left ventricular dysfunction：comparison of the ultra-short-acting β1-selective blocker landiolol with digoxin（J-Land Study）. Circ J 77：908-916, 2013
6) Andrade JG, Connolly SJ, Dorian P et al：Antiarrhythmic use from 1991 to 2007：insights from the Canadian Registry of Atrial Fibrillation（CARAF I and II）. Heart Rhythm 7：1171-1177, 2010
7) Fauchier L, Grimard C, Pierre B et al：Comparison of beta blocker and digoxin alone and in combination for management of patients with atrial fibrillation and heart failure. Am J Cardiol 103：248-254, 2009
8) Wyse DG, Waldo AL, DiMarco JP et al：A comparison of rate control and rhythm control in patients with atrial fibrillation. N Engl J Med 347：1825-1833, 2002
9) Roy D, Talajic M, Nattel S et al：Rhythm control versus rate control for atrial fibrillation and heart failure. N Engl J Med 358：2667-2677, 2008
10) Jaïs P, Cauchemez B, Macle L et al：Catheter ablation versus antiarrhythmic drugs for atrial fibrillation：the A4 study. Circulation 118：2498-2505, 2008
11) Jones DG, Haldar SK, Hussain W et al：A randomized trial to assess catheter ablation versus rate control in the management of persistent atrial fibrillation in heart failure（ARC-HF study）. J Am Coll Cardiol 61：1894-1903, 2013
12) Hunter RJ, Berriman TJ, Diab I et al：A randomized controlled trial of catheter ablation versus medical treatment of atrial fibrillation in heart failure（the CAMTAF trial）. Circ Arrhythm Electrophysiol 7：31-38, 2014
13) Al Halabi S, Qintar M, Hussein A et al：Catheter Ablation for Atrial Fibrillation in Heart Failure Patients：A Meta-Analysis of Randomized, Controlled Trials. JACC Clin Electrophysiol 1(3)：200-209, 2015

III 不整脈

Q15 ●頻脈性不整脈
発作性上室頻拍

回答：厚生中央病院 循環器内科　五関善成（ごせきよしなり）

ポイント

- 心房内および房室接合部付近で，1分間に150〜250程度の頻繁な興奮が発生．
- 心電図上P波は，しばしば確認できないが，QRS波は幅の狭い正常な形をとる．
- 発作時の停止にはValsalva法を試みたり，ATP・ベラパミルを投与する．
- カテーテルアブレーションの適応となることが多い．
- 偽性心室頻拍にはジギタリス，ベラパミルは禁．

Q 発作性上室頻拍（PSVT：paroxysmal supraventricular tachycardia）は，どのような不整脈ですか？

 突然脈拍が速くなり，しばらく続いた後に突然止まることを特徴とする頻拍で，心房あるいは房室接合部とよばれる心室以外の組織が頻拍の原因にかかわっているものを指します（表1）．

表1　PSVTの特徴

（1）突然に始まり，突然に終わる動悸
・心拍数 180〜220 回/min，規則的
（2）比較的若年者に多い
（3）息をこらえたり，水を飲んでおさまることがある
（4）治療により必ず停止する
（5）カテーテルアブレーション治療により治る

Q narrow QRS tachycardiaの鑑別について教えてください

 narrow QRS tachycardiaとはその言葉の通り，幅の狭いQRS波をもつ頻脈であり，房室結節およびその上流の心房に責任病巣があることが多いです．

narrow QRS tachycardiaでRR間隔が一定であれば，PSVTと2対1の心房粗動が考えられます．PSVTの中では，WPW症候群の房室回帰頻拍（AVRT：atrioventricular reciprocating tachycardia）が30％，房室結節リエントリー頻拍（AVNRT：atrioventricular nodal reentrant tachycardia）が60％と，両者で90％を占めます[1]．粗動波（F波）

が認められなければPSVTであることが多いです．**PSVTと診断したらP波を探すのがポイント**で，これらはⅡ，Ⅲ，aV$_F$，V$_1$誘導で見つけやすいです．P波がQRSの中に隠れているか，QRS後半部に重なっていたらAVNRTの可能性が高く，P波がQRSより後ろにはっきりとしていればAVRTの可能性が高いです．

心房粗動は三尖弁輪部周囲を電気興奮が回旋するリエントリー性頻拍の場合が多いですが，その回旋頻度は1分間に300回/minです．したがって，2対1心房粗動では心拍数が150回/minとなります．逆にいうと**心拍数150回/minのnarrow QRS tachycardiaを見たら2対1心房粗動を念頭に置く必要があります**．

通常の12誘導心電図でPSVT診断は80％程度可能とされていますが，心電図のペーパースピードを通常の25 mm/minから50 mm/minへ変更することで診断率が上昇するとの報告もあります[2]．

Q PSVTの機序には，どのようなものがありますか？

A 突然現れて突然止まる頻拍は，一般にリエントリーによって起こります．まず初めに通常より速いタイミングで洞結節以外の部位から刺激が発生する期外収縮が出現し，それにひき続き心臓活性化の反復（リエントリー）が起こりますが，これはいくつかの異常が原因となっています．具体的には，AVNRTでは房室結節内に2つの電気刺激伝導路が存在し，その一方を興奮が順行し他方を逆行することで興奮が反復します．また，WPW症候群に伴うAVRTでは，心房と心室の間に房室結節以外に電気刺激伝導路（副伝導路，Kent束）が存在し，興奮波が房室結節を順行し，副伝導路を心室側から心房側へ逆行することで興奮が反復します（**図1**）．また，先天性心疾患術後に合併する頻脈も，

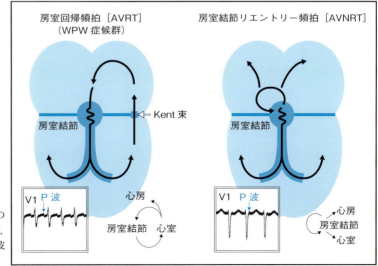

図1 AVRTとAVNRTの違い
AVRTではP波をQRS波の少し後ろに認めるが，AVNRTではP波はQRS波と重なり不明瞭となる．

切開創を回るリエントリーであることが多いです．自動能亢進では，一部の心筋自動能が亢進することで頻脈となり，異所性心房頻拍などを発症することがあります．

Q 潜在性WPW症候群とは何ですか？

 順行伝導性（心房から心室への伝導）のKent束があり，安静時心電図にデルタ波が出現するものを顕性WPW症候群とよびます．これに対して，Kent束が逆伝導性（心室から心房にのみ伝導する）のみ有するものを潜在性WPW症候群（concealed WPW syndrome）といいます．この場合，安静時においては，興奮は正常伝導系を通り，Kent束を通らないため，心電図波形にデルタ波は出現せず，正常波形を示します．しかし潜在性WPW症候群において，心室期外収縮などで心室側に早期興奮が起こると，心室の興奮がKent束を逆伝導して心房に伝導し，それが房室結節を経由して心室へ戻りAVRTを誘発することがあります．

Q 健診でWPW症候群の心電図異常を指摘され来院された方には，どう対応すればよいですか？

 健診時のECGでWPW症候群の発生頻度は0.3％前後といわれています．基本的には，今まで動悸発作の症状のない場合は，経過観察でよいと思います．動悸発作のある場合は，ホルターECGや携帯型心電計で動悸時の心電図記録に努めます．動悸症状からPSVTが強く疑われるが心電図記録が得られない場合は，心臓電気生理検査にてPSVTの誘発を行います．また，症状がなくても先天性心奇形を合併していることもあり，特にEbstein奇形の20％にWPW症候群が合併するともいわれており，心臓超音波検査にて器質的心疾患のチェックは必要です．

Q PSVTの停止法について教えてください

 PSVTは，AVRTとAVNRTとが大部分を占め，ともに房室結節がその頻拍の回路に含まれています．ですから，房室結節の伝導を抑制すると頻拍は止まります．

患者によって対処の方法は違いますが，もしも頻拍が起こったら，息こらえ（Valsalva法）をする，顔面を冷水に浸す，嘔吐反射，深呼吸，頸動脈の血管雑音のないことを確認後，片方の頸部の動脈の触れるところをマッサージする（まず右側から試みて，無効なら左側を試みる），トレンデレンブルグ体位などを試してください．**このような方法は迷走神経を活性化し房室結節の伝導を抑制する**ことで，PSVTを停止させることが可能です[3]．

房室結節伝導を抑える薬物としては，カルシウムチャネル遮断薬，β遮断薬，ジギタリス，ATP製剤などがあります．カルシウムチャネル遮断薬としては，一般的にベラパミ

ルが静脈注射（静注）や経口投与で使われます．ジギタリスの静注薬を，短時間の点滴として投与することもあります．緊急を要する症状や薬物に抵抗性の場合は，確実にかつ早急にPSVTを止めるために，直流通電による電気ショックも考慮する必要があります．

Q PSVTの予防として，どのような指導をしたらよいですか？

 発作のきっかけは患者によっても異なりますが，体位変換や運動時，あるいは横になることがきっかけとなることが多いです．そのような場合，急激な動作をなるべく避ける，落ちた物を手を伸ばして拾わないようにする，発作が多い時には運動しない等の注意をして予防できる場合もあります．

Q PSVTには，薬物療法よりカテーテルアブレーションを選択すべきですか？

 高周波カテーテルアブレーションは頻拍がかかわる組織を焼灼して頻拍を根治させる治療法で，治療成績がよく根治治療になるので，特に若い人などでは薬物療法より優先される場合が多いです．

WPW症候群のAVRTであれば副伝導路を，AVNRTでは心房後壁から房室結節へ侵入する遅い伝導路をアブレーションの標的にします．この2つの頻拍に関しては，高周波カテーテルアブレーションが予防的治療法の第一選択になっています．

心房内リエントリー性頻拍と洞結節リエントリー性頻拍では，頻拍中に最も早く興奮している心房部位を標的にします．

👉 PSVT診断のコツ

治療を成功させるための秘訣（コツ）

　　PSVTは頻拍が生じていない時はまったく正常なので，健康診断でも顕性WPW症候群以外では正常心電図であり，診断確定までに時間を要する場合が多いです．診断では問診が重要で，**突然生じてしばらく続き突然止まる動悸症状や，息こらえなどで停止するなどの所見があれば強くPSVTを疑います**．最終的な診断は発作時の心電図を記録することでつきますが，ホルターECGをしても装着中に発作が出現しない場合も多く，発作出現時には近くの医院を受診し心電図をとってもらうように指導したり，携帯型の心電計などを用いて発作時の心電時の記録に努めることが診断の助けになります．

PSVTに対するATPの投与のコツ

治療を成功させる
ための秘訣(コツ)

　PSVTの停止目的に，ATP製剤の急速静注もよく用いられます．**ATP製剤はゆっくり静注したのでは効果が弱く，急速に静注すると房室結節伝導を抑制します**．一過性の血圧低下，頭痛，吐き気，嘔吐などの副作用が必ずあるのが難点ですが，ごく短時間に代謝され薬効がなくなるので，これらの症状はすぐに消失します．この性質を利用すると，ATP製剤は反復投与が可能なので，10 mgを1～2秒で投与し効果がなければ20 mgまで増量します．ただし，**喘息発作がある場合は発作を誘発する可能性があり使用できません**．また，一過性に心停止をきたす可能性があることや，稀ではあるが複数副伝導路を有するPSVTに投与した場合，房室結節がブロックされた結果，興奮が副伝導路を順行し他の副伝導路を逆行するようになり心拍数が逆に増加する場合があり，いずれにせよ連続したECG観察下で行うことが必要です（図2）．また，2対1心房粗動の際に粗動波とQRS波とが重なり粗動波が見えにくい時などには，ATP製剤を投与すると房室伝導比が低下しQRS波と重なっていた粗動波が明瞭になることで診断がつく場合もあります．

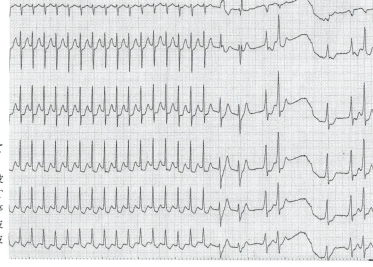

図2 ATP投与にてPSVT停止
ATP 10 mg投与にてPSVTが停止し，停止後のQRS波にはデルタ波を認めている．

ここだけは気をつけたい ピットフォール

偽性心室頻拍に対してベラパミル，ジギタリスは禁

　WPW症候群では，心房細動を合併する率が普通の人に比べて多いと言われています．顕性WPW症候群に発作性心房細動が合併すると，偽性心室頻拍（pseudo-ventricular tachycardia）とよばれる心室頻拍様心電図波形を呈します．心房興奮は，房室結節をバイパスして不応期の短い副伝導路を通って心室に伝わるため，デルタ波によってQRS波が広くなり，心室頻拍のような波形を呈します（図3）．副伝導路を介して心房の速い興奮が心室にどんどん伝わってしまうため，心拍数が急

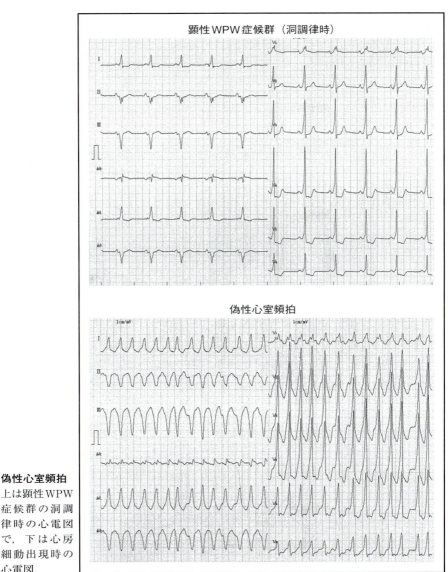

図3　偽性心室頻拍
　　上は顕性WPW症候群の洞調律時の心電図で，下は心房細動出現時の心電図．

速に増加（ときに200〜240回/min）し，心室細動および突然死につながることもあります．**偽性心室頻拍に対しては，ジギタリス製剤やベラパミルは禁忌です．**それらの薬剤は正常房室結節伝導を抑制し，特にジギタリスは副伝導路の不応期を短縮するため，心室レートを増加させてしまい，心室細動に移行しやすくなる危険性があります．発作抑制のための薬物療法は，副伝導路の伝導を抑制する抗不整脈薬（Vaughan Williams分類Ⅰa群，Ⅰc群）を用いますが，血行動態が不安定な時は電気的除細動を行います．

［文　献］

1) Trohman RG：Supuraventricular tachycardia：implications for the intensivist. Crit Care Med 28：N129, 2000
2) Accardi AJ, Miller R, Holmes JF：Enhanced diagnosis of narrow complex tachycardias with increased electrocardiograph speed. J Emerg Med 22：123, 2002
3) 循環器病の診断と治療に関するガイドライン（2008年度合同研究班報告）．不整脈薬物治療に関するガイドライン（2009年改訂版）

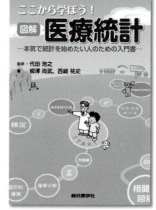

III 不整脈

Q16 ●頻脈性不整脈
wide QRS tachycardia

回答：東京医科大学 循環器内科 齋藤友紀雄, 里見和浩

ポイント

- wide QRS tachycardiaは，心拍数が100回/min以上，QRS時間が120 msec以上の頻拍症の総称である．
- 心室頻拍，上室頻拍にかかわらず，意識障害や血圧低下を伴うことがあり，バイタルサインの確認が重要である．
- バイタルサインに異常を認める際には，速やかに同期下カルディオバージョンや電気的除細動を行う．
- 心室頻拍であることが多いが，脚ブロックや変更伝導，副伝導路などによる心室内の伝導異常を伴った上室頻拍も含まれる．
- 鑑別診断には，器質的心疾患の病歴や，洞調律時心電図との比較，頻拍中の心電図（房室解離，QRSの形，QRS時間＞140 msecなど）が有用である．

Q wide QRS tachycardiaと表現することの重要性を教えてください

wide QRS tachycardiaは，心拍数が100回/min以上，QRS時間が120 msec以上の頻拍症の総称です．wide QRS tachycardiaはしばしば血圧低下や意識障害，ショックなど血行動態が不安定な病態となります．wide QRS tachycardiaで最も頻度が高いのは心室頻拍ですが，いずれの不整脈においても，血行動態不安定な際は，速やかに電気的除細動または同期下カルディオバージョンが必要となります．そのため，wide QRS tachycardiaと表現すると，不整脈診断にとらわれずに緊急時には対応しやすいとも考えられます．

wide QRS tachycardiaには心室頻拍のほか，一部の上室頻拍も含まれます．心房筋とHis束までの領域を回路とする上室不整脈の場合は通常，心電図上のQRS幅は正常（narrow QRS tachycardia，＜120 msec）です．しかし，①もともと右脚ブロックや左脚ブロックが存在する，②WPW症候群で副伝導路が存在する，③刺激伝導系の一部が伝導遅延をきたした変行伝導，などの心室内伝導異常を認める場合はQRS時間が延長し，wide QRSとなります．心房細動，心房粗動，心房頻拍，房室結節回帰頻拍などの上室頻拍に①～③の心室内伝導異常を伴っている場合は，wide QRS tachycardiaとなります．

Q wide QRS tachycardiaを目にした時に，まず行うべきことは何ですか？

 wide QRS tachycardiaを目にした時は，まず患者を診察し，意識，バイタルサインを確認することが必要です．と同時に，人を集めて，静脈ラインの確保，12誘導心電図，酸素投与，除細動器の準備を行います．脈拍を確認できなければ，心室頻拍による心停止と判断し，一時救命処置（BLS：basic life support）を開始します．また，意識障害や血圧低下，ショックなどのバイタルサインの異常を認めた時は，その不整脈の種類によらず，同期下カルディオバージョンを行います．安定したwide QRS tachycardiaと診断した際には，12誘導心電図を記録し，専門医へのコンサルト，各種不整脈薬の投与を行います[1]．

wide QRS tachycardiaの心電図は，救急外来や院内急変のほか，病棟のモニター心電図，外来，ホルター心電図などでしばしば遭遇します．読者のみなさんは，wide QRS tachycardiaは心室頻拍などの致死的不整脈であることが多いとご存知と思います．また診断に難渋することもあり，心電図をみて悩んでしまうことも多いのではないでしょうか．しかし，wide QRS tachycardiaを目にした時に一番初めに行うことは，患者のバイタルサインを確認することです．バイタルサインが不安定になっていた，場合によっては心停止しているなど，一刻を争う病態であり，患者の生命予後やQOLに直結するからです．

前述したように，wide QRS tachycardia（QRS時間＜120 msecのnarrow QRS tachycardiaも同じですが）は病態によって，①心停止を伴っているもの，②脈拍を振れるものの低血圧や意識障害などバイタルサインの不安定なもの，③安定したもの，の3つに分けられます．

「①心停止を伴っているwide QRS tachycardia」は，BLSに準じた処置が必要になります．人を集めて，心臓マッサージ，呼吸管理を行い，ただちに電気的除細動を120～200 J（biphasic），または200 J（monophasic）で施行します．

「②脈拍を振れるものの低血圧や意識障害などバイタルサインの不安定なwide QRS tachycardia」に対しては，同期下カルディオバージョンを行います．必要に応じて鎮静も行います．wide QRS tachycardiaは心室内の伝導異常を伴った上室頻拍または心室頻拍ですが，そのいずれであったとしても，血行動態が不安定と考えられる時には，100 Jの同期下カルディオバージョンが推奨されます．また，不規則なリズムのwide QRS tachycardiaには心停止を伴う心室頻拍に準じて，非同期で電気的除細動を行います．もちろん，その後にバイタルサインを確認し，各種検査を施行します．

「③血行動態の安定したwide QRS tachycardia」は，不整脈診断を行い，疾患に応じた治療を行います．静脈ラインを確保し，12誘導心電図を記録，同時に採血，胸部X線検査なども行い，専門医がいればコンサルトしましょう．心室頻拍と診断できた場合や，リズムが不確かな際はアミオダロンを投与することが推奨されています．150 mgを10分間で静脈投与し，最大で2.2 mg/24 hrまで投与することができます．変更伝導を伴ったリズムが規則的な上室頻拍と確実に診断し得た際には，アデノシン6 mgを急速投与します．アデノシンで停止すれば房室結節が回路に含

まれる発作性上室頻拍，房室ブロックとなり，心房性の頻拍が続いている際には心房粗動や心房頻拍，変化がない場合には心室頻拍が疑われます．無効な際は12 mgを投与します．それでも無効な際には20 mgを投与することもあります．リズムが不規則な上室頻拍の際には，WPW症候群を伴った心房細動の可能性があるため，アデノシンやジゴキシン，ジルチアゼムやベラパミルは禁忌となるので注意が必要です．また，倒錯型心室頻拍（トルサードドポアント：torsades de pointes）の際には，血行動態が不安定となることも多いのですが，停止と心室頻拍を繰り返すことがしばしばみられます．その際にはマグネシウム1〜2gを5分以上かけて静脈投与します．血行動態の安定したwide QRS tachycardiaは不整脈診断に難渋する場合もありますが，その間も患者の血行動態に気を配る必要があります．診断を行っている間に，心不全が進行，血圧低下，気付いたら意識がなかった，なんていうことにもなりかねません．wide QRS tachycardiaが継続して血行動態不安定となる場合も頻繁にあるので，その際には，遅延なく同期下カルディオバージョンまたは電気的除細動を行わなくてはいけません[1]．

Q wide QRS tachycardiaの鑑別方法について教えてください

 前述のように，wide QRS tachycardiaは心拍数が100回/min以上，QRS時間が120 msec以上の頻拍症の総称です．wide QRS tachycardiaの多くは心室頻拍ですが，心室内伝導異常を伴った上室頻拍が含まれます．心室内伝導異常には，もともと左脚ブロックや右脚ブロックを認める場合や，頻拍のため一部の刺激伝導系にブロックが生じた変更伝導，またWPW症候群が挙げられます．血行動態の不安定なwide QRS tachycardiaの初期治療はカルディオバージョンと決まっていますが，安定したwide QRS tachycardiaは疾患により治療法が異なるため，特にその鑑別診断が必要になります．また，カルディオバージョンを行ったとしても，その後の原因疾患の精査，再発予防などのために鑑別診断を行います．

wide QRS tachycardiaの鑑別診断には，基礎心疾患の有無，12誘導心電図，心臓電気生理学的検査（EPS：electrophysiology study）が有用です．そもそも，wide QRS tachycardiaの80％は心室頻拍であるといわれています．さらに，器質的心疾患（心筋梗塞や肥大型心筋症，拡張型心筋症，低左心機能など）を伴っている場合は，その90％が心室頻拍という報告もあります[2]．

多くの場合，12誘導心電図で診断が可能であると報告されていますが，臨床的には困難な場合も少なくありません．wide QRS tachycardiaの精査および治療にEPSとカテーテルアブレーションも行われます．通常，心電図では体表面から心電図を記録しますが，EPSでは内頸静脈や鎖骨下静脈，大腿静脈から電極カテーテルを挿入し，右房，右室，His束，冠静脈洞などから心内心電図を記録します．不整脈基質を調べ，刺激を加えて不整脈を誘発して心臓内の電気の流れを特定し，鑑別診断を行います．

これまでに，12誘導心電図を用いたwide QRS tachycardiaの鑑別が数多く報告されています．心電図では，まずリズムが規則的かどうか確認します．リズムが不規則な場合

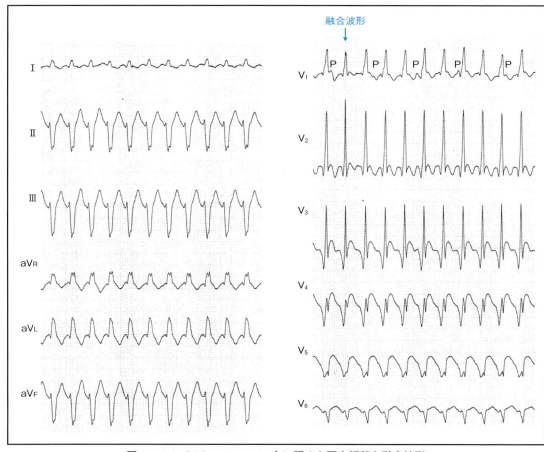

図1 wide QRS tachycardia中に認めた房室解離と融合波形

は，副伝導路（WPW症候群）を伴った心房細動が疑われます．

　さて，規則的なwide QRS tachycardiaの鑑別はしばしば困難です．Brugadaらは，ステップワイズアプローチによるwide QRS tachycardiaの鑑別の有用性について報告しています[3]（「Q17 心室頻拍」の項を参照）．まず，①胸部誘導に着目し，すべての胸部誘導でRS波形でなければ（つまりQSまたはQR波であれば）心室頻拍と診断できます．②胸部誘導にR波がみられた際は，R波の立ち上がりから最も深いS波までの時間を測定し，一つの誘導でも100 msec以上長ければ，心室頻拍と考えられます．次は房室解離を探します．房室解離を認めれば，心室頻拍で

す．心室頻拍中に心室から心房への逆行性伝導がなければ，心房は洞結節からの規則的な刺激によって，規則的に心室頻拍より遅いP波を認めるはずです．もちろん，QRSに埋もれてしまうことが多いので，QRSの波形の一つ一つの形に注意しましょう．また，wide QRS tachycardia中に融合心拍を認める場合も房室解離を示唆します（**図1**）．これは，心房からの房室結節を経由した刺激が，たまたま心室の不応期を脱した瞬間に心室に入り込み，房室結節を経由した興奮と心室頻拍による興奮が融合することによって融合波形（fusion beat）をつくります．次はV_1とV_6誘導に着目し，以下のクライテリアを満たせば心室頻拍と診断できます．

- RBBB 型の QRS の場合：V_1 に単相性 R，または qR，または RS．V_6 に 1 未満の R/S または単相性 R または QR．
- LBBB 型の QRS の場合：V_1 に幅 30 msec を超える R，または R から S の最深部までが 60 msec を超える RS，V_6 に QR または QS．

V_1 と V_6 のクライテリアは複雑なのが難点です．

そのほか，幅の広い QRS＞140 msec，その中でも QRS＞160 msec の場合は心室頻拍を，120～140 msec の場合は上室頻拍であることを示唆します[4]．また，−30°より大きい左軸偏位は心室頻拍の際によく認められる所見です．

以前の心電図，洞調律中の心電図があれば非常に参考になります．もともと脚ブロックがある場合や，上室期外収縮に変更伝導を伴っている場合，WPW 症候群であれば，QRS 波形を比較して，波形が以前の心電図と同じであれば，上室頻拍の変更伝導の可能性は高いといえるでしょう．

以上のように，リズムが規則的な wide QRS tachycardia の診断は，困難な場合もありますが，いくつかのクライテリアを駆使して，鑑別診断にたどり着きましょう．しかし，最も大事なことは，wide QRS tachycardia の鑑別診断を考えている間も患者の状態に気を配り，不安定化した際には躊躇なく電気的除細動やカルディオバージョンを行うことです．

[文　献]

1) Link MS, Atkins DL, Passman RS et al：Part 6：electrical therapies：automated external defibrillators, defibrillation, cardioversion, and pacing：2010 American Heart Association Guidelines for Cardiopulmonary Resuscitation and Emergency Cardiovascular Care. Circulation 122：S706, 2010
2) Akhtar M, Shenasa M, Jazayeri M et al：Wide QRS complex tachycardia. Reappraisal of a common clinical problem. Ann Intern Med 109(11)：905, 1988
3) Brugada P, Brugada J, Mont L et al：A new approach to the differential diagnosis of a regular tachycardia with a wide QRS complex. Circulation 83：1649, 1991
4) Lau EW, Pathamanathan RK, Ng GA et al：The Bayesian approach improves the electrocardiographic diagnosis of broad complex tachycardia. Pacing Clin Electrophysiol 23(10 Pt 1)：1519, 2000

III 不整脈

Q17 ●頻脈性不整脈
心室頻拍

回答：東京医科大学 循環器内科　金山純二，里見和浩

ポイント

- 心室頻拍（VT）の診断法のゴールドスタンダードは心臓電気生理学検査だが，体表面心電図を用いた有用な診断アルゴリズムがある．
- 血行動態が破綻するもの，基礎心疾患に合併するもの，electrical stormは予後不良である．
- VTの治療は，頻拍停止を目指す治療（電気的除細動/cardioversion，抗不整脈薬など）と，頻拍停止後の基礎心疾患に応じた再発防止を目指す治療（抗不整脈薬，ICD，アブレーションなど）から成る．
- 基礎心疾患に合併したVTの再発予防の基本は，適切な薬物療法（ACE阻害薬/ARB，β遮断薬，アミオダロン）とICD植込み術である．近年，カテーテルアブレーションがVTの再発防止に有効であると報告されている．

■ はじめに

　VTは症状を伴わないものから，失神や突然死などの症状を呈する幅広い臨床像を有する不整脈です．VTの治療は，起こりうる心臓突然死を回避させるうえで重要であり，VTに遭遇した際の初期対応が，その後の治療方針に大きく影響することもあります．ここではVTに遭遇した状況を想定し，VTの急性期治療とその後の再発予防までの流れを把握する目的で，VTの定義・分類，診断方法，そして治療（特に単形性の持続性VT）について学びましょう．

Q VTの定義，分類について教えてください

　VTはヒス束以下を起源とする3連発以上の心室性不整脈と定義されます[1]．頻拍中のQRS波形が一定の場合は，単形性VT（monomorphic VT）とよばれ，持続性（30秒以上持続あるいは停止処置を必要とするもの），非持続性（30秒未満に自然停止するもの）に分けられます．頻拍中のQRS波形が1拍ごとに変化する場合は，多形性VT（polymorphic VT），特にQT延長を伴うものをtorsade de pointesとよびます（別項参照）．複数のQRS波形をもつ単形性VTを呈するものを多原性VT（pleomorphic VT）といいます．

Q VTの診断における心電図診断のポイントを教えてください

A VTは，その起源がヒス束以下にあることから，多くの場合，QRS幅が120 msを超えるwide QRS tachycardiaを呈します．VT中の単一誘導では，narrow QRS tachycardiaを示すこともあり，血行動態が許す限り12誘導心電図をとることが勧められます．

wide QRS tachycardiaに遭遇した際，VTと，変更伝導や脚ブロック，さらには心室内伝導障害や早期興奮に合併した上室性頻拍との鑑別が必要となります．正確な診断には心臓電気生理学検査が必要となりますが，VTは血行動態が不安定なことが多く，迅速な診断・治療が求められます．そのため，wide QRS tachycardiaに遭遇したら，多くの場合，体表面心電図から鑑別する必要があります．

この問題を解決するため，これまでに体表面心電図を用いた有用な所見・診断法が報告されています．頻拍中の房室解離や，融合調律（fusion beats），心室補足（capture beats）が，VTが示唆される主な所見といわれてい

表1 VTを示唆する心電図の特徴

- 房室解離
- fusion[#1] または capture beats[#2]
- QRS幅（LBBB＞160 ms，RBBB＞140 ms）
- 北西軸
- 胸部誘導がconcordant pattern[#3]
- 左脚ブロック＋右軸偏位
- 前胸部誘導にRS patternがない

[#1] fusion beats：心房由来の興奮波による心室興奮と，VTの興奮が融合することで形成される波形
[#2] capture beats：VT中に認める心房由来の興奮伝導が心室を捕捉することで形成される波形
[#3] concordant pattern：全胸部誘導でQRS極性が一致しているパターン　（文献2を参照して作成）

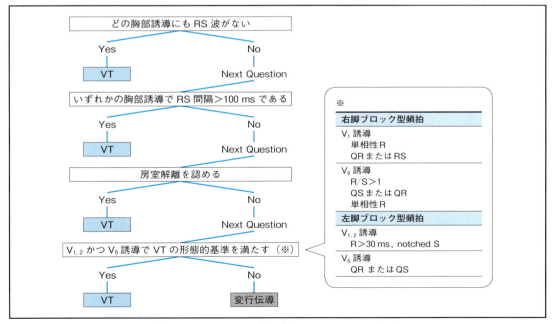

図1　Brugadaアルゴリズム（文献3を参照して作成）

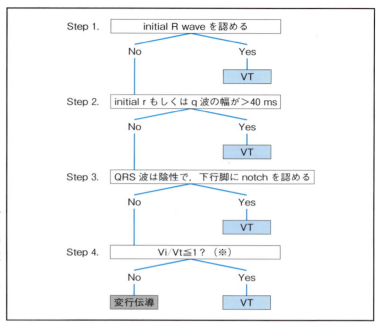

図2 aV_Rアルゴリズム
※Vi/Vt：ventricular acti-vation-velocity ratio,
Vi：QRS波開始40 ms時点での波高の絶対値（mV），
Vt：QRS終末40 ms前の波高の絶対値（mV）
（文献4を参照して作成）

ます（**表1**）[2]．また，これらの心電図所見の有無をアルゴリズム化し，診断精度の向上をはかった診断法もあります．有名な診断法として，Brugadaアルゴリズム（**図1**）[3]，Vereckeiアルゴリズムなどがあります．いずれもQRS波形の判断が必要となるのに対し，aV_R誘導のみに焦点を当てたユニークなアルゴリズムもあります（**図2**）[4]．これらアルゴリズムを参照する際には，それぞれのアルゴリズムの限界（陽性尤度比・陰性尤度比の相違）を理解したうえで，用いることが重要です．

Q ハイリスクなVTについて説明してください

 VTの予後不良の要素は，血行動態悪化例，再発性，基礎心疾患の有無などが挙げられます．血行動態の破綻は死に直結するためハイリスクです．ただし，器質的心疾患に合併する血行動態が破綻しないstable VTでも，その後のフォローにおいて心室細動や血行動態が不安定なVTを合併することが少なくないとも言われています[5]．また，持続性VTや心室細動が1日に3回以上出現するelectrical stormという状態も予後不良と考えられます[6]．そして，基礎心疾患に合併するVTでは，基礎心疾患のないVT（特発性VT）に比べ，予後不良とされます（**図3**）[7]．一般的に特発性VTでは，頻拍中の血行動態は安定していることが多く，カテーテル治療による根治が期待できるため，予後良好です（図3）．流出路起源の多くは，特発性VTと考えられていますが，①不整脈原性右室心筋症（ARVC）や，心サルコイドーシスでも流出路起源の心室期外収縮波形を呈しうる場合，②特発性VTであっても，ハイリスクなものが含まれる場合，があります．前

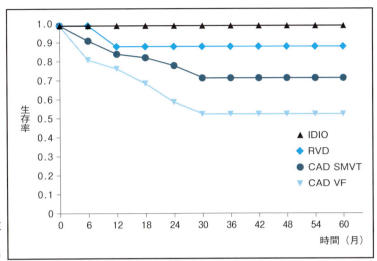

図3 基礎心疾患別の生存率
（臨床経過）
CAD：冠動脈疾患，IDIO：特発性，RVD：右室変性，SMVT：持続性単形性心室頻拍，VF：心室細動
（文献7を参照して作成）

者については，ベースラインの心電図で$V_{1〜3}$誘導の異常T波の有無，ARVCの家族歴，複数の種類のVT，右室の構造的異常の有無などを確認すること，後者については，失神の既往や頻拍周期の短い（250±30 msほど）症例，polymorphic VTなどがないかを確認することが重要です[8,9]．

Q VTの治療の基本について教えてください

A　VTの治療は，主に頻拍の停止を目的とした急性期治療と，基礎心疾患や頻拍の原因に応じて，再発予防や心臓突然死防止を目指す慢性期治療とに分けられます．頻拍出現時の急性期治療では，血行動態の維持が重要です．慢性期治療は基礎心疾患の有無により治療方針が異なるため，各種検査（経胸壁心エコー図検査，加算平均心電図，心筋シンチグラフィ，心臓MRI，冠動脈造影検査，心筋生検など）による基礎心疾患の検索が重要となります．

頻拍出現時の治療には，主に電気的除細動／cardioversion，薬物治療，修飾因子に対する治療（心筋虚血の解除，電解質補正など），体外循環による血行動態の維持，などがあります．頻拍出現時には血行動態の維持を最優先すべきであり，血行動態が破綻している場合には速やかにACLSを開始し，電気的除細動を試みます．ショック抵抗性のVTでは，アミオダロン静注が有効だといわれています[10,11]．

頻拍時に血行動態が安定しているstable VTの場合には，12誘導心電図によるVTの記録を行い，電気的除細動／cardioversionの準備（鎮静薬，除細動器など）を整え，心機能や腎機能に応じて抗不整脈薬やペーシングによる頻拍停止などを試みます．基礎心疾患のない特発性VTの60〜70％は右室流出路起源といわれ，左脚ブロックかつ下方軸を呈し，アデノシン，リドカイン，ベラパミル，プロプラノロールなどが頻拍停止に有効とされます．左室から発生し，右脚ブロックかつ

右軸偏位を呈する特発性VTでは，ベラパミルが有効なベラパミル感受性VTの可能性があります．

基礎心疾患に合併するVTでは，リドカイン，プロカインアミド，アミオダロンなどの経静脈投与が頻拍停止に有効です[2]．以上の治療により頻拍の停止を試みると同時に，心筋虚血，電解質異常，低酸素血症や抗不整脈薬による催不整脈作用など，不整脈発生の修飾因子の有無を確認し，その是正をはかります．

これらの治療を行い，VTが停止するにもかかわらず，頻回に再燃するelectrical stormでは，アミオダロンやニフェカラントなどの抗不整脈薬や，ランジオロールの投与とともに深い鎮静を行い，交感神経活動の抑制を試みます．それでも頻拍が再発・持続する場合には，血行動態に応じ機械的補助循環の導入と，虚血が疑われる例では冠血行再建を検討します．また，緊急カテーテルアブレーションが必要な場合があります．

Q VTの非薬物療法について教えてください

A　VTの非薬物療法には，主に植込み型除細動器（ICD/CRT-D）とカテーテルアブレーションがあります．植込み型除細動器がVT再発時の頻拍停止を目指す治療であるのに対し，カテーテルアブレーションはVT再発予防を目的とする治療です．

Q 植込み型除細動器の適応となるのは，どのような場合ですか？

日本循環器学会では，器質的心疾患に伴う持続性VTを有し，次のa)～d)のいずれかを満たす場合にICD植込み術を推奨しています（class Ⅰ）[12]．

a）VT中に失神を伴う
b）頻拍中の血圧が80 mmHg以下，あるいは脳虚血症状や胸痛を訴える
c）多形性VT
d）血行動態の安定している単形性VTであっても，薬物治療が無効または副作用のため使用できない場合や薬効評価が不可能な場合，あるいはカテーテルアブレーションが無効あるいは不可能な場合

また，器質的心疾患に伴う持続性VTがカテーテルアブレーションにより誘発されなくなった場合や，臨床経過や薬効評価により有効な薬剤が見つかっている場合に，ICD植込み術を推奨しています（class Ⅱa）．可逆的な原因（虚血，電解質異常，薬剤など）による可能性が高く，治療にもかかわらずハイリスクと考えられる場合には，植込み術が有益だという意見は少ないとなっています（class Ⅱb）．特発性VTやWPW症候群に合併する頻脈性心房細動・粗動が心室細動の原因の場合には，カテーテルアブレーションや外科的手術により根治可能であるため，ICD植込み術を推奨していません（class Ⅲ）．また，非持続性VTが認められる場合，基礎心疾患によって，その臨床的意義が異なるため，ICD植込み術の適応は疾患別に検討します．

Q アブレーションの適応となるVTについて教えてください

A VTに対するカテーテルアブレーションを検討する場面は,大きく3つに分けられます.1つ目は特発性VTで,カテーテルアブレーションの治療成績が良いため,特に有症候性例や先述したハイリスクと考えられる流出路タイプのものでは,適応があります[12].2つ目は器質的心疾患に合併する持続性VTで,心不全や電解質異常に対する治療や,抗不整脈薬などの適切な非侵襲的治療を行っても再発する場合です.内科的治療とアブレーションの有効性を検討したsystematic reviewでは,アブレーション群でVTの予防効果が優れていることが示されています[13].器質的心疾患に合併する持続性VTはICD植込み術の適応と考えられますが,近年,ICD shockが生命予後を増悪させる可能性があると指摘されており[14],ICD作動を避けるためにカテーテルアブレーションを検討することもあります.3つ目はelectrical stormです.electrical stormに対するカテーテルアブレーションの頻拍再発抑制効果については未だ不明な部分が多いですが[15],electrical stormの短期的予後が悪いことや,2つ目の場面で示したようにアブレーションにはVTの再発防止効果があると示されていることなどから,上記の治療を行ってもなお頻拍が再発する場合にはカテーテルアブレーションを検討します.

実際には,心機能や心不全の程度,心内血栓の有無,弁膜症や冠動脈病変の重症度の評価や,末梢血管病変や大動脈弁疾患の重症度評価あるいは12誘導心電図による頻拍の起源を推定することなどは,手技やアプローチのリスクを検討するうえで重要であり,上記3つの場面で頻拍の再発予防を目指すメリットと,アブレーションに伴う合併症のリスクを考慮して検討します.

[文　献]

1) Jeffrey Olgin, Douglas P. Zipes：Specific Arrhythmias：Diagnosis and Treatment. "BRAUNWALD'S HEART DISEASE：A Textbook of Cardiovascular Medicine" 9th edition, volume 1. Robert O. Bonow, Douglas L. Mann, Douglas P. Zipes et al, ELSEVIER SAUNDERS, Philadelphia, pp771-824, 2012
2) Roberts-Thomson KC, Lau DH, Sanders P：The diagnosis and management of ventricular arrhythmias. Nat Rev Cardiol 8(6)：311-321, 2011
3) Brugada P, Brugada J, Mont L et al：A new approach to the differential diagnosis of a regular tachycardia with a wide QRS complex. Circulation 83(5)：1649-1659, 1991
4) Vereckei A, Duray G, Szénási G et al：New algorithm using only lead aVR for differential diagnosis of wide QRS complex tachycardia. Heart Rhythm 5(1)：89-98, 2008

5) Raitt MH, Renfroe EG, Epstein AE et al："Stable" ventricular tachycardia is not a benign rhythm：insights from the antiarrhythmics versus implantable defibrillators（AVID）registry. Circulation 103(2)：244-252, 2001
6) Exner DV, Pinski SL, Wyse DG et al；Antiarrhythmics Versus Implantable Defibrillators：Electrical storm presages nonsudden death：the antiarrhythmics versus implantable defibrillators（AVID）trial. Circulation 103(16)：2066-2071, 2001
7) Trappe HJ, Brugada P, Talajic M et al：Prognosis of patients with ventricular tachycardia and ventricular fibrillation：role of the underlying etiology. J Am Coll Cardiol 12(1)：166-174, 1988
8) Shimizu W：Arrhythmias originating from the right ventricular outflow tract：how to distinguish "malignant" from "benign"? Heart Rhythm 6(10)：1507-1511, 2009
9) Noda T, Shimizu W, Taguchi A et al：Malignant entity of idiopathic ventricular fibrillation and polymorphic ventricular tachycardia initiated by premature extrasystoles originating from the right ventricular outflow tract. J Am Coll Cardiol 46(7)：1288-1294, 2005
10) Kudenchuk PJ, Cobb LA, Copass MK et al：Amiodarone for resuscitation after out-of-hospital cardiac arrest due to ventricular fibrillation. N Engl J Med 341(12)：871-878, 1999
11) Dorian P, Cass D, Schwartz B et al：Amiodarone as compared with lidocaine for shock-resistant ventricular fibrillation. N Engl J Med 346(12)：884-890, 2002
12) 循環器病の診断と治療に関するガイドライン（2010年度合同研究班報告）．不整脈の非薬物治療ガイドライン（2011年改訂版）
13) Santangeli P, Muser D, Maeda S et al：Comparative effectiveness of antiarrhythmic drugs and catheter ablation for the prevention of recurrent ventricular tachycardia in patients with implantable cardioverter-defibrillators：A systematic review and meta-analysis of randomized controlled trials. Heart Rhythm 13(7)：1552-1559, 2016
14) Moss AJ, Schuger C, Beck CA et al：Reduction in inappropriate therapy and mortality through ICD programming. N Engl J Med 367(24)：2275-2283, 2012
15) Izquierdo M, Ruiz-Granell R, Ferrero A et al：Ablation or conservative management of electrical storm due to monomorphic ventricular tachycardia：differences in outcome. Europace 14(12)：1734-1739, 2012

III 不整脈

Q18 ●頻脈性不整脈 心室細動

回答：東海大学循環器内科　網野真理，吉岡公一郎

ポイント

- 電気的除細動抵抗性の心室頻拍/心室細動（VT/VF）には，抗不整脈薬（アミオダロン，ニフェカラント）を投与する．
- 難治性VT/VFの抑制には，短時間作用型の静注β遮断薬，あるいは左星状神経節ブロックを追加する．
- 低体温療法は，32〜34℃（mild hypothermia）で12〜24時間冷却する方法が推奨されている．
- 急性冠症候群では，下壁誘導の早期再分極異常によりVT/VFの発症を予測できる可能性がある．
- 心停止後の心臓カテーテル検査は，原則として虚血性心疾患が疑われる場合に適応となる．その他のモダリティーを用いて解明できる病態においては，第一選択とならない．

心肺蘇生のアルゴリズムについて教えてください

心停止は電気的除細動が必要な心室細動（VF）/無脈性心室頻拍（pulseless VT）と，電気的除細動が不要な無脈性電気活動（PEA）/心静止に分類されます[1]．電気ショックは二相性を用いて120〜200Jで最高3回まで行い，VFが持続する場合に抗不整脈薬（アミオダロン125mg，ニフェカラント0.1〜0.3mg/kg）を考慮します．一方，PEA/心静止に対しては胸骨マッサージとアドレナリン投与を繰り返しながら，心停止の原因を速やかに検索しましょう．心肺蘇生のアルゴリズムについては，日本循環器学会の「循環器医のための心肺蘇生・心血管救急に関するガイドライン（http://www.j-circ.or.jp/guideline/pdf/JCS2010kasanuki_h.pdf）」をご参照ください．

アミオダロン投与方法

治療を成功させるための秘訣（コツ）

初回投与：125mg/5％ブドウ糖液100mL/10minで静注
負荷投与：750mg/5％ブドウ糖液500mLを33mL/hrで6時間投与
維持投与：17mL/hrの速度で合計42時間投与

➤ 陰性変時作用，陰性変力作用を有する．
➤ 徐拍化作用および心抑制作用を有する薬剤と併用すると，洞性徐脈，洞停止，洞房ブロック，心停止など重篤な相互作用を発現する可能性がある．

> ▶注射薬では内服に比較して心毒性作用が強く発現する．
> ▶QT延長作用はニフェカラントより弱いが，QT延長をきたす薬剤との併用は注意が必要である．

ニフェカラント投与方法

治療を成功させるための秘訣（コツ）

初回投与：0.1～0.3 mg/kgで緩徐静注
維持投与：維持量として0.3～0.5 mg/kgを投与
- ▶不整脈の発生頻度をみながら，最長7日間をめどに持続投与を行う．
- ▶高度QT延長に伴うtorsade de pointesがみられる（承認時354例中3.1％）．
- ▶低K血症，低Ca血症，徐脈条件では，QTが延長しやすいため，血中K濃度を4.0～5.0 mEq/Lで維持する．
- ▶肝代謝70％，腎代謝30％のため，重篤な肝機能あるいは腎機能障害のある患者では，用量調節を要する．
- ▶QT間隔0.50秒で減量し，0.55秒で中止する．QT間隔0.55秒でMg製剤を投与し，抗頻拍ペーシングを行う．

Q 難治性のVT/VFはどうしますか？

A ときに電気的除細動および抗不整脈薬に治療抵抗性のVT/VFに遭遇することがあります．Nademaneeら[2]は，electrical stormの治療として当時のACLSプロトコールに準じた抗不整脈薬治療よりも交感神経を抑制する治療のほうが，治療成績が優れていることを報告しました．本邦においても難治性VT/VFの抑制には，短時間作用型の静注β遮断薬[3]や，左星状神経節ブロック[4]などの効果が報告されています．これらの治療は，交感神経活動の抑制がVT/VF制御に重要な役割をはたすことを示しています．この際，可能であれば**経皮的心肺補助装置（PCPS）**を積極的に併用することで，重篤な蘇生後脳症を回避することができます．

左星状神経節ブロックの方法について図1に提示します．星状神経節は解剖学的に，頸部交感神経節が上頸・中頸・下頸神経節に分岐したうちの，下頸神経節に含まれます．左星状神経節は左室心表面に分布する交感神経線維の上流にあり，これを遮断することでQT短縮と不応期の不安定性を改善させ，抗不整脈効果が得られます．実際，QT延長症候群の治療として左星状神経節を切除すると，QT時間のばらつきが改善することが知られています．一方，麻酔科領域においては，ペインコントロールを目的として右側頸部アプローチによる右星状神経節ブロックが行われることが一般的です．しかし病態心に対する右星状神経節のみの片側ブロックは，

星状神経節ブロックの手技に関しては，一度習得すれば心肺蘇生の現場でも比較的安全に行うことができる．まず23Gディスポ注射器に局所麻酔薬（1％リドカイン，1％メピバカイン，0.25％ブピバカインなど）を10 cc準備する．

A．術者は患者の頭側に立ち，患者の頸部を軽度後屈させて下顎挙上のポジションとした後，左頸部穿刺部位の清潔処理を行う．
B．左示指・中指・環指で胸鎖乳突筋と内頸動脈を左外側に圧排する．
C．輪状軟骨の高さで血管を穿刺しないように第6頸椎横突起基部をめがけて穿刺する．
D．皮膚表面から10〜15 mmの深さで横突起に到達する．針をわずかに引き抜き，血液の逆流がないことを確認しながら5 ccずつ浸潤麻酔を行う．

※ブロックの効果として，麻酔から5分前後で左顔面のホルネル徴候が出現する．心肺停止では元来，瞳孔が散大しているため左側の瞳孔のみが縮瞳する様子を観察しやすい．ブロックが終了したら，穿刺部位を指で軽く圧迫する．

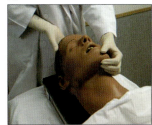
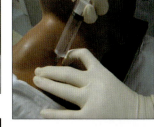
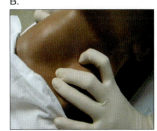
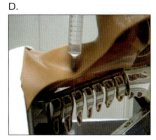

図1　左星状神経節ブロック施行法

左右心表面の再分極時間のばらつきをより大きくし，催不整脈作用が生じるため決して行ってはなりません．

Q　蘇生後の治療について教えてください．低体温療法は全例で必要ですか？

低体温の程度は32〜34℃（mild hypothermia），28〜31.9℃（moderate hypothermia），11〜27.9℃（deep hypothermia），6〜10.9℃（profound hypothermia），6℃未満（ultra profound hypothermia）に分類されます．2002年にThe Hypothermia After Cardiac Arrest Study Groupによって報告された検討によると，VFによる心停止患者に対して**32〜24℃の低体温療法を24時間**施行した群では死亡率が低下し，神経学的な予後が良好でした[5]．これらの結果から米国心臓協会（American Heart Association：AHA）は，VFから心拍再開を得られた昏睡状態の全患者に対して低体温療法を推奨し（Class I，LOE B）[6]，mild hypothermiaで12〜24時間冷却する方法が普及しました．我が国においては2005〜2009年までの間に心原性心停止をきたした452人の成人患者（JCS 200〜300）を対象に，低体温療法の効果を検討したJ-PULSE HYPO studyがあります[7]．目標体温は33.9±0.4℃，冷却維持期間は31.5±13.9時間，大動脈バルーン・パンピング（IABP）使用率は40.1％，PCPS使用率は22.6％でした．その結果，1ヵ月生存は80.1％，**神経学的予後良好群は55.3％**と高率でした．

しかしながら低体温療法には，いくつかの合併症があります．循環・呼吸，腎代謝・電

解質，内分泌・代謝，感染・免疫，凝固線溶系などにおける種々の生体反応が抑制されることで様々な合併症を生じます．なかでも低血圧や徐脈など心血管系の抑制作用や，貪食能低下に伴う敗血症の有害事象は少なくありません[8]．我が国では難治性VT/VFおよび急性冠症候群（ACS）管理において，他に類を見ないIABP/PCPS使用率ですが，これは感染症や凝固異常のリスクを増し，低体温療法による治療効果が相殺されてしまう可能性があります．低体温療法中にシバリングが起こると，代謝が亢進し酸素消費量が増加するため，鎮静薬と筋弛緩薬が必要となりま

す．これにより痙攣がマスクされてしまい，十分な抗てんかん薬が投与されないという問題点もあります．目標体温を何度に設定するか，何時間施行するかといったプロトコールは標準化されていないため，実臨床では「**高体温を避ける**」ことに主眼をおいたnormothermiaの概念を取り入れる医師も増えてきました．しかしながら低体温療法が良好な脳機能予後を得るための有用な手段であることには変わりはなく，合併症を回避できそうな症例では導入を検討することが好ましいと考えます．

Q ACSが疑われた場合のVF管理はどうしますか？

急性心筋梗塞（AMI）治療におけるpexelizumab（C5補体抗体）の有効性を検証する多施設臨床試験（Assessment of Pexelizumab in Acute Myocardial Infarction, APEX-AMI）のサブスタディでは，ST上昇型MI（STEMI）5,745症例のうち329症例（5.7％）にVT/VFが認められました[9]．STEMI発症後48時間以内に合併した症例は282例（4.9％）で，経皮的冠動脈インターベンション（PCI）前にVT/VFを呈した症例は205例（3.6％）でした．筑波大学からの報告では，AMI連続220症例において発症後48時間以内にVT/VFを合併した症例は21例（10％）でした[10]．従来の海外の報告[11,12]と比べると高い発症率ですが，対象患者数が少ないこと，重症合併症の相違，病院前自動体外式除細動施行率の低さなどが関与していると考察されています．彼らの報告の新規性は，VT/VF発生に対する**独立した危険因子**として**早期再分極異常**の存在を明らかにしたことです．心電図から得られる特徴として，下壁誘導における①J点上昇（≧0.1 mV），②J点上昇（≧0.2 mV），③ノッチ形状，④水平／降下型ST部分を伴った早期再分極変化，が関連していました．

心電図はすべての患者で施行される初期検査ゆえ，早期再分極異常にも着目することはVT/VFを予測する有用な手段です．リスクが高いと判断された場合は，血清K値≧4 mEq/L，Mg値≧2.0 mg/dLを目標として電解質の安定化に努め，可及的速やかに虚血の解除を行いましょう．VT/VFに対しては，電気的除細動，抗不整脈薬（アミオダロン125 mg，ニフェカラント0.1～0.3 mg/kg）で迅速に対応してください[13]．

Q 冠動脈造影（CAG）は全例で必要ですか？

A 我が国で植込み型除細動器（ICD）の適応となったVT/VF 1,075例の原疾患を精査すると，虚血性心臓病は約30%とそれほど多くありません．その他の疾患には，心筋症，不整脈原性右室心筋症，心臓手術後，心サルコイドーシスなどの器質的構造異常を有する心臓病があります．一方，Brugada症候群，QT延長症候群，カテコラミン感受性多形性心室頻拍などプライマリーな不整脈疾患も多数含まれます[14]．非心原性の要因としては，頭蓋内出血，筋強直性ジストロフィー，慢性腎不全患者の電解質異常，内分泌疾患，薬物中毒などが挙げられます．

CAGは冠動脈疾患の診断に有用ではありますが，比較的侵襲度の高い検査であることを認識しなければいけません．カテーテル操作自体でVT/VFが発生することもあり，特にカテーテルの先端が左右冠動脈にwedgeした場合，conus branch wedge positionで造影した場合は，不整脈発生の可能性が高まります．それゆえ心電図，負荷心電図，心臓超音波検査，核医学検査，冠動脈CT，心臓MRIなどのモダリティーを用いて解明できる病態においては，必ずしも全例でCAGを必要としません．相対的禁忌（急性腎不全，活動性消化管出血，原因不明の感染症，急性期脳卒中など）を有する事例では，その是非について慎重に検討してください．

心臓カテーテル検査は原則として，虚血性心疾患（狭心症，心筋梗塞，冠動脈起始異常，冠動脈瘤閉塞など）が疑われる場合に適応があります．検査目的は冠動脈の形態情報の収集ですが，冠攣縮性狭心症においては薬物（エルゴノビンまたはアセチルコリン）により血管機能を評価することも可能です．緊急CAG/PCIの必要性については，来院時心電図にてST上昇型と非ST上昇型で大きく分かれます．STEMIでは発症3時間以内かつfirst medical contactからPCIデバイス時間90分以内を目標と定めています[13]．**発症3時間以上〜12時間以内**のものは原則として緊急CAGを検討します．心原性ショックまたは進行した左心不全の場合，発症36時間以内かつショック発現から18時間以内ではPCIあるいは外科手術を検討します．

Q 再発防止のための薬物治療はどうしますか？

急性期のアミオダロン，ニフェカラントの維持投与量は前述した通りです．7日間以上にわたる注射薬の継続投与を要する場合は，経口薬への移行を検討しましょう．基礎心疾患の有無で選択肢が異なりますが，ICDの併用も考慮します．

1．基礎心疾患がある場合

基礎心疾患あるいは低心機能例での長期予後は不良であることから，ICDを検討します．薬物治療は経口アミオダロンが多く用いられますが，ベプリジル，ソタロールが選択されることもあります．重症心不全では，β遮断薬，ACE阻害薬，抗アルドステロン薬の併用を積極的に行いましょう．

2．基礎心疾患がない場合

先天性QT延長症候群は，β遮断薬が効果

的です．Brugada症候群に対しては，キニジン，シロスタゾール，ベプリジルが有効であったとの報告がありますが，その再発予防効果は確立していません．カテコラミン誘発性多型性心室頻拍ではβ遮断薬を積極的に投与し，ハイリスク群ではCa拮抗薬の追加投与も検討しましょう．なお，左室または右室流出路起源のVTでは，カテーテルアブレーションにより高い確率で根治が期待できます．薬物治療は，左室流出路起源でβ遮断薬，右室流出路起源でCa拮抗薬を選択します．

TOPICS

救急現場でのアミオダロン緩徐静注法は現実に即さない面もあることから，我が国でもAHAガイドラインに基づいて

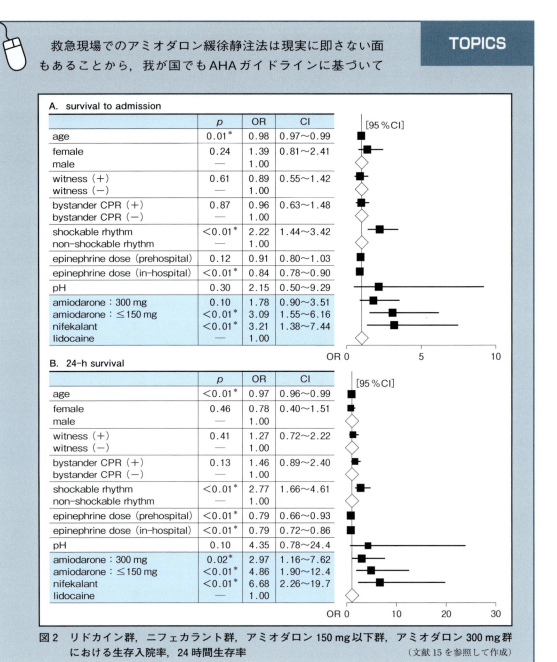

図2　リドカイン群，ニフェカラント群，アミオダロン150 mg以下群，アミオダロン300 mg群における生存入院率，24時間生存率
（文献15を参照して作成）

「初回投与に300 mg急速静注」を行っても良いと定められた（2013年）．その結果，初回投与方法に関して125 mg/10 min緩徐投与，300 mgボーラス投与に加えて150 mgボーラス投与など複数の投与法が混在することとなった．

SOS-KANTO（Survey of Survivors after Cardiac Arrest in the Kanto Area）2012 study多施設共同観察研究では，アミオダロン初回投与量における効果の違いを明らかにするべく，電気的除細動抵抗性のVT/VF 1,433例を抽出し，抗不整脈薬（ニフェカラント・アミオダロン・リドカイン）を単剤で使用した500例を対象に，生存入院および24時間生存を検討した[15,16]．その結果，ニフェカラントとアミオダロン低用量群（125 mg/10 min緩徐投与，150 mgボーラス投与）における成績が優れており，一方，リドカインおよびアミオダロン300 mg急速静注は第一選択として好ましくない可能性が示された（図2）．

[文　献]

1) 循環器医のための心肺蘇生・心血管救急に関するガイドライン（2009年改訂版）
2) Nademanee K, Taylor R, Bailey WE et al：Treating electrical storm：sympathetic blockade versus advanced cardiac life support-guided therapy. Circulation 102：742-747, 2000
3) Miwa Y, Ikeda T, Mera H et al：Effects of landiolol, an ultra-short-acting beta1-selective blocker, on electrical storm refractory to class III antiarrhythmic drugs. Circ J 74：856-863, 2010
4) Amino M, Yoshioka K, Morita S et al：Is the combination therapy of IKr-channel blocker and left stellate ganglion block effective for intractable ventricular arrhythmia in a cardiopulmonary arrest patient? Cardiol J 14：355-365, 2007
5) Hypothermia after Cardiac Arrest Study Group：Mild therapeutic hypothermia to improve the neurologic outcome after cardiac arrest. N Engl J Med 346：549-556, 2002
6) Peberdy MA, Callaway CW, Neumar RW et al：Part 9：post-cardiac arrest care：2010 American Heart Association Guidelines for Cardiopulmonary Resuscitation and Emergency Cardiovascular Care. Circulation 122：S768-S786, 2010
7) Yokoyama H, Nagao K, Hase M et al：Impact of therapeutic hypothermia in the treatment of patients with out-of-hospital cardiac arrest from the J-PULSE-HYPO study registry. Circ J 75：1063-1070, 2011
8) Oommen SS, Menon V：Hypothermia after cardiac arrest：beneficial, but slow to be adopted. Cleve Clin J Med 78：441-448, 2011
9) Mehta RH, Starr AZ, Lopes RD et al；APEX AMI Investigators：Incidence of and outcomes associated with ventricular tachycardia or fibrillation in patients undergoing primary percutaneous coronary intervention. JAMA 301：1779-1789, 2009

10) Naruse Y, Tada H, Harimura Y et al：Early repolarization is an independent predictor of occurrences of ventricular fibrillation in the very early phase of acute myocardial infarction. Circ Arrhythm Electrophysiol 5：506-513, 2012
11) Piccini JP, Berger JS, Brown DL：Early sustained ventricular arrhythmias complicating acute myocardial infarction. Am J Med 121：797-804, 2008
12) Gheeraert PJ, De Buyzere ML, Taeymans YM et al：Risk factors for primary ventricular fibrillation during acute myocardial infarction：a systematic review and meta-analysis. Eur Heart J 27：2499-2510, 2006
13) ST上昇型急性心筋梗塞の診療に関するガイドライン（2013年改訂版）
14) 心臓突然死の予知と予防法のガイドライン（2010年改訂版）
15) Amino M, Inokuchi S, Nagao K et al：Nifekalant Hydrochloride and Amiodarone Hydrochloride Result in Similar Improvements for 24-Hour Survival in Cardiopulmonary Arrest Patients：The SOS-KANTO 2012 Study. J Cardiovasc Pharmacol 66：600-609, 2015
16) Amino M, Inokuchi S, Nagao K et al：Does antiarrhythmic drug during cardio-pulmonary resuscitation improve the one-month survival：The SOS-KANTO 2012 study. J Cardiovasc Pharmacol 68：58-66, 2016

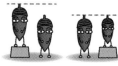

III 不整脈

Q19 ●頻脈性不整脈
torsades de pointes（倒錯型心室頻拍）

回答：東京医科大学病院 循環器内科学講座 小林紘生, 矢崎義直

ポイント

- 多形性心室頻拍を見たら，停止時のQT延長の有無をチェックする．
- torsades de pointesの背景には必ずQT延長があるため，先天性であるのか後天性であるのかをきちんと見極めることが重要である．
- 先天性QT延長症候群である場合には，遺伝子診断の適応も含め循環器内科医への紹介が望ましい．
- 後天性QT延長症候群の原因薬剤として向精神薬や抗菌薬などがあり，内服薬とその副作用の確認を必ず行う．

Q torsades de pointesとは何ですか？

 torsades de pointesとは多形性心室頻拍の一型です．多形性心室頻拍は虚血性心疾患や心不全などに伴って起きるものと，明らかに器質的心疾患を認めないBrugada症候群やカテコラミン誘発多形性心室頻拍によって起きるものがあります．多形性心室頻拍のなかで，特にQT延長を伴うものをtorsades de pointesといいます（図1）．

torsades de pointesの特徴は心電図上の独特なQRS波形（図2）であり，基線を中心に捻れるような波形を示すことから"twisting of pointes"ともよばれます．torsades de pointesの心室レートは160〜250 bpm，RR間隔は不整で，5〜20拍ごとにQRS軸が180°変化します．

torsades de pointesは通常，持続時間は短く自然停止しますが，原因を除去しないと再発することも多く，心室細動や心臓突然死のリスクとなります[1,2]．

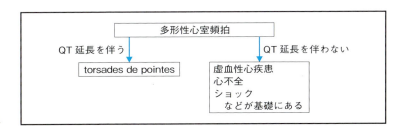

図1 torsades de pointesとは

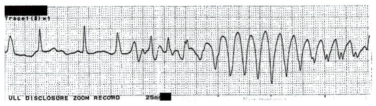

図2　torsades de pointesの心電図波形

Q 原因は何ですか？

A 原因はQT延長で，先天性と後天性に分けられます．再分極異常によりQT間隔が延長し，T波のタイミングで心室期外収縮（早期後脱分極）が生じることでひき起こされます．後天性QT延長に関しては後述しますが，抗不整脈薬などの薬剤や電解質異常が原因となります．先天性QT延長症候群ではいくつかの原因遺伝子が特定されており，遺伝子診断が治療方針の決定に重要となることがあります．QT延長は原因遺伝子によってタイプ別に分かれています．頻度としてはLQT 1（40～55 %），LQT 2（35～45 %），LQT 3（8～10 %）でほとんどを占めます．LQT 1では水泳などの運動，LQT 2では目覚まし時計のアラーム音などの情動，LQT 3では睡眠時・安静時にそれぞれtorsades de pointesを起こしやすいとされています（図3）．

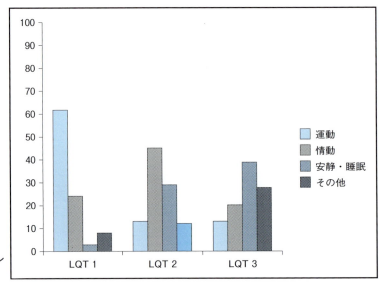

図3　遺伝子型別の不整脈イベントの原因

QT延長をきたしやすい病態はありますか？

最もQT延長をきたしやすい病態として，低カリウム血症・低マグネシウム血症などの電解質異常が挙げられます．低マグネシウム血症と低カリウム血症はしばしば並存します．

心不全状態では，利尿薬の影響で低カリウム血症や低マグネシウム血症が生じやすく，QT延長のリスクとなります．心筋梗塞の急性期〜亜急性期にもQT延長を認めることがあります．また抗不整脈薬はQT間隔を延長させるだけでなく，徐脈傾向となるためQT延長を助長させます．抗不整脈薬投与中は常に心電図に注意を払わなければいけません．

QT延長をきたしやすい薬剤はありますか？

QT延長をきたす薬剤の多くは，カリウムチャネル遮断，特にI_{Kr}遮断作用をもつ薬剤です．そのメカニズムは，外向きのカリウムチャネルをブロックし，再分極時間を延長します．細胞外液のカリウム濃度が低下するほどI_{Kr}遮断薬はその作用を増すため，低カリウム血症があるとさらにQT延長をきたしやすくなります．またI_{Kr}遮断薬はreverse use dependent（活動電位持続時間の延長）を有するため，徐脈になると作用が増強され，さらにQTが延長します．そのほか，QT延長をきたしやすい病態・薬剤を表1に示します[3,4]．

近年，一部の後天性QT延長患者では，潜在的に遺伝子の異常を認めることがあるとわかってきました．このような患者に，I_{Kr}遮断作用のある薬剤の服用などの増悪因子が加わった場合にQT延長が顕在化し，torsades de pointesを発症することがあります．このため後天性QT延長症候群を疑う場合でも，遺伝子検査を検討する必要があります．

治療法について教えてください

 1．急性期治療（図4）

a）先天性QT延長症候群

血行動態が破綻している場合は，すぐに体外式除細動を行います．薬物療法としては，マグネシウムの静注がtorsades de pointesの停止および急性期の再発予防として有効です．徐脈が発作の誘因となっている場合は一時的ペーシングも効果的です．再発予防の基本はβ遮断薬ですが，徐脈の原因となる場合もあり注意が必要です．後天性QT延長症候群ではイソプロテレノールによる心拍数増加も有効な場合がありますが，先天性QT延長症候群ではtorsades de pointesを起こす原因となります．そのほか電解質，特にカリウムの補正は積極的に行います．

b）後天性QT延長症候群

血行動態が破綻している場合は，こちらもすぐに体外式除細動を行います．基本的に先

表1　QT延長症候群の原因

先天性	
Jevell and Lange-Nielsen症候群	
Romano-Ward症候群	
特発性	
後天性	
●代謝異常	●抗ヒスタミン薬
低カリウム血症	ヒドロキシジン
低マグネシウム血症	●抗がん剤
低カルシウム血症	アムルビシン・ダウノルビシンetc
甲状腺機能低下症	●消化性潰瘍治療薬
●徐脈	モサプリド・ラニチジン・ファモチジンetc
洞不全症候群	●利尿薬
房室ブロック	フロセミド・トリクロルメチアジド
●抗不整脈薬	●アルツハイマー型認知症治療薬
キニジン・プロカインアミド・ソタコール	ドネペジル
アミオダロン・ベプリジルetc	●その他
●抗菌薬	心筋梗塞・心筋症・心筋炎・心不全
エリスロマイシン・クラリスロマイシン	頭蓋内疾患
スパルフロキサシン・メトロニダゾールetc	HIV感染症
●抗精神病薬	低体温etc
ハロペリドール・クロルプロマジンetc	

（文献3，4を参照して作成）

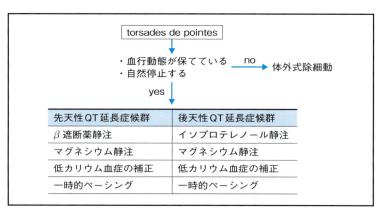

図4　急性期治療

天性QT延長症候群の治療と同様ですが，後天性で原因薬剤などがある場合には原因薬剤を中止します．またイソプロテレノールによる心拍数の増加がtorsades de pointes予防として有効です．

2．慢性期治療（表2）

a）先天性QT延長症候群

薬物治療としてはβ遮断薬が第一選択となり，特にLQT 1/LQT 2では第一選択薬となります．β遮断薬抵抗性の症例やLQT 3

表2 慢性期治療

先天性QT延長症候群	後天性QT延長症候群
β遮断薬（LQT1/LQT2）	原疾患の治療
メキシレチン（LQT3）	原因薬物の除去
植込み型除細動器	植込み型除細動器

ではメキシレチンが有効との報告もあります．非薬物治療としては植込み型除細動器が挙げられ，心肺停止蘇生後症例では積極的な適応となります．

b) 後天性QT延長症候群

原則的には，原疾患や原因薬物の除去を行います．患者背景などを考慮し，再発の危険性が示唆された場合には植込み型除細動器を考慮する必要もあります[5,6]．

[文　献]

1) El-Sherif N, Turitto G：Torsade de pointes. Curr Opin Cardiol 18：6-13, 2003
2) Passman R, Kadish A：Polymorphic ventricular tachycardia, long Q-T syndrome, and torsades de pointes. Med Clin North Am 85：321-341, 2001
3) Haverkamp W, Breithardt G, Camm AJ et al：The potential for QT prolongation and proarrhythmia by non-antiarrhythmic drugs：clinical and regulatory implications. Report on a policy conference of the European Society of Cardiology. Eur Heart J 21：1216-1231, 2000
4) Yap YG, Camm AJ：Drug induced QT prolongation and torsades de pointes. Heart 89：1363-1372, 2003
5) Roden DM, Woosley RL, Primm RK：Incidence and clinical features of the quinidine-associated long QT syndrome：implications for patient care. Am Heart J 111：1088-1093, 1986
6) Khan IA：Long QT syndrome：diagnosis and management. Am Heart J 143：7-14, 2002

Ⅲ 不整脈

Q20 ●頻脈性不整脈
失 神

回答：昭和大学循環器内科　小林洋一（こばやしよういち）

ポイント

- 心原性失神の病歴の診断ポイントは，前兆がないこと，臥位でも発症すること，基礎心疾患の有無である．
- 心電図異常，心エコー図異常を伴う場合は入院が必要である．
- 神経調節性反射性失神を疑った場合は，ヘッドアップチルト試験を行うことが望ましい．
- 心原性を疑ったら，植込み型ループレコーダを早めに用いるべきである．
- ブルガダ症候群，J波症候群は心原性失神ばかりでなく神経調節性反射性失神も伴いやすいので，ヘッドアップチルト試験を含めた精査が必要である．

Q 心原性失神を疑わせる病歴・所見について教えてください

失神の患者が来院したら，次の心原性失神の臨床所見があるかをチェックします．まず，65歳を超えていたら，それ自体が心原性失神の危険因子です．心臓病の既往は心原性失神を考慮します．そして，失神の詳細な現病歴を聴取し，失神の**前兆**があったかを聞き，**なければ心原性失神を疑います**．前兆がある場合は，吐き気や嘔吐，便意，腹痛など消化器症状があれば，神経調節性反射性失神が考えられます．**運動時や臥位**での失神は，心原性失神を疑います．ただし，**運動直後**の失神は神経調節性反射性失神も考慮します．

失神時の**動悸**も大切な心原性失神の症状です．しかし，神経調節性反射性失神でも血圧低下に伴い洞性頻拍になり，それを動悸と自覚する症例もいますので注意が必要です．

病歴から，心疾患の既往があるか，**突然死の家族歴**もある場合は心原性失神の可能性が高くなります．しかし，心疾患を有しても，約半数が神経調節性反射性失神であったとする報告もあり，注意深い診断を要します[1]．その他，初期検査で**異常心電図**（後述），心拡大などの**心不全所見**，**高度貧血**，**電解質異常**などを認めたら心原性失神を疑い入院が必要です．

Q 心原性失神の検索の進め方について教えてください

初期検査としては，詳細な病歴，心電図，胸部X線，血液生化学検査，active standingを含めた血圧測定を施行します．次に，必要に応じて，**ヘッドアップチル**

ト試験，ホルター心電図，体外式ループレコーダ，心エコー図検査，運動負荷試験，胸部CT検査，冠動脈造影，心臓電気生理検査を行います．この時点でも，1/4は原因が不明です．この場合で，**植込み型ループレコーダ（ILR）** が適応となります．もっと早い時点で，再発性失神と危険群の失神はILRを植込んでも良いと最近は考えられています．2016年9月から，超小型ILR（Reveal LINQ）が保健収載となり，ILRの使用は容易となっています[2]．

心電図で見るポイントは何ですか？

失神患者における心電図記録は大変重要です．ガイドライン[2,3]でも以下の所見があった場合には，ただちに入院が必要としています．

- **非持続性心室頻拍**
- **二束ブロック，他の心室内伝導異常**（QRS幅 120 ms以上）
- 薬物，あるいはトレーニングによらない不適切な**洞徐脈**あるいは**洞房ブロック**
- **早期興奮QRS波**
- **延長あるいは短縮QT間隔**
- **ブルガダ型心電図変化**，（J波，早期再分極）
- **不整脈原性右室心筋症（ARVC）** を推測する心電図変化（右側胸部誘導陰性T，ε波，遅延電位）

心エコー図で見るポイントは何ですか？

心原性失神を生じる心疾患を有しているかを**心エコー図**で判断します．例えば，**大動脈狭窄症**に失神を伴うことはよく知られていて，それは予後悪化の指標でもあります．**急性心筋梗塞や虚血**はもちろん，徐脈や頻脈の出現でも失神を生じますし，梗塞自体が機械受容器を刺激して神経調節性反射性失神を伴いやすくします．**肥大型閉塞性心筋症**も運動時に圧較差が増大し，心拍出量が低下して失神を生じ，突然死に至る症例もいます．**心臓腫瘍**においても，**心臓粘液腫**は僧帽弁口に嵌頓して心拍出量が低下し，失神の原因となります．冠動脈起始異常は運動時に失神を生じうるし，**人工弁機能不全**も失神を生じます．これらはすべて，心エコー図が有用です．また，**肺塞栓症や肺高血圧症**も失神を惹起しますが，これも右心負荷を心エコー図で確認することで把握できます．

ヘッドアップチルト試験が必要な場合はありますか？

ヘッドアップチルト試験が必要な理由と問題点は次の4つです．①神経調節性反射性失神の積極的診断は，ヘッドアップチルト試験でのみ可能です．それ以外は，ILRによる発作時の心電図で推測するか，いずれにしろ消去法での診断になります．ヘッ

ドアップチルト試験で誘発され，それが**自然失神発作**と同様であると神経調節性反射性失神と診断されます．②心原性失神といえども，反射の関与が多くの例であります．例えば頻脈による失神には必ずしも心拍出量が関係するわけではなく，血圧維持のための反射の障害が関与することもあります．上室性頻拍症で失神を生じる症例は，非失神例に比較して頻拍数に関係せず，非発作時のヘッドアップチルト試験陽性となる症例に失神例が多いと報告されています[4]．また，心原性失神と神経調節性反射性失神の合併もあります．徐脈による失神で永久的ペースメーカ植込み後も失神を繰返す例や，**ブルガダ症候群**，**早期再分極症候群**と神経調節性反射性失神の合併例などがそれです[5~7]．③また，失神例にホルター心電図や体外式ループレコーダを撮ると，かなりの症例で不整脈を認めます．しかし，それが失神の原因と同定ができない場合には，ヘッドアップチルト試験を施行して神経調節性反射性失神の診断をつけることも必要となります．④ヘッドアップチルト試験の問題点としては，短期間の再現性は高いのですが長期の再現性が低く，それ故，薬効評価や治療効果判定に用いることには限界があります．しかし，現段階で治療効果を評価する方法がないのも事実です．繰返し陽性になるようなら明らかに判定できますが，陰性だからといって自然発作が起きないとはいえません．しかし，陰性であることは，神経調節性反射性失神が生じにくくなっている可能性はありますので，我々はそれを評価しています．いずれにしても，最も予後不良の心原性失神の存在を確認するためにもヘッドアップチルト試験は必要です．

Q 電気生理検査が必要な所見は何ですか？

A 電気生理検査（EPS）は徐脈の誘発，例えば洞不全症候群や房室ブロックの診断に有用です．また，頻拍の誘発による診断にも用います．ブルガダ症候群における心室細動の誘発の評価は分かれるところですが，心室細動の誘発にはEPSが有用です．

Q ILRが適応となるのは，どのような時ですか？

A 初期評価で失神の原因が明らかにならなかった場合，ヘッドアップチルト試験，ホルター心電図，心エコー図検査，運動負荷試験，胸部CT検査，冠動脈造影，EPSを施行しますが，それでも診断がつかない場合はILRを植込みます[8]．しかし，近年のガイドラインでは，もっと早い段階で植込むことを推奨しています[3]．具体的には，観血的検査を行う前に植込むことも考慮してよいでしょう．ただし，治療機器ではないので，高リスクの場合は**治療デバイス**とどちらを選択するかは熟慮することが必要です．

Q ブルガダ症候群,J波症候群を疑った場合はどうしますか?

A ブルガダ症候群やJ波症候群(早期再分極症候群)において,失神は重要な症状で,欧米では早くから突然死の危険因子とされており,日本のガイドラインでもICD植込みの基準の一つとして挙げられています.一方,これらの症候群には神経調節性反射性失神も伴いやすいことが報告されています[5~7].よって,致死性不整脈を記録されていない失神例には,EPSとともに,ヘッドアップチルト試験も行うよう勧められます.

[文　献]

1) Alboni P, Brignole M, Menozzi C et al：Diagnostic value of history in patients with syncope with or without heart disease. J Am Coll Cardiol 37(7)：1921-1928, 2001
2) Inoue H：Guideline for Diagnosis and Management of Syncope (JCS2012). Circulation Journal, 2012
3) Moya A, Sutton R, Ammirati F et al：Guidelines for the diagnosis and management of syncope (version 2009)：the Task Force for the Diagnosis and Management of Syncope of the European Society of Cardiology (ESC). Eur Heart J 30(21)：2631-2671, 2009
4) Leitch J, Klein G, Yee R et al：Syncope associated with supraventricular tachycardia：An expression of tachycardia rate or vasomotor response. Circulation 85：1064-1071, 1992
5) Yokokawa M, Okamura H, Noda T et al：Neurally mediated syncope as a cause of syncope in patients with Brugada electrocardiogram. J Cardiovasc Electrophysiol 21(2)：186-192, 2010
6) Bartczak A, Lelonek M：Early repolarization variant in syncopal patients referred to tilt testing. Pacing Clin Electrophysiol 36(4)：456-461, 2013
7) Chiba Y, Minoura Y, Onishi Y et al：J-Wave in Patients With Syncope. Circ J 79(10)：2216-2223, 2015
8) Onuki T, Ito H, Ochi A et al：Single center experience in Japanese patients with syncope. J Cardiol 66(5)：395-402, 2015

III 不整脈

Q21 抗不整脈薬の使い方
抗不整脈薬

回答：東京都健康長寿医療センター 循環器内科　石山泰三（いしやまたいぞう）

ポイント

- 抗不整脈薬の代謝経路により，腎機能障害や肝機能障害例では投与量の調整が必要となる．
- 抗不整脈薬治療は，原則的には単剤による治療が基本．
- 複数の抗不整脈薬を併用する際には，心電図所見やバイタルサインの変化に厳重な注意が必要である．

Q 腎不全における抗不整脈薬の使い方を教えてください

抗不整脈薬には，主な代謝経路が腎臓である薬剤も多く存在します．副作用軽減のため腎機能を評価して，投薬量を調整する方法があります．一日の投与回数や一回の投与量を減らすなどして，1/2〜1/5量に減量して投与を行います[1,2]．心房細動発作時の頓用などで，あらかじめ有効性がわかっている薬剤であれば，通常量を頓用（pill in the pocket）として処方することもあります[3]．

最近は，腎機能障害は採血結果にておおよそのGFRを予想することができ，このGFRが50 mL/minを下回ると，腎機能障害があることが予想されます．腎機能が正確に評価できない場合には，尿中の微量蛋白を計測する方法，合併症に糖尿病や高尿酸血症がある際には，腎機能が障害されていると推測して対処する方法などがあると考えられます．血清K値が正常範囲を超えている場合などは，GFRが10 mL/min以下となっている可能性もあり，注意が必要です．

腎機能障害時に腎を中心に排泄される薬剤を使用すると，その薬剤の血中濃度が上昇したり，薬剤中止後も高い血中濃度が遷延します．抗不整脈薬の血中濃度が上昇すると，心機能の低下や，極端な徐脈となって心不全を発症したり，致死性の頻脈性不整脈を誘発することがあるので，注意しましょう．

代謝経路の異なる代替薬がある場合には，その薬剤を用いて治療を継続する方法が賢明ですが，代替薬がないときには，投与量を1/2〜1/5に減らして調整し，使用する方法も有用です．血中濃度を定期的に測定することや，心電図を記録して，心拍数の変化やPQ時間，QRS幅やQT時間などを定期的に計測したり，心電図モニターにて随時観察することが患者管理に必要です．はからずも過量投与となってしまったら，拮抗薬が用意できる場合にはそれを利用します．透析性がある薬剤であれば，過量投与時に緊急透析ができるよう，専門のスタッフに声をかけておくことも重要です．患者管理上も，突然の徐脈など普段と異なる病状に陥った場合には，薬剤の過量投与をまず念頭に置いて対処しましょう．

Q 肝障害における抗不整脈薬使用の注意点を教えてください

A 活動性の肝炎などで肝機能を血液データでモニターできる場合は，肝代謝となる薬剤を他の薬剤に変更したり，腎不全時と同様，最初から投薬量を減量しておくなど，適切な対処を行います[2]．しかし，肝機能障害の程度によっては，採血結果だけでは評価できない例も日常経験されます．腎不全時と同様，定期的に心電図を記録し，血圧の変動やモニター波形をチェックするなど患者管理を怠らない姿勢が重要です．

肝硬変例では，代償性に脾機能の亢進をきたすため，血小板数を評価することにより残存した肝機能を推測したり，血中の蛋白合成能が低下するため，総蛋白値を評価して肝機能を推測する方法があると思います．

また，血中アルブミン量が低下するため，血液内で遊離型となっている薬剤が増えます．このため同等の投薬量でも薬効が強く出たり，副作用が出現することがあります．心電図波形を常にモニターし，心拍数の変化やPQ時間，QRS幅，QT時間をチェックし，前回記録との変化を確認したり，血圧の変動に注意を払いながら治療を進めていきます．

Q 抗不整脈薬の効果を簡便にモニターする方法を教えてください

A 心室期外収縮に対するβ遮断薬や，心房細動に対するリズムコントロール治療など，薬理作用を利用して不整脈治療を行う場合は，治療の標的とした不整脈について長時間心電図を用いることにより，治療効果を比較的簡便に評価することができます．標的とした不整脈が症候性であればなおのことです[3]．

無症候性の不整脈を標的に治療した場合，入院中の患者に対してはモニター管理を行って観察を続けるという方法が有用です．外来患者においては，来院のたびに12誘導心電図を（長めに）記録したり，定期的にホルター心電図を施行するなど，標的とした不整脈の出現についての精査を行います．

抗不整脈薬は，その薬理作用にNa^+チャネルやK^+チャネル，Ca^{2+}チャネルなどの遮断作用をもち，この作用により興奮伝播時間や活動電位持続時間が延長します．興奮伝播時間の延長によりQRS幅の延長をきたし，活動電位持続時間の延長によってQT時間が延長します．

心不全が悪化する場合には，心エコーにて心機能を評価し，採血でBNP値を確認し，胸部X線にて肺紋理の増強やcuffing sign，少量の胸水といった軽度の肺うっ血，心不全所見，安静時心電図でのT波の変化などをチェックすることにより，比較的短期間に不整脈イベントが起きたか，または近い将来不整脈イベントが出現しやすい状態か，または抗不整脈薬が影響したのかどうかについて，ある程度推測することもできると考えられます．

Q 心機能低下例における薬物選択の注意点について教えてください

A 抗不整脈薬は，ジギタリス剤以外，ほとんどすべての薬剤で心収縮能を低下させる作用を併せもちます．唯一，心機能を上げる薬理作用をもつものはジギタリス剤だけです[4]．しかしジギタリス剤は，副交感神経の賦活化を介して頻脈を治療するという薬理作用をもっているため，心不全の増悪を伴っている頻脈性不整脈のときには有効でない場合が多くみられます．

抗不整脈薬投与にて頻脈性不整脈を治療する場合には，投与の際の心機能低下により肺うっ血が増悪し，人工呼吸管理が必要となることが多いので注意が必要です．あえて抗不整脈薬を投与せず，直流通電にて洞調律化をはかることも時にありますが，直流通電に伴う心筋障害によって肺うっ血の増悪をきたし，人工呼吸管理となることもあります．事前に十分な血液の酸素化を行い，不整脈治療に介入するという方法が心機能低下例における不整脈治療の肝と考えられます．

Q 抗不整脈薬同士の併用療法について教えてください

A 臨床の現場で抗不整脈薬を併用する場面としては，一つに発作性心房細動に対してリズムコントロールを行いつつ，頻脈発作時のレートコントロールを行う方法があります[4]．この場合はリズムコントロールをⅠ群の抗不整脈薬，もしくはアミオダロンなどⅢ群薬で行い[5]，レートコントロールをⅡ群（β遮断薬）やⅣ群（Ca拮抗薬）の薬剤を併用して行いますが，過度の徐脈やQT延長などの心電図変化といった抗不整脈薬の副作用が起きていないか，注意が必要です．

Q 抗不整脈薬の催不整脈作用は，どのように予測できますか？

抗不整脈薬は，一般的に薬理作用としてNa$^+$チャネルやCa^{2+}チャネル，K$^+$チャネルをはじめとしたあらゆるチャネルに影響を及ぼします．Na$^+$チャネルを遮断する薬剤においては，12誘導心電図波形でQRS幅の延長をきたします．また，Ca^{2+}チャネルやK$^+$チャネルを修飾する薬剤では，QT時間の延長をきたします[5]．

こういった，QRS幅の延長やQT時間の延長をきたした場合には，催不整脈作用が現れる前兆ととらえ，期外収縮や心室頻拍，心室細動などの不整脈の出現に注意しましょう．

[文　献]

1) 志賀　剛：腎機能障害患者における抗不整脈薬の使い方．心電図 32：327-333, 2012
2) 杉　薫：肝腎機能障害患者における薬物療法の注意点と実際．Medical Practice 9：1193-1197, 1992
3) Flaker GC, Blackshear JL, McBride R et al：Antiarrhythmic drug therapy and cardiac mortality in atrial fibrillation. The Stroke Prevention in Atrial Fibrillation Investigators. J Am Coll Cardiol 20：527-532, 1992
4) Tanabe T, Takahashi K, Yoshioka K et al：Evaluation of disopyramide and mexiletine used alone and in combination for ventricular arrhythmias in patients with and without overt heart disease. Int J Cardiol 32：303, 1991
5) Jordaens LJ, Tavernier R, Vanmeerhaeghe X et al：Combination of flecainide and mexiletine for the treatment of ventricular tachyarrhythmias. Pacing Clin Electrophysiol 13：1127, 1990

IV 急性非代償性心不全（ADHF）

Q22 簡便な方法による循環動態の把握

回答：兵庫県立尼崎総合医療センター 循環器内科　佐藤幸人

ポイント

- 呼吸困難，頸静脈怒張，浮腫など簡単な臨床所見から病態把握と予後推定，治療効果判定が可能である．
- 収縮期血圧は低いほど予後不良である．
- 急性心不全治療における初期対応の目的は，「救命と血行動態の安定」であり，CS分類は救命治療を可能な限り早期に行うのに便利な概念である．
- 右心不全の症状が前面に出る左心不全は，予後不良で治療抵抗性のことが多い．

Q 心不全における身体所見のポイントは何ですか？

 心不全の他覚身体所見としては肺野での湿性ラ音聴取や，心音でのⅢ音，Ⅳ音聴取，頸静脈怒張などを認めます．しかし，これら身体所見単独では肺動脈楔入圧の上昇を50％しか検出できないことも報告されており，フラミンガム研究の心不全診断基準では表1のように自覚症状と他覚症状，身体所見を組合せて心不全の診断を行うことが提唱されています．

また，診断に用いられるこれらの身体所見は予後予測因子でもあり，例えばThe Studies of Left Ventricular Dysfunction (SOLVD)からは，頸静脈怒張とⅢ音ギャロップが予後と相関することが報告されています[1]．

表1　フラミンガム研究の心不全診断基準

大基準	大または小基準	小基準
・発作性夜間呼吸困難 ・頸静脈怒張 ・ラ音 ・胸部X線での心拡大 ・急性肺水腫 ・Ⅲ音ギャロップ ・中心静脈圧上昇（>16 cmH$_2$O） ・循環時間延長（≧25秒） ・肝・頸静脈逆流 ・剖検での肺水腫，内臓うっ血や心拡大	・治療に反応して5日間で4.5 kg以上の体重減少	・両足首の浮腫 ・夜間咳嗽 ・労作性呼吸困難 ・肝腫大 ・胸水 ・肺活量の低下（最大の1/3以下） ・頻脈（≧120 bpm）

「2つ以上の大基準」あるいは「1つの大基準と2つ以上の小基準」で心不全と診断

(McKee PA et al. N Engl J Med 285：1441-1446, 1971より引用)

急性心不全を予測する体重増加は，何キログラムですか？

 体重増加は心不全が悪化する場合，30日ほど前より増加し始め，心不全入院1週間前より増加が顕著になることが示されています[2]．この研究では2～5パウンド（1パウンド＝453 g）以上の増加が心不全入院のリスクであったので，数日間で2 kg以上の体重増加は要注意ということになります．ただし，体重増加が急性心不全の誘因にならず，血圧上昇が急性肺水腫の誘因になる場合は，体重増加を伴わずに数時間で状態が悪化するので注意が必要です．

CS（クリニカルシナリオ）分類の意義は何ですか？

急性期における臓器保護の概念も存在しますが，急性心不全治療における初期対応は，救命と呼吸困難の改善，臓器うっ血の改善を目指します．治療開始が遅れると予後が悪くなることが報告されており，病棟に搬入してから治療を開始するのではなく，救急室到着の直後より可能な限り早期に治療を開始します．治療の基本は，①酸素療法と，②血管拡張薬，強心薬，利尿薬を中心とした点滴注射薬投与です．多くの患者では収縮期血圧（SBP）が保たれているので，血管拡張薬と利尿薬が第一選択薬となります．しかし，SBPが90～100 mmHg以下の症例では，血管拡張薬はかえって臓器灌流を低下させる可能性が高いので使用は困難です．SBPが90～100 mmHg以下の患者，腎機能障害のある患者，右心不全症状の強い患者では，臓器灌流を維持し症状を改善するためには昇圧薬が必要であることが多くなります．CSは以上のような考え方を盛り込んだ初期治療概念です（表2）．

表2 CS（クリニカルシナリオ）1～3

CS 1	CS 2	CS 3
SBP＞140 mmHg	SBP 100～140 mmHg	SBP＜100 mmHg
・急激に発症する ・主病態はびまん性肺水腫 ・全身性浮腫は軽度：体液量が正常または低下している場合もある ・急性の充満圧の上昇 ・左室駆出率は保持されていることが多い ・病態生理としては血管性	・徐々に発症し体重増加を伴う ・主病態は全身性浮腫 ・肺水腫は軽度 ・慢性の充満圧，静脈圧や肺動脈圧の上昇 ・その他の臓器障害：腎機能障害や肝機能障害，貧血，低アルブミン血症	・急激あるいは徐々に発症する ・主病態は低灌流 ・全身浮腫や肺水腫は軽度 ・充満圧の上昇 ・以下の2つの病態がある 　①低灌流または心原性ショックを認める場合 　②低灌流または心原性ショックがない場合

Q 血圧,心拍数に予後予測能はありますか?

A 急性心不全,重症心不全においては,SBPが低いほど予後不良であることが複数のデータベースから報告されています.図1はOPTIMIZE-HFレジストリーからの報告です[3].しかし,心拍数については一定の見解を得ていません.図2は,Get With The Guidelines-Heart Failureレジストリーからの報告ですが,洞調律と心房細動では最もリスクの低い心拍数に差があります(心房細動のほうがやや多い)[4].また,いずれもJカーブであり,心拍数が低すぎても高すぎても予後不良です.

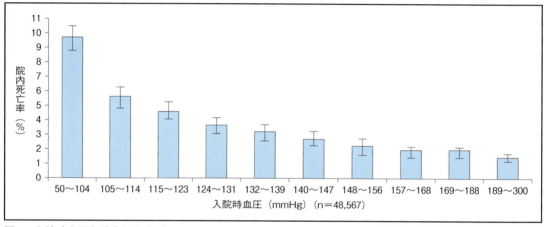

図1 入院時血圧と院内死亡率(from the OPTIMIZE-HF)
入院時血圧が低いと院内死亡率が高い.

(文献3より引用)

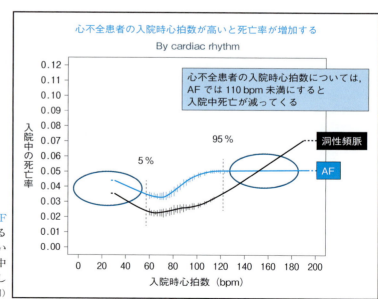

図2 入院時心拍数と死亡率
2005〜2009年にGWTG-HFに登録された心不全による入院患者145,221例について,入院時心拍数と入院中の死亡率について検討した.

(文献4より引用)

Q Nohria-Stevenson分類は，どのように使うのですか？

A 重症心不全の病態把握，リスク評価において簡便なものにNohria-Stevensonの分類があります[5]．この論文のなかで患者は簡単な臨床指標から（表3），うっ血の指標があるものをwet，ないものをdry，臓器低灌流の指標がないものをwarm，あるものをcoldと四群に分類されました（図3）．右心カテーテルのデータは452例中，50例から得られただけですが，wetのプロファイルであるB（wet-warm）とC（wet-cold）は，dryのプロファイルA（dry-warm）よりも肺動脈楔入圧が高く，wetがうっ血の概念であることがわかりました．また，coldのプロファイルC（wet-cold）は，warmのプロファイルA（dry-warm）とB（wet-warm）よりも心拍出量が少なく，coldが低灌流の概念であることがわかりました．

その結果，この分類では一年後の生存率は

表3 Nohria-Stevenson分類に用いる所見

［うっ血所見］
・起坐呼吸
・頸静脈怒張
・肺野ラ音
・肝頸静脈逆流
・腹水
・浮腫
・Ⅱ音肺動脈成分の左方放散
・valsalva手技に対するsquare wave反応

［低灌流所見］
・小さい脈圧
・交互脈
・症状のある低血圧
・四肢冷感
・傾眠傾向

（文献5より引用）

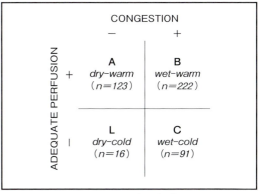

図3 Nohria-Stevenson分類の概念
うっ血の指標があるものをwet，ないものをdry．臓器低灌流の指標がないものをwarm，あるものをcoldとし，患者を四分割した．

（文献5より引用）

図4 Nohria-Stevenson分類と予後
縦：生存率，横：月

一年後生存率はプロファイルA（dry-warm），B（wet-warm），C（wet-cold）の順に予後が良かった．プロファイルL（dry-cold）に分類される患者は少なく，統計的意味はない．

（文献5より引用）

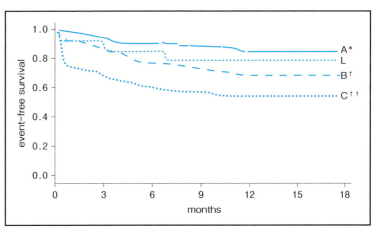

プロファイルA（dry-warm），B（wet-warm），C（wet-cold）の順に予後が良いことが示されました（図4）.

このように，循環器専門医でなくても，また特別な機器を用いなくても簡単な臨床症状の組合せからリスク評価が可能なことが示されました．治療法の方針としては，プロファイルA（dry-warm）はうっ血も低灌流もないので治療を急ぎませんが，プロファイルB（wet-warm）ではうっ血が主体なので利尿と血管拡張が主体となり，プロファイルC（wet-cold）ではうっ血と低灌流が同時にあるので，点滴強心薬が必要なことが多くなります．

Q 左心不全の身体所見を治療評価項目として考えるには，どうすればよいですか？

A 代表的な左心不全の症状は呼吸困難ですが，この初歩的で単純な症状が治療指標としても注目されています．例えば，心不全の治療において肺動脈楔入圧の推移も重要ですが，呼吸困難の推移と乖離する症例があった場合，臨床的には呼吸困難の推移を中心に考えることがあります．また，ほとんどの急性心不全患者は呼吸困難の悪化で入院しているわけですから，患者の立場からは最も重要な指標となります．

表4にLikert Scaleを示しますが，実際に欧米では急性心不全の薬剤多施設研究の重要な評価項目として多く使用されています．

表4　Likert Scale
治験薬の治療を始める直前の呼吸困難の程度と比べて，現在の呼吸状態はどうですか？

1.	著明改善	（とても改善した）
2.	中等度改善	（中程度改善した）
3.	軽度改善	（少し改善した）
4.	不変	（変わらない）
5.	軽度悪化	（少し悪化した）
6.	中等度悪化	（中程度悪化した）
7.	著明悪化	（ひどく悪化した）

Q 右心不全の身体所見を治療評価項目として考えるには，どうすればよいですか？

 左室はラグビーボールのような形をしており，100～200 mmHg近い収縮期圧がかかるのに対し，右室は三角錐のような形をしており50 mmHg前後（ときには100 mmHg前後）までの圧がかかります．実臨床ではこのような右心系自体に問題がある右心不全よりも，左心不全が発端で，徐々に右心不全症状が合併するという，左心不全症状と右心不全症状が混在した状態であることが大半です．頸静脈圧，肝腫大，腹水，末梢浮腫は右心不全の症状です．一般に右心不全症状が前面に強く出るようになった左心不全はSBPが低く，血管拡張薬の効果が認められにくくなり，点滴強心薬が必要となってきます．

なお，現在では左心不全，右心不全のうっ血所見をスケール化し，治療効果判定として用いることが推奨されています（表5）[6]．

表5 うっ血所見をスケール化したもの

	variable	score				
		−1	0	1	2	3
ベッドサイド評価	起坐呼吸		なし	軽度	中等度	重度
	頸静脈圧（cm）	<8 and 肝静脈逆流なし		8〜10 or 肝静脈逆流	11〜15	>16
	肝腫大	肝腫大なし	なし	肝辺縁	軽度触知	著明腫大
	浮　腫			なし	1+	2+	3+/4+

（文献6より引用）

[文　献]

1) Drazner MH, Rame JE, Stevenson LW et al：Prognostic importance of elevated jugular venous pressure and a third heart sound in patients with heart failure. N Engl J Med 345(8)：574-581, 2001
2) Chaudhry SI, Wang Y, Concato J et al：Patterns of weight change preceding hospitalization for heart failure. Circulation 116(14)：1549-1554, 2007
3) Gheorghiade M, Abraham WT, Albert NM et al；OPTIMIZE-HF Investigators and Coordinators：Systolic blood pressure at admission, clinical characteristics, and outcomes in patients hospitalized with acute heart failure. JAMA 296(18)：2217-2226, 2006
4) Bui AL, Grau-Sepulveda MV, Hernandez AF et al：Admission heart rate and in-hospital outcomes in patients hospitalized for heart failure in sinus rhythm and in atrial fibrillation. Am Heart J 165(4)：567-574. e6, 2013
5) Nohria A, Tsang SW, Fang JC et al：Clinical assessment identifies hemodynamic profiles that predict outcomes in patients admitted with heart failure. J Am Coll Cardiol 41(10)：1797-1804, 2003
6) Gheorghiade M, Follath F, Ponikowski P et al；European Society of Cardiology；European Society of Intensive Care Medicine：Assessing and grading congestion in acute heart failure：a scientific statement from the acute heart failure committee of the heart failure association of the European Society of Cardiology and endorsed by the European Society of Intensive Care Medicine. Eur J Heart Fail 12(5)：423-433, 2010

IV 急性非代償性心不全（ADHF）

Q23 循環器集中治療における胸部単純X線写真の役割

回答：東京医科大学 循環器内科　山科　章

ポイント

胸部単純X線写真を撮ったら，
- 骨・軟部組織を含めて肺野，縦隔内を系統的に評価する．
- 肺静脈影，間質水腫，肺胞水腫像から静脈圧を推定する．
- 大動脈石灰化に気をつける．
- 合併症（肺炎，無気肺）の有無を確認する．
- ライン先端位置と合併症の有無を確認する．
- ポータブル撮影では，心陰影は20％近く拡大される．
- vascular pedicle widthを見て循環血液量を推定する．

Q 循環器集中治療における胸部単純X線写真の確認ポイントは何ですか？

胸部単純X線写真から得られる情報，すなわち，骨・軟部組織を含めて肺野，縦隔内の病変を系統的に評価するのが原則ですが，循環器集中治療でのポイントは，
① 心大血管の全体的な解剖学的情報の把握
② 心血行動態の大まかな評価
③ 合併する肺病変（肺炎，無気肺，肺気腫など）の評価
④ 処置および治療後の確認

が，主になります．CVライン，一時的ペーシング電極，スワンガンツカテーテル，IABP（大動脈内バルーンポンプ），PCPS（経皮的心肺補助），気管挿管チューブ挿入後には，必ずカテーテルの走行および先端位置が適切か，合併症がないかを確認します．

Q ベッドサイドで行うポータブル撮影の問題点は何ですか？

通常の胸部X線撮影は，X線管球から検出器までの距離は2mで，X線を後（背）側〔P〕から前（腹）側〔A〕方向に照射した立位後前〔PA〕像を深吸気時に撮影します．ポータブル装置で撮影する場合は，仰臥位ないし坐位で前（腹）側〔A〕から後（背）側〔P〕方向に照射する前後〔AP〕像での撮影となります．ポータブルによるAP像だと，X線管球から検出器までの距離が1m程度と短く，前方にある心臓の陰影は拡大されます．深吸気にならず横隔膜は高くなり，肩甲骨が肺野に重なるため，肺野の評価

が難しくなります．なお，ポータブル撮影では周囲の患者やスタッフへの被曝もあるので注意が必要です．

Q ポータブル撮影での心胸郭比（CTR：cardio-thoracic ratio）は参考になりますか？

A CTRは心拡大を推定する一つの指標であり，心横径を胸郭径で除して求めます．前述したように，ポータブル撮影では心陰影は拡大されます．PA像に比べて17％拡大されるという報告もあります．息の吸い込みが悪いと横隔膜が高く，心臓は横位となりCTRはさらに大きくなります．そのため，PA像のCTRとは比較できません．ただし，心拡大の経過をみることに意味があり，同じ撮影方法では心横径が2cm以上変動することはないので，2cm以上の変化は心臓径の変化と考えます．

Q 胸部単純X線写真で大動脈の異常がわかりますか？

A 胸痛患者で上縦隔の拡大（8cm以上）があるときは，A型大動脈解離を疑います（図1）．大動脈弓部に石灰化がある場合は，石灰化と大動脈辺縁の間に1cm以上のずれがあれば解離を疑う必要があります．大動脈弓部の辺縁が限局性に左側に丸く飛び出すときは，同部の囊状大動脈瘤（図2）を疑います．弓部から下行大動脈にかけての広範の石灰化はvascular failureが原因といわれるクリニカルシナリオ1（収縮期血圧≧140mmHgで，電撃型の肺水腫で全身性うっ血を伴わない病態）をきたしやすい所見です（図3）．心陰影に重なる下行大動脈の辺縁を確認することも重要で，辺縁が不鮮明なときは隣接する肺の無気肺や肺炎（シルエットサイン陽性）を疑います．

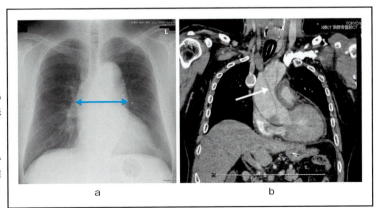

図1 Stanford A型大動脈解離の正面像（a）と，胸部造影CT（b）
上行大動脈の拡大により，上縦隔の幅が広くなっている（↔）．造影CTで解離（フラップ）が確認できる（白矢印）．

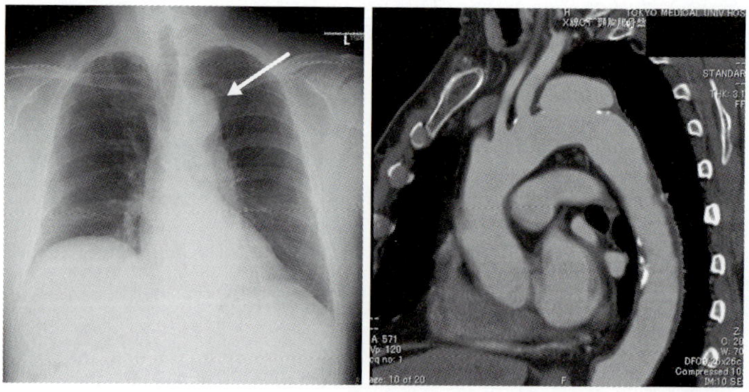

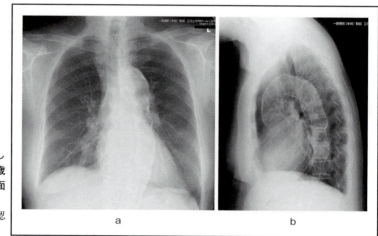

図2 弓部アーチの限局性の大動脈瘤の正面像（a）と，胸部造影CT像（b）
弓部の辺縁に不連続性を認める（白矢印）．

図3 電撃型急性肺水腫で入院した収縮能の保たれた83歳女性の心不全改善後の正面像（a）と，側面像（b）
大動脈の著明な石灰化を認める．

Q 心不全における胸部単純X線写真を見るポイントは何ですか？

A 心陰影（心拡大および辺縁の形），縦隔影，肺血管陰影，間質性肺水腫（間質浮腫），肺胞性肺水腫（肺胞内漏出），胸水がポイントになります．これらは左心不全の血行動態の基本となる肺静脈圧を反映します．その他に，しばしば合併する肺気腫，心不全の誘因となる肺炎の有無を確認することも必要です．ただし，胸部単純X線写真には限界があり，必要に応じて胸部単純CTを撮影します．

Q 肺血管陰影の見方について教えてください

A 肺血管陰影を見ることは，心不全の病態評価に大切です．肺動脈は肺門から始まり気管支と併走するのに対して，肺静脈は気管支と併走せず，肺門より低い位置にある左房に還流するので，肺動脈と肺静脈は区別がつきます．正常状態では，立位ないし坐位では下肺野への血流が多いため，下肺野の血管径は上肺野の血管径に比べて2倍程度太いといわれています．心不全があると，この関係に変化がみられ，上肺野の血管径が太くなり心不全における評価の鍵となります．仰臥位では正常でも上肺野の血管径が太くなり，評価が難しくなるので，できる限り坐位で撮影する必要があります．

肺静脈圧が上昇すると，血流再分布（pulmonary redistribution）が起こります．心不全により肺静脈圧が高くなると，まず下肺野にうっ血が起こります．うっ血すると局所の低酸素血症を生じるので，局所の肺動脈は収縮し，下肺野への血流は減少し，上肺野への血流が相対的に増加します．正常では下肺野の血流は上肺野の血流の約2倍ですが，肺静脈圧が15 mmHg程度になると上肺野と下肺野の血流は同程度（equalization）となります．さらに肺静脈圧が上昇すると，上肺野の血管のほうが目立つ（cephalization）ようになります（図4，5）．図6-aは心不全で入院したときの胸部単純X線写真で，上肺野の静脈が拡張していることがわかります．

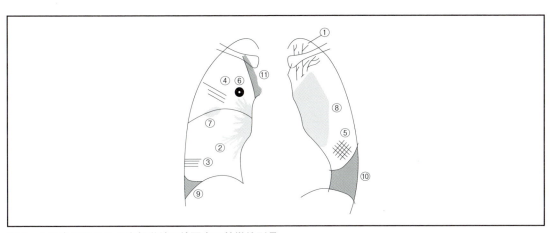

図4 心不全で見られる胸部単純X線写真の特徴的所見
　①cephalization（角出し像）：肺尖部への血流の再分布所見（肺静脈圧 15～20 mmHg）
　②perivascular cuffing（肺血管周囲の浮腫）：間質性肺水腫所見（肺静脈圧 20～30 mmHg）
　③Kerley's B line：間質性肺水腫所見（肺静脈圧 20～30 mmHg）
　④Kerley's A line：間質性肺水腫所見（肺静脈圧 20～30 mmHg）
　⑤Kerley's C line：間質性肺水腫所見（肺静脈圧 20～30 mmHg）
　⑥peribronchial cuffing（気管支周囲の浮腫）：間質性肺水腫所見（肺静脈圧 20～30 mmHg）
　⑦vanishing tumor（一過性腫瘤状陰影）：肺胞性肺水腫所見（肺静脈圧 30 mmHg以上）
　⑧butterfly shadow（蝶形像）：肺胞性肺水腫所見（肺静脈圧 30 mmHg以上）
　⑨⑩costophrenic angle（肋骨横隔膜角）の鈍化：胸水
　⑪上大静脈の突出

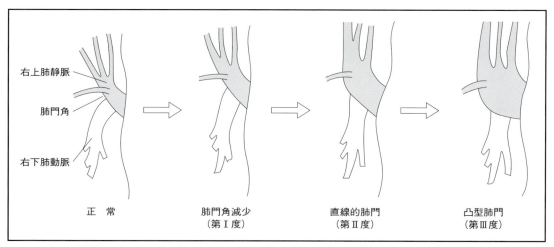

図5 胸部単純X線写真における心不全の進行（肺静脈圧の上昇），上肺静脈の血管影（右肺門）

(Doppman JL et al. Radiology 80：931, 1963 より引用)

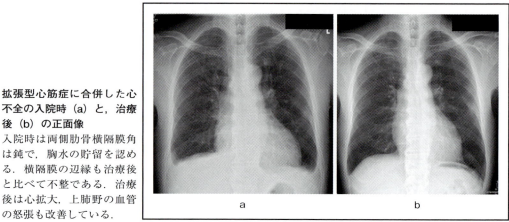

図6 拡張型心筋症に合併した心不全の入院時（a）と，治療後（b）の正面像
入院時は両側肋骨横隔膜角は鈍で，胸水の貯留を認める．横隔膜の辺縁も治療後と比べて不整である．治療後は心拡大，上肺野の血管の怒張も改善している．

Q 間質性肺水腫とは，どういう病態ですか？

A 肺静脈圧がさらに上昇（>25 mmHg）すると，肺毛細管圧が組織膠質浸透圧を超え，肺毛細血管から肺胞間質に血漿成分が漏出していきます．この状態を間質性肺水腫といいます．肺小葉間隔壁に漏出液が貯留すると，胸部単純X線写真でカーリーライン（Kerley's line）とよばれる線状の陰影が見えるようになります（図4-③，④，⑤）．最も有名なのは，Kerley's B lineとよばれる下肺野外側で胸壁に接するように細くて短い刷毛で書いたような横に走る線状陰影です（図7）．その他に，肺門から斜めに4～5 cm程度の長さで見えるKerley's A line（図8），肺野に網目状に見えるKerley's C lineがあります．血管や気管支周囲の間質への滲み出しは，血管や気管支の辺縁がぼけて見えるようになります（cuffing sign）（図8，9）．

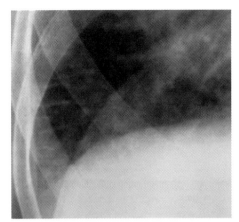

図7　間質性肺水腫におけるKerley's B line

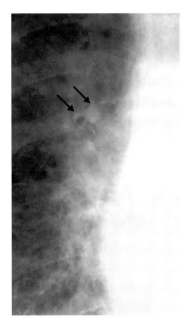

図9　気管支（B3b）・血管（A3b）周囲のぼけ像（矢印）

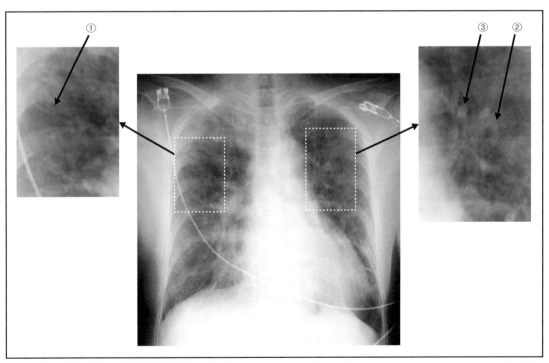

図8　うっ血性心不全患者の間質性肺水腫（Kerley's A line：①），気管支および血管周囲のぼけ像（②，③）

Q 肺胞性肺水腫とは，どういう病態ですか？

A 肺静脈圧がさらに上昇（>30 mmHg）すると，肺胞間質から肺胞腔にも水分が漏出し肺水腫となります．局所の像としては肺炎と同じようになりますが，分布が肺炎と異なり，肺水腫はしばしば両側肺門中心性に生じるため，butterfly shadow（蝶形像）ないし bat wing sign（こうもりの翼）ともよばれます（図10）．

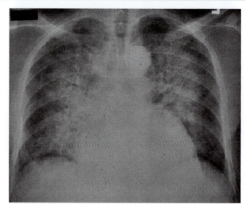

図10　急性非代償性心不全にみられた急性肺水腫（bat wing sign）

Q 胸水はどのように見えますか？

A 胸水がたまってくると，立位や坐位の正面像で肋骨横隔膜角（costophrenic angle）の鈍化（図6-a）として認められますが，200 mL程度貯留するまではっきりとしません．臥位ではかなり貯留するまでわかりません．胸水が増え，葉間に貯留してくると，葉間裂に貯留した胸水として認識できるようになります．右上葉と右中葉の間の小葉間裂（minor fissure）の胸水はX線の接線方向にうつるため，腫瘍性病変と似た陰影を呈することがあります．この陰影は胸水の消失に伴って消失するため，vanishing tumor とよばれています（図4-⑦）．さらに量が増えると，上葉と下葉の葉間の胸水も認識できるようになります．

Q 最近，vascular pedicle width（VPW：血管脚幅）という言葉を聞きますが，心不全の管理に役立ちますか？

A VPWとは，上大静脈右縁と大動脈弓部内側の距離で，循環血液量を反映するといわれています[1]．大動脈弓部内側は同定できないので，大動脈弓から左鎖骨下が分岐する点の垂線で代用し，この線と上大静脈が右主気管支と交差する点からの距離をVPWとしています（図11）．右辺縁がはっきりしないときは，上大静脈または右腕頭静脈の外側縁を用います．立位胸部PA像でのVPWは48±5 mmといわれ，仰臥位では約17％拡大されるので，56±8 mmとされています．真正面で撮影することが重要で，左前斜位（LAO）になるとVPWは増加し，右前斜位（RAO）になると減少します．循環血

液量が過剰になるとVPWは拡大し，立位・仰臥位にかかわらず70 mm以上が目安となっています．肺水腫があるにもかかわらず，VPW＜70 mmは透過性亢進による肺水腫，ARDS，肺炎，肺出血によることが示唆されるといわれています．日々の循環血液量のフォローの評価にも有用といわれ，総循環血液量が1 L増加すると，立位PA像で5 mm拡大するといわれています．十分に普及はしておらず，さらなる前向き研究が必要ですが，胸部単純X線写真を撮ったらVPWを計測する習慣をつけると参考になると思われます．

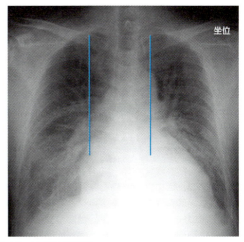

図11 VPWの計測
上大静脈が右主気管支と交差する垂線と，大動脈弓から左鎖骨下が分岐する点の垂線の間の距離を計測して求める．

Q 肺血栓塞栓症（pulmonary thromboembolism：PTE）でみられる変化は何ですか？

A PTEは造影CTで診断されますが，胸部X線写真でもPTEを疑うことはできます．呼吸困難が強い，あるいはSpO$_2$が低いにもかかわらず，肺野にうっ血像や浸潤影を認めない場合には，まずPTEを疑います．PTEに特徴的な所見は，①閉塞動脈領域における肺野血管影の減少による一側性ないし限局性透過性の亢進，②肺動脈の拡張による肺門部肺動脈の拡張（特に右肺動脈；knuckle徴候）（図12），また，③肺梗塞（肺組織に壊死や出血）を合併すると，その領域の透過性が低下し，楔形の陰影（Hampton's hump）を見ることがあります．

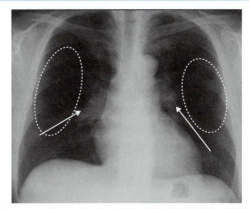

図12 急性PTEによる肺血管陰影の減少と肺門部肺動脈の拡大
右上中肺野および左中肺野の肺血管陰影は減少して，肺野は明るくなっている（点線で囲った領域）．肺門部の肺動脈は太くなり（矢印），こぶしを握ったような形になっている（knuckle徴候）．塞栓部位で肺血流は急激に途絶し，肺野は明るくなる（Westermark徴候）．

[文　献]
1) Ely EW, Haponik EF：Using the chest radiograph to determine intravascular volume status：the role of vascular pedicle width. Chest 121：942-950, 2002

IV 急性非代償性心不全（ADHF）

Q24 心エコー図

回答：東京医科大学 循環器内科学分野　武井康悦（たけいやすよし）

ポイント

- 心エコー図には普遍性と即興性が要求される．普遍性とは臨床的所見に合致する所見を得る能力であり，即興性とはある所見をみて次に何をみるべきかを瞬時に判断する能力のことである．
- 心エコー図指標には，血行動態変化に連動する指標がある．
- 身体所見，血行動態指標との対比をして，心エコー図指標の意味をもたせる．
- 必要であれば経食道心エコー法等を駆使して病態把握に努める．

Q 急性心不全患者における心エコー図の役割は何ですか？

A 心エコー検査は簡便で，非侵襲的であり，繰返し評価できるため，心不全患者の評価および管理にとって非常に有用なツールです．急性心不全患者における心エコー図の役割としては大きく3つに分けられ，1つは基礎疾患の検索と鑑別，もう1つは心機能評価，最後の1つは血行動態把握です．

Q 原因疾患検索および鑑別を行うにあたり，心エコー図でみるべきポイントを教えてください

A まず原疾患を検索および鑑別するうえで最も重要なことは，検者が何をみたいかしっかりと目的意識をもつことです．急性心不全の原因疾患は多岐にわたりますが，聴診などの身体所見，心電図や胸部X線，問診等から推定する疾患をみにいきます．心雑音があれば弁膜症を，胸痛のエピソードや心電図変化があれば虚血性心疾患を，浮腫や腹水など右心不全徴候が顕著であれば右心機能や肺高血圧評価をまずは行います．もちろん，これらは互いに併存することもあります（急性心筋梗塞に合併した乳頭筋断裂，僧帽弁逆流など）．重要なことは心エコー図を行う目的を明確にし，得られた所見に意味をもたせること，データの普遍性を確認することです．

前の質問の答えにもあるように急性心不全患者に対する心エコー図での評価ポイントは，「基礎疾患検索と鑑別」，「心機能」，そして「血行動態把握」の3点です．1つ目の基礎疾患検索については，前述したように心エコー検査前にある程度疾患を絞り込むことが重要です．これにより漫然と検査に臨むのではなく，可能性の高い疾患から「手際良く」

診断ないし鑑別へと進めることができます．具体的には弁膜疾患や虚血性心疾患，心筋症，心膜疾患（収縮性心膜炎や心タンポナーデなど），先天性心疾患，大血管疾患などを鑑別していきます．各心腔の大きさやバランス，心筋壁の厚さ，異常血流の有無，大動脈や静脈の拡張の有無などに着目しながら上記疾患にアプローチします．

2つ目の心機能ですが，評価としては収縮機能と拡張機能に分けられます．拡張機能は血行動態評価と密接にリンクしますので後述します．収縮機能評価，特に左室駆出率（EF）はmodified Simpson法などを用いて正確な数値として表現する必要はありません．慣れた専門医の"eye ball EF"でも十分であり，現場では心収縮能が維持されているか否か，を判断することで十分なのです．ただし収縮能低下に注目されがちですが，急性弁逆流症のような病態では過収縮となり，この過収縮の状態も臨床の現場では「異常所見」と判断します．

3つ目の血行動態把握はドプラ法を駆使します．左室拡張末期圧を推定する経僧帽弁血流速パターンや肺静脈血流および心筋組織ドプラ法との比（E/e'）など，左室流出路（left ventricular outflow tract：LVOT）ドプラ法からの心拍出量の評価，三尖弁逆流からの肺動脈圧推定，肺血管抵抗および体血管抵抗などを用いて，循環動態評価を行います．

急性心不全の循環動態を心エコー図で評価する方法を教えてください

一般的に循環動態評価として最も重要な因子に「血圧」，「心拍出量」，「末梢血管抵抗」があり，「血圧」＝「心拍出量」×「末梢血管抵抗」の関係があります．心拍出量（cardiac output：CO）のもとになる一回拍出量（stroke volume：SV）はLVOTでのドプラ法を用いて，

> SV＝LVOT断面積×LVOTにおける流出血流速度波の時間積分値（velocity time integral：VTI）

で測定することができます（図1）．本来，LVOT断面は正円ではなく楕円ですが，簡略的に正円と仮定して短径の直径を長軸像から測定し，断面積を求めます．臨床の現場ではVTIの数値のみで簡単に評価することも多く，VTI 20 cm以上であればほぼ正常域，またVTI 10 cm以下であれば高度な低拍出状態（low output syndrome：LOS）が示唆されます．COは図2のように主に5つの循環因子の影響を受けますので，これら因子を考慮して心拍出をみることはとても重要です．5つの因子のうち，心収縮能，前負荷の評価は「大概」心エコー図にて行うことができます．心収縮能は前述したようなアプローチになります．前負荷を心エコー図で直接的に測定することは困難ですが，経僧帽弁血流速波形の早期波（E波）の高さ（成人で80 cm/s以上で「上昇」と判断）や左室充満圧を示すE/e'は前負荷の指標になります．注意点として僧帽弁逆流（mitral regurgitation：MR）が有意であればこの指標は高く出ますし，僧帽弁狭窄や僧帽弁手術後では使うことができません．

末梢血管抵抗（systemic vascular resistance：SVR）も絶対値としての算出はできませんが，心エコー図を用いて推定することができます（図3）．この式の主要素であるMR最大血流速度（mitral valve regurgita-

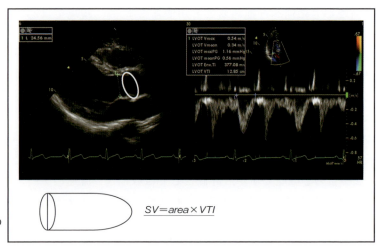

図1 LVOTドプラ法によるSVの求め方

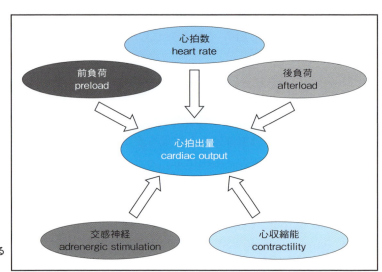

図2 心拍出量（CO）を規定する因子

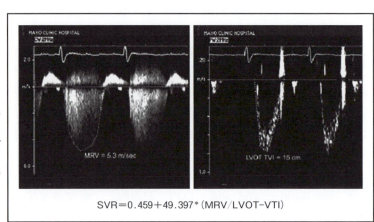

図3 心エコードプラ法によるSVRの求め方
LVOT-VTI：LVOTにおけるvelocity time integral
（文献1を参照して作成）

tion velocity：MRV)/LVOTにおけるVTIの比が0.27よりも高値であれば14 woods以上のSVRを，比が0.20未満であれば10 woods以下のSVRを感度，特異度いずれも70％以上で予測することができます[1]．

Q 左室拡張能を評価する方法を教えてください

A 左室拡張能を規定する因子としては，心筋自体の拡張能力（弛緩能）と心室腔への血液流入（左室充満圧）の2つがあります．しかし，心エコー図にて両者を区別して評価することは困難です．一般的に拡張機能障害初期は主に弛緩能が低下し（心筋自体が硬くなる），進行するにつれ左室拡張末期圧が徐々に上昇し（心腔全体が硬くなる），左室への充満圧上昇，左房圧上昇につながります．心エコー図にて一般的に行われている左室拡張能評価は，経僧帽弁血流速波形の早期波（E波）と心房収縮波（A波）の比（E/A比）とE波の減衰時間（Dct），肺静脈血流波形（収縮期成分S波と拡張期成分D波，および比S/D，心房収縮期逆流A波の速度と持続時間），心室中隔基部ないし側壁基部での組織ドプラ拡張早期成分（e'）とE波の比であるE/e'などです．通常は正常パターンとabnormal relaxationパターン（Grade I 拡張障害），偽正常化パターン（Grade II 拡張障害），可逆性の拘束性障害（Grade III 拡張障害），非可逆性拘束性障害（Grade IV 拡張障害）の5つに分類されます（図4）[2]．Grade I は肥大や年齢に伴って弛緩障害となったパターン，Grade II〜IVになるにつれ左室充満圧は上昇します．左房容積も左室拡張能低下の重症度とその期間に影響を受けますので，重要な指標の1つになります．左房容積は左室拡張能における"HbA1C"と例えるとわかりやすいと思われます．米国/欧州心エコー図学会では収縮機能の保たれた心不全（heart failure with preserved EF：HFpEF）（図5）と収縮機能が低下した心不全（heart failure with reduced EF：HFrEF）

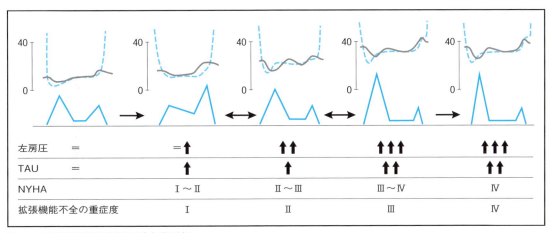

図4 左室拡張機能障害の重症度評価
TAU：等容拡張期における左室圧低下の時定数（心内カテーテル法による左室弛緩能指標），
NYHA：New York Heart Association
（文献2を参照して作成）

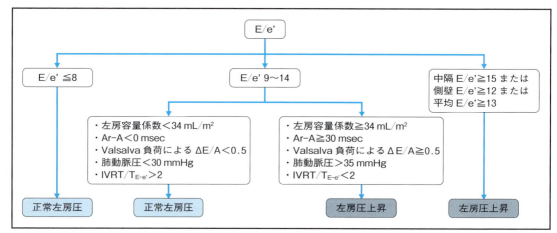

図5 HFpEF症例における左室拡張能指標のフローチャート

(文献3を参照して作成)

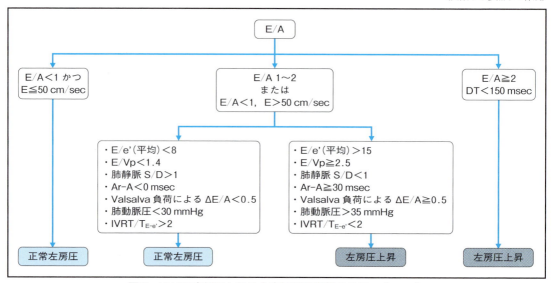

図6 HFrEF症例における左室拡張能指標のフローチャート

(文献3を参照して作成)

に分け，これら拡張機能指標使用のガイドラインを作成しています（図6）[3]．

心エコー図で肺高血圧や中心静脈圧を推定する方法を教えてください

 三尖弁逆流（tricuspid valve regurgitation：TR）に連続波ドプラをあてて逆流波からの収縮期右室-右房の最大圧較差（TR-PG）を求め，下大静脈径と呼吸性変動から中心静脈圧（central venous pressure：CVP）ないし右房圧を推定し，TR-PGを加えることで収縮期最大肺動脈圧を推定します．CVP推定は表1のように肝静脈合流

表1 中心静脈圧（CVP）の推定

	CVP正常 （0〜5 mmHg）	CVP軽度上昇 （5〜10 mmHg）		CVP上昇 （15 mmHg以上）
IVC径	≦21 mm	≦21 mm	>21 mm	>21 mm
呼吸性変動		<50 %	≧50 %	<50 %
副次的指標				右室流入拘束型パターン 三尖弁輪E/E'>6 肝静脈の拡張期優位

前の下大静脈径と呼吸性変動による径の変化率を用いて判断し，必要であれば副次的項目も利用します．

急性心筋梗塞による急性心不全の場合，心エコー図でみるポイントは何ですか？

急性非代償性心不全を合併した急性心筋梗塞の場合，原因となる病態として，広範心筋梗塞によるポンプ失調，ないしは機械的合併症が考えられます．後者の場合は乳頭筋完全または不全断裂による急性MRや心室中隔穿孔が考えられますので，収縮期雑音を聴診にて確認したらカラードプラを使いながらMR，乳頭筋の動き，右室内に異常血流がないか，を確認しにいきます．oozing rupture型の心破裂では，心膜液貯留により心タンポナーデとなり心室拡張障害による心不全をきたすことがあります．ポンプ失調の場合は壁運動異常の程度と箇所，前述した心拍出（LOSのチェック）と左室充満圧推定（拡張機能評価）も併せて行います．

急性心不全をきたす弁膜疾患には，どのようなものがありますか？

左心系の弁膜症（狭窄および逆流症）は，急性非代償性心不全の発症の原因疾患になり得ます．多くは弁膜症に長く罹患し，左室左房が拡張することで代償されていたけれども，負荷等で代償機転が破綻し心不全を発症した場合です．心不全を発症した弁膜症は弁手術の適応となります（2014 ACC/AHAガイドライン上はstage D）．注意すべきは緊急手術を必要とする急性弁逆流の場合です．特に大動脈弁や僧帽弁の破壊等により急速な逆流が生じ，左室左房が拡大等により代償しきれず，左室拡張末期圧が極端に上昇し，多くはショックを伴った急性非代償性心不全を発症します．カテコラミン等薬物治療の効果は限定的であり，急性MRでは大動脈内バルーンパンピングの適応があります．緊急手術が絶対的に必要になる病態です．原因としては大動脈弁では感染性心内膜炎，急性大動脈解離，外傷等，僧帽弁では感染性心内膜炎，腱索断裂，乳頭筋断裂，外傷等があります．経胸壁心エコー図で評価が困難な場合，気管挿管のうえ，経食道心エコー図によ

る評価が必要になることも多く経験します．

Q 肺塞栓症に伴う心不全に認められる心エコー図所見を教えてください

右心不全徴候として，心エコー図では右室や右房拡大，右室壁運動低下（特に自由壁），下大静脈拡張と呼吸性変動低下がみられます．右室自由壁運動は三尖弁輪部の心尖部方向への動き（tricuspid annular plane systolic excursion：TAPSE）や，同部組織ドプラの収縮期波s'の低下がみられます．急性肺塞栓症では急速に上昇した右室圧より特に右室自由壁の収縮は低下するものの，心尖部の収縮は維持されるMcConnell徴候が観察されます．これは右室拡大の代償が間に合わず，心尖部は左室の影響を受けるため収縮が維持され，右室内でも壁運動に乖離が生じることを示しています．右室収縮期圧が60 mmHg以上になると心室中隔基部から左室への圧排所見がみられ，左室が正円から三日月様ないしD-shape様になります．圧が高値になれば乳頭筋レベル，心尖部まで変形が進行します．左室への圧排が高度になれば左室拡張が障害されます．注意すべきはTR重症度とTR-PGは連動しないことです．TRはあくまで弁輪が拡大しなければ重症になりません．またTR-PGは右房圧まで上昇してしまうと圧較差が小さくなることもあります．右室は後負荷に強く影響を受けますので，単に圧較差のみで評価することなく，断層像による形態評価や壁運動評価を基に総合的に判断することが重要です．

［文　献］

1) Abbas AE, Fortuin FD, Patel B et al：Noninvasive measurement of systemic vascular resistance using Doppler echocardiography. J Am Soc Echocardiogr 17：834-838, 2004
2) Nishimura RA, Tajik AJ：Evaluation of diastolic filling of left ventricle in health and disease：Doppler echocardiography is the clinician's Rosetta Stone. J Am Coll Cardiol 30：8-18, 1997
3) Nagueh SF, Appleton CP, Gillebert TC et al：Recommendations for the evaluation of left ventricular diastolic function by echocardiography. J Am Soc Echocardiogr 22：107-133, 2009

Ⅳ 急性非代償性心不全（ADHF）

Q25 BNP

回答：東京都健康長寿医療センター　原田和昌

ポイント

- 心不全の症状や兆候のない場合に，BNP単独では心不全の診断価値はあまり高くない．
- BNPは血漿を分離し速やかに凍結保存が必要．NT-proBNPは血清を冷蔵で3日間保存可能．
- BNPはLVEDPと相関する心不全の予後予測因子で，慢性期に前回の2倍以上に上昇，ないしは1,000 pg/mL以上に上昇したときには入院を考慮する．
- BNP濃度は加齢，CKD，心房細動，敗血症，急性冠症候群，不整脈でも上昇する．
- NT-proBNPはリスクマーカーとして有用である．

■ はじめに

BNPは主に心室から分泌されるペプチドホルモンで，左室拡張終期圧（LVEDP）が上昇し，心室筋が拡張期に伸展されると血中濃度が上昇します．proBNPから活性型のBNPと非活性型のN末端プロBNP（NT-proBNP）がつくられて血中に分泌されるため，これらの濃度は等しいはずですが，クリアランス経路が異なるため，両者は半減期も血中濃度も異なります（表1）．NYHA分類の心不全重症度が上がるにつれてBNPが上昇し，慢性心不全の予後のマーカーにもなります．さらに，呼吸困難が呼吸器疾患によるものか，慢性心不全の急性増悪によるものか，を鑑別するのに役立ちますが，**収縮不全**や**拡張不全**を鑑別するにはあまり有効ではありません．日本心不全学会のホームページの「血中BNPやNT-proBNP値を用いた心不全診療の留意点について」[1]も参照してください．

表1　BNPとNT-proBNPの特徴

	BNP	NT-proBNP
分子	BNP [77-108]	NT-proBNP [1-76]
分子量	3.5 kd	8.5 kd
ホルモン活性	活性型	非活性型
半減期	20分	120分
測定系	血漿	血清，血漿，保存安定
クリアランス	ナトリウム利尿ペプチド受容体	腎クリアランス受容体
加齢による影響	＋	＋＋＋＋
心不全診断カットオフ値	100 pg/mL	400 pg/mL

Q BNPは心不全の存在診断に活用できますか？

A 心不全の定義にはFramingham定義など様々なものがありますが，代表的なものとして「心不全の症状と兆候があり，心臓の器質的，機能的な異常を伴う」[2]があり，BNP濃度の上昇は後半の部分の代わりに用いることができます．すなわち，血中BNP濃度上昇は心不全の診断の感度，特異度を上げることはできますが，症状や兆候のない場合に，BNP単独では心不全の診断価値はそれほど高くありません．

Q BNP測定の際の採血は，特別な処置が必要ですか？

A BNPは，安静時に指定の容器に採血し，よく混和させ，冷蔵保存にて6時間以内に血漿分離します．分離後の血漿は速やかに凍結保存する必要があるため，主に病院で測定されます．一方，NT-proBNPは血漿でも血清でも測定可能で，血清を冷蔵で3日間保存できるため，しばしば診療所や在宅で測定されます．

Q BNPは心不全の予後予測に有用ですか？

A BNPは主に心室から分泌されるペプチドホルモンで，LVEDPが上昇し，心室筋が拡張期に伸展されると4～6時間程度遅れて血中濃度が上昇します．LVEDPは左室の前負荷，すなわちうっ血の指標であるため，心不全の急性増悪期や慢性心不全の代償期における予後予測因子として使用できます．これにはBNPの絶対値が重要です．また，退院時のBNP高値が再入院を規定するという報告もあります．BNPとNT-proBNPでは前者の半減期が約20分であるのに対して，後者の半減期は約120分と長いため，BNP値が比較的リアルタイムのLVEDPを反映し，NT-proBNP値がLVEDPのメモリーであると考えられています．

Q 心不全管理におけるBNP測定のタイミングを教えてください

A ①心不全の症状と兆候があるときに，心不全の存在診断の補助として，②救急外来などで呼吸困難がある患者において，それが呼吸器疾患によるものか心不全によるものかを鑑別するため，③ステージCの慢性心不全において，代償期の心不全重症度を判断するために測定します．具体的には，ステージCの慢性心不全管理中に，通常1ヵ月程度あけてBNP濃度を測定します．そしてBNP値が前回に比べて上昇した場合には，何か理由があると考えて精査します．

Q BNP値の解釈に際し，留意すべき点は何ですか？

A 血中BNP濃度はLVEDPの変化に，4～6時間程度の遅れで追従します．もっと正確には，BNP濃度はLVEDPから心膜圧を差し引いた値とよく相関するため，収縮性心膜炎や心タンポナーデでは通常100 pg/mL未満の低値となります．一方，がん性心膜炎でBNP濃度は上昇するため，がん性心膜炎による心タンポナーデではBNP濃度は予想外に高い値（200～400 pg/mL）をとります．BNP濃度はエピネフリンやエンドセリンなどの刺激によっても分泌され，加齢，高度の腎機能障害（CKD），心房細動（<200 pg/mL），**敗血症**，急性冠症候群でも上昇し，肥満で低下します．慢性心不全の代償期で，前回と比べて1.5倍程度上昇し，かつ明らかな心不全の悪化がない場合には，発作性心房細動や心室頻拍などの間欠的に発生する**不整脈**が隠れている可能性があります．

Q 実際の臨床現場で，BNPガイド下の心不全管理が有用な点とは何ですか？

A BNPガイド下の慢性心不全治療はTIME-CHF試験[3]によると，60～74歳の収縮不全患者では標準治療群と比較して，生命予後も心不全入院もより優れていましたが，75歳以上では有用性が示せませんでした．最近のBNPガイド下治療に関する臨床試験のメタ解析でも，75歳以下での有用性はほぼ確立したものと考えられますが，高齢者ではこの限りではありません．高齢者ではCKDや感染が合併することでBNP値の解釈が困難になるためと考えられます．一方，STOP-HF試験[4]では，プライマリーケア医が診療している**ステージA/B**の心不全予備群の患者において，年1回の血中BNP濃度測定に基づく多面的ケアは，通常のケアと比較して心不全の発症率を低下し，主要有害心血管イベントによる緊急入院を減少させました．

Q BNPガイド下の心不全管理の具体的方法を教えてください

A 血中BNP濃度をある数値以下に維持しなければならないという絶対的な目標値はありません．実臨床では個々の症例に最適なBNP値を見つけ，その値を維持するための包括的な疾病管理と適切な薬物治療が重要です．また，BNP値は心不全の急性増悪期の短期予後や，慢性心不全の代償期の長期予後の予測因子として使用できます．絶対値だけでなく，前回の値と比較することが大切で，慢性期に前回と比べて2倍以上に上昇，ないしは1,000 pg/mL以上に上昇したときには心不全の悪化を疑い，治療の強化や入院加療を考慮します．また，退院時のBNP高値が再入院を規定するという報告もあるため，入院時にはBNPが低下するまで，しっかりとうっ血を改善する治療を行うことが重要です．ステージA/Bの心不全において，BNP<18.4 pg/mLでは心不全なし[1]，

18.4 pg/mL≦BNP＜40 pg/mLでは左室リモデリングが進行中の可能性があるため，高血圧などのリスク管理が必要．40 pg/mL≦BNP＜100 pg/mLでは**ステージB**の心不全を疑うため，精査と定期的な経過観察が推奨されます（**図1**）．

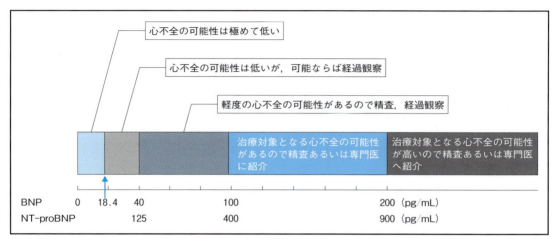

図1　BNP，NT-proBNP値の心不全診断へのカットオフ値（文献1より引用）

Q BNPとNT-proBNPの使い分けはありますか？

A　proBNPから活性型のBNPと非活性型のNT-proBNPが1対1でつくられて血中に分泌されるため，これらの濃度は等しいはずですが，クリアランス経路が異なるため，両者は半減期も血中濃度も異なります．心不全患者でNT-proBNP濃度はBNP濃度の2〜10倍になります．両者は心負荷で上昇するproBNPを反映するため臨床的意義はほぼ同等ですが，BNP値が比較的リアルタイムで鋭敏にLVEDPを反映するのに対して，NT-proBNP値は血中半減期が長いため，心不全重症度をより反映すると考えられています．しかし，NT-proBNPは腎臓で代謝を受けて排泄されるため，腎疾患や高齢者では予想以上に高値となることに注意が必要です．また，NT-proBNP濃度は**adiponectin濃度**と関係がある，リスク因子の重積と相関する，冠動脈疾患のハイリスク群で他のリスク因子に上乗せした予測因子となると報告されており，LVEDPの指標というよりもむしろリスクマーカーとして有用であると考えられています．

治療を成功させるための秘訣（コツ）

　一見，心陰影の拡大と肺うっ血がみられるにもかかわらず，BNP濃度が低値（100 pg/mL未満）であれば，収縮性心膜炎や心タンポナーデを疑います．また，慢性心不全の管理中に急にBNPが1,000 pg/mL以上に上昇したときには，心不全の症状や兆候があまりなくても入院を考慮します．敗血症など心不全以外の理由で入院が必要な状態であることも多いからです．

ここだけは気をつけたいピットフォール

　心不全の存在診断はあくまでも，心不全の症状や兆候であり，これらがない場合，BNP濃度上昇だけでは心不全の診断価値はあまり高くありません．BNP濃度は加齢，高度のCKD，心房細動，敗血症，急性冠症候群でも上昇するため，むしろ他の原因を考えるべきです．

［文　献］

1) 日本心不全学会：血中BNPやNT-proBNP値を用いた心不全診療の留意点について．http://www.asas.or.jp/jhfs/topics/bnp201300403.html（accessed 2016-10-13）
2) Ponikowski P, Voors AA, Anker SD et al：The Task Force for the diagnosis and treatment of acute and chronic heart failure of the European Society of Cardiology（ESC）：2016 ESC Guidelines for the diagnosis and treatment of acute and chronic heart failure. Eur Heart J 37(27)：2129-2200, 2016
3) Pfisterer M, Buser P, Rickli H et al；TIME-CHF Investigators：BNP-guided vs symptom-guided heart failure therapy：the Trial of Intensified vs Standard Medical Therapy in Elderly Patients With Congestive Heart Failure（TIME-CHF）randomized trial. JAMA 301(4)：383-392, 2009
4) Ledwidge M, Gallagher J, Conlon C et al：Natriuretic peptide-based screening and collaborative care for heart failure：the STOP-HF randomized trial. JAMA 310(1)：66-74, 2013

IV 急性非代償性心不全（ADHF）

Q26 経皮的酸素モニター

回答：北里大学北里研究所病院 循環器内科 猪又孝元

ポイント

- 経皮的酸素モニターは，酸化・還元ヘモグロビンの吸光度比から酸素飽和度を計算する．
- 非観血的かつ連続的に，酸素飽和度をモニタリングできる．
- 心不全では，肺うっ血などで生じる低酸素血症を把握できる．
- 日常診療では，低酸素血症のカットオフ値を酸素飽和度 90 ％に設定する．
- ヘモグロビン異常，皮膚や爪の変色，血流障害などで測定値に誤差が生じうる．
- 経皮的酸素モニターは，安全性が広く確立されている．

Q 経皮的酸素モニターの測定原理を教えてください

A 血液中で運搬される酸素は，血漿中への溶解分はわずかであり，大部分は赤血球中のヘモグロビンと結合して存在しています．酸素化された**酸化ヘモグロビン**が鮮紅色であるのに対し，酸素を失った還元ヘモグロビンは暗赤色を呈しますが，これは両者の吸光度の違いに基づきます．すなわち，酸化ヘモグロビンは赤外光（940 nm）をよく吸収し，還元ヘモグロビンは赤色光（660 nm）をよく吸収します（図1）．経皮的酸素モニター（パルスオキシメーター）はこの原理を応用し，この2種の光を体外から当て，それ

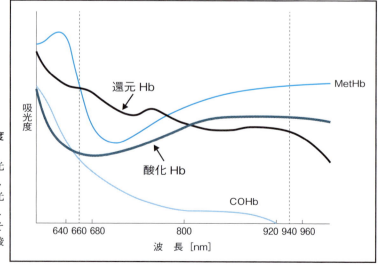

図1 各ヘモグロビン(Hb)の吸光度曲線
酸化ヘモグロビンは赤外光（940 nm）をよく吸収し，還元ヘモグロビンは赤色光（660 nm）をよく吸収する．経皮的酸素モニターは，それぞれの吸光度の比から酸素飽和度を計算する．

それの吸光度の比から全ヘモグロビン中の酸化ヘモグロビンの割合，すなわち，酸素飽和度を計算します．この際，透過光は骨や軟部組織，静脈血などの影響を受けます．しかし，動脈では拍動が存在しており，これを利用して吸光度が拍動と連動して変化する構成分を動脈血による吸光部分と判断し，**動脈血酸素飽和度**（SaO_2）として求めます[1]．

ディスプレイされる SaO_2 の数値は5〜10秒間に得られた吸光度データの平均値であり，データが安定して表示されるまでに若干の時間を要します．なお，経皮的酸素モニターで表示される SaO_2 は，動脈血から直接オキシメーターで測定した値と区別するために，SpO_2 と記載するのが一般的になっています．

Q 経皮的酸素モニターの利便性は何ですか？

A 動脈血ガス分析は**呼吸管理**における臨床指標として，その主軸をなす検査項目です．しかし，観血的に動脈血を採取した測定法では，肥満者や乳幼児など採血困難例に不適なだけでなく，連続的にモニタリングできない欠点も有します．特に人工呼吸器管理においては，条件設定の変更や喀痰吸引のときなど，SaO_2 のモニタリングによる早期の病態把握が求められます．最近の経皮的酸素モニターは，操作が簡便でベッドサイド監視が容易となり，精度の高い安定した測定値が得られるようになりました．連続的な呼吸管理が必要な症例には，今や必要不可欠な診断ツールだといえるでしょう．

なお，呼吸管理においては血中の酸素濃度とともに二酸化炭素濃度の計測が，特に換気の観点から必須です．$PaCO_2$ 濃度測定は直接採取した動脈血を用いることが一般的でしたが，人工呼吸器管理例を中心に呼気終末 CO_2 分圧測定センサが普及してきています．

Q 経皮的酸素モニターは，心不全管理にどう利用したらよいですか？

A 心不全とは，何らかの心ポンプ失調により，末梢臓器が必要とする灌流圧と酸素を供給できない状態です．しかも，左心不全の結果生ずる**肺うっ血**は，**低酸素血症**の温床です．経皮的酸素モニターの役割は，この低酸素血症の認知という診断的側面とともに，生命維持のための呼吸管理を安全に行うモニタリングの意義を有しています．

臨床の現場では，低酸素血症の頻度が予想以上に高率との報告[2]があります．言い換えれば，現況では低酸素血症の簡便な実地診断法に欠けているのかもしれません．経皮的酸素モニターは，外来や救急のベッドサイドでいち早く生命危機状態をキャッチし，迅速かつ適切な対応へ結びつけることができます．最近では，在宅酸素療法例での在宅 SpO_2 モニタリングや高山病予防のための携帯へと，その応用範囲が広がっています．

一方，モニタリングの観点では，病状の変化やサポート機器の不適切作動などによる急性低酸素血症出現の監視や人工呼吸器の条件設定や変更，治療反応性を含む呼吸不全状況の経時的把握，さらには，間接的にですが循環動態や心拍リズムの監視にも活用できます．

Q 動脈血ガス分析が必要なのは，どのようなときですか？

A ずばり，低酸素血症が存在するか，その発症が危惧される場合です．日常診療ではそのカットオフ値として，酸素飽和度90％と設定することが一般的です．

酸素分圧の上昇に伴いヘモグロビンへの酸素の結合も高率となるわけですが，**図2の酸素解離曲線**に示すように，両者の関係が直線状ではなくS字状を呈することが重要です．すなわち，ある一定の酸素分圧以上になるとヘモグロビンへの酸素結合率の上昇は頭打ちとなります．言い換えると，ある一定の酸素分圧以下になるとヘモグロビンへの酸素結合率や，生体の組織に運ばれる酸素量が著しく低下し，組織低酸素が招来します．その区切りとなるポイントが酸素飽和度90％で，これは酸素分圧60 Torrに相当します．ちなみに，pHや$PaCO_2$，体温，2,3-diphosphoglycerate（DPG）の増減により，酸素解離曲線は左右にシフトします．

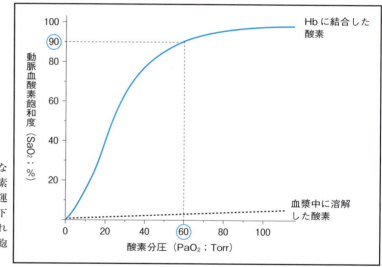

図2 酸素解離曲線
　　酸素分圧60 Torr以下になるとヘモグロビンへの酸素結合率や，生体の組織に運ばれる酸素量が著しく低下し，組織低酸素が招来される．このポイントは酸素飽和度90％に相当する．

Q 経皮的酸素モニターによる測定値に誤差が生じうるのは，どのような場合ですか？

A SpO_2が80～100％の範囲内ではSpO_2とSaO_2は良好な直線関係にあり，その誤差は±2％以内とされています．しかし，それ以下の低酸素状態になると相関が悪く，SpO_2値の信頼性が低下します[3]．このような影響要因のほかに，以下のような測定原理そのものに基づいて誤差を生じる要因が存在します（**表1**）．適切な対処のもとで，誤差の少ないSpO_2値を求める工夫が必要です．

1．ヘモグロビン異常

アニリン中毒，先天性欠陥によるメトヘモ

グロビン血症や一酸化炭素中毒では，酸素との結合が阻害され，低酸素状態が招来されます．これら異常ヘモグロビンが存在すると，経皮的酸素モニターではSpO$_2$を正確に測定できないため，ヘモキシメーターによる測定が必要です[4]．

2．皮膚や爪の変色

青・緑・黒のマニキュア染色ではSpO$_2$が低めに計測される[5]ため，センサー装着時には脱染しておきます．なお，黒ずんだ皮膚は2つの波長光吸収を互いに干渉させるためSpO$_2$が低めに計測されますが，臨床上問題にならないとされています．

3．血液内染色剤

メチレンブルーやインドシアニングリーン（ICG），インジゴカルミンなどの血管内染色剤はSpO$_2$を低めに測定しますが，その影響は少なくかつ短時間です[6]．

4．血中脂質の上昇

血中カイロミクロン値の上昇や脂肪乳剤投与が吸光に影響を及ぼし，SpO$_2$が低めに計測されます．

5．周囲からの光混入

直射日光や無影灯，室内灯がセンサーの受光素子に侵入すると測定が不安定になるため，センサープローブ装着を確実にし，粘着機材や遮光を併用することがあります．

6．血流障害

測定部位の低灌流は動脈拍動を減弱させ，動脈波を特定できないため測定不能となります．低灌流の原因としては，心拍出量低下，低体温や血管収縮薬投与などによる末梢血管収縮が挙げられます．測定部位の保温や，前額面など血流がよい部位へのセンサー装着部の変更などで対処します．なお，センサー測定部位を過度に圧迫するとうっ血により静脈が拍動を起こし，動脈拍動との区別が困難になるため測定値が不正確になることがあります．

7．体動

測定部位の揺れは動脈波の同定を困難にすることから，測定部位の変更やノイズから動脈波形を抽出する特殊機種の活用などを考えます．

表1　経皮的酸素モニターの誤差原因

SpO$_2$を高く評価 （SpO$_2$＞SaO$_2$）	一酸化炭素中毒 メトヘモグロビン血症 迷入光：赤外線ヒーター
SpO$_2$を低く評価 （SpO$_2$＜SaO$_2$）	爪染色：マニキュアなど 黒ずんだ皮膚 血液内染色剤：ICGなど 脂質上昇：カイロミクロン，脂肪乳剤 迷入光：蛍光灯光，内視鏡光
SpO$_2$測定が不安定・困難	血管収縮：血管収縮薬，低体温 末梢循環不全：センサーの圧迫，ショックなどの血圧低下

経皮的酸素モニターによるトラブルには，どのようなものがありますか？ また，それに対する予防策を教えてください

基本的には，安全性が広く確立された診断ツールといってよいでしょう．持続測定時にセンサー装着部に皮膚炎や皮膚圧迫壊死，循環障害，低温熱傷などの末梢組織障害が稀に起こるとの報告がある[7]ため，センサー装着部を一定時間ごとに変更するほうがより安全かもしれません．

[文 献]

1) Barker SJ, Tremper KK：Pulse oximetry：applications and limitations. Int Anesthesiol Clin 25：155-175, 1987
2) Bowton DL, Scuderi PE, Haponik EF：The incidence and effect on outcome of hypoxemia in hospitalized medical patients. Am J Med 97：38-46, 1994
3) Huch A, Huch R, Konig V et al：Limitations of pulse oximetry. Lancet 1：357-358, 1988
4) Eisenkraft JB：Pulse oximeter desaturation due to methemoglobinemia. Anesthesiology 68：279-282, 1988
5) Coté CJ, Goldstein EA, Fuchsman WH et al：The effect of nail polish on pulse oximetry. Anesth Analg 67：683-686, 1988
6) Scheller MS, Unger RJ, Kelner MJ：Effects of intravenously administered dyes on pulse oximetry readings. Anesthesiology 65：550-552, 1986
7) 高倉照彦：パルスオキシメーターの操作と保守管理．Clinical Engineering 7：116-121, 1996

IV 急性非代償性心不全（ADHF）

Q27 侵襲的血行動態モニタリング（動脈ライン，スワン・ガンツ・カテーテル）

回答：しながわ内科・循環器クリニック　品川弥人（しながわ ひさひと）

ポイント

- スワン・ガンツ・カテーテルの主な測定項目は右心系の圧，肺動脈楔入圧，心拍出量，混合静脈血酸素飽和度の4つである．
- 左心のうっ血と低心拍出，末梢循環不全を鋭敏にモニタリングできるため，主に重症心不全の管理や病態把握に適応となる．
- 非侵襲的モニターでは病態把握が困難な場合にのみ使用し，合併症を避けるために留置期間は必要最低限にとどめる．
- 留置中に心エコー図などの非侵襲的モニターのデータ値との互換性を確認しておく．

Q スワン・ガンツ・カテーテルで何がわかりますか？

A スワン・ガンツ（SG）・カテーテル（図1）は，1970年にHarold James SwanとWilliam Ganzがカテーテルの先端にバルーンを付けた肺動脈カテーテルとして公表し，以後，術中・術後管理，心不全管理に幅広く使われてきました．カテーテルは中心静脈に近い内頸静脈や大腿静脈から挿入し，先端を肺動脈に留置します．このカテーテルのポイントは，右心系に留置することで左心系の情報をモニタリングすることができる点

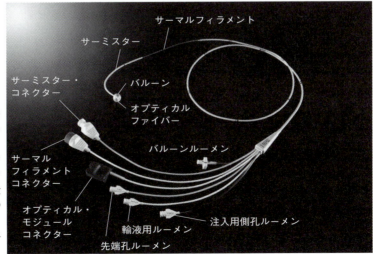

図1 スワンガンツCCOサーモダイリューション・カテーテル
エドワーズライフサイエンス社の留置用スワン・ガンツ・カテーテル．心拍出量と混合静脈血酸素飽和度の連続測定が可能．
（提供：エドワーズライフサイエンス株式会社）

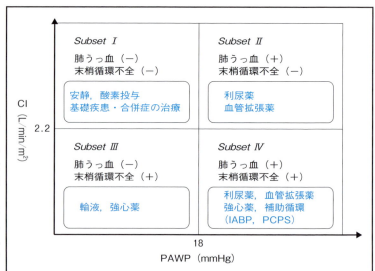

図2　Forrester分類に基づく治療方針
Forrester分類はSGカテーテルから得られる心拍出量係数（CI）と肺動脈楔入圧（PAWP）に基づき、肺うっ血や末梢循環不全の有無により心不全の病型を四群に分類するものである。それぞれ右記のような治療方針が推奨される。

です。すなわち、右心系の圧（右房圧、右室圧、肺動脈圧）のみならず、左心系の情報である肺動脈楔入圧（PAWP）と心拍出量（CO）の測定が可能な点にあります。肺静脈疾患や僧房弁疾患がない場合は、PAWP≒左房圧≒左室拡張末期圧と近似できるため、左心のうっ血（左室拡張末期圧）と低心拍出（CO）という2つの心不全のパラメーターを同時に計測できるのです。うっ血と低心拍出はForrester分類（図2）やNohria-Stevenson分類で心不全の病型分類を行う際の2変数として位置付けられます。また、カテーテルの先端からの採血により混合静脈血酸素飽和度（SvO_2）を測定できます。SvO_2は、組織酸素消費、ヘモグロビン濃度、動脈血酸素飽和度、COにより規定されるため、COの低下や末梢循環不全をモニタリングする鋭敏な指標となるのです。

SGカテーテルは、どんな場合に挿入しますか？

SGカテーテルは循環動態を詳細に把握できるカテーテルですが、侵襲的なデバイスとして位置付けられます。したがって、適応になるケースはより非侵襲的なモニター、具体的には心エコー図、あるいは動脈ラインや中心静脈ラインのみのデータでは循環動態の把握が困難で、適切な治療方針が立てられない場合に挿入します。

SGカテーテルが使用される場は、以下の3つに分類できます。

(1) ショック症例や重症心不全の集中治療
(2) 難治性慢性心不全や肺高血圧症などの病態把握のための一時的な検査
(3) 心臓手術や重症心疾患患者の非心臓手術の術中、術後管理

具体的に適応となる疾患と状況を表1に示します。

臨床の現場で一番多い適応病態は、拡張型心筋症や虚血性心筋症、急性心筋炎などを基礎疾患とした低心拍出を呈する重症心不全で

表1　SGカテーテルの適応

①補助循環下で心原性ショックを認める症例
②両室連関を認めない心不全例
③大量の強心薬・昇圧薬・血管拡張薬を要する重症心不全例
④"偽性敗血症"が疑われる症例（高心拍出量，低体血管抵抗，右房圧・PAWP上昇）
⑤可逆性収縮障害を認める症例（劇症型心筋炎，産褥性心筋症）
⑥肺高血圧の診断・分類
⑦前毛細管性肺高血圧症例に対する治療効果判定
⑧心臓移植の術前検査

（文献1より引用）

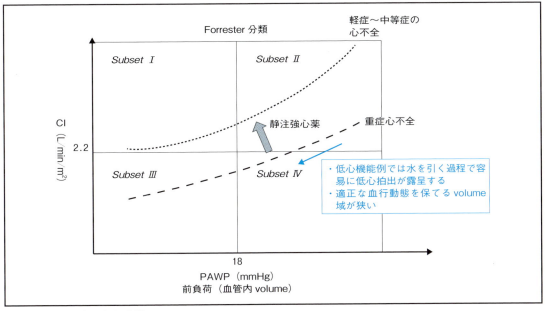

図3　重症心不全の血行動態
　SGカテーテルを用いてFrank-Starlingの心機能曲線を描き，前負荷である左室拡張末期圧をPAWPに，COをCIに置き換えてForrester分類に照らし合わせた図．左室収縮能の低下した重症例では，うっ血を解除するために利尿をはかると容易にCOが低下し，低心拍出が顕在化する．

す．PAWPや右心系の圧で表わされるうっ血の指標（前負荷）のちょっとした低下でCOが低下し（図3），末梢循環不全が露呈します（SvO_2低下）．うっ血を起こさずに適正な血行動態を保てるvolumeの域が狭いのです．また，劇症型心筋炎や機械的心肺補助装置を使用している際には血行動態が刻一刻と変化します．このような正確かつ迅速な血行動態の把握が不可欠な状況下では，SGカテーテルによるモニタリングが活躍します．

急性心筋梗塞症例では，以前は心臓カテーテル治療後にルーチンとして使用されることが多かったのですが，現在は心原性ショックや右室梗塞など，詳細な血行動態の把握が必要な重症例にのみ使用されます．また，肺高血圧症の診断，治療の効果判定には肺動脈圧，肺血管抵抗，COを正確に把握できるSGカテーテルでの血行動態の検査が必須となります．

Q 挿入するときの注意点について教えてください

A

1．挿入部位

ベッドサイドで挿入する際には右内頸静脈が第一選択となります．左内頸静脈の場合はシース留置時にガイドワイヤー迷入のリスクがあり，大腿静脈ではカテーテルを肺動脈に上げる操作が困難ですのでX線透視下での挿入が推奨されます．鎖骨下静脈からの挿入も可能ですが，気胸などの合併症のリスクは増加します．

2．SGカテーテルの挿入

挿入前にカテーテルの湾曲を，心内でカテーテルが進む方向に一致させておきます．カテーテルの先端がシースの先端を出た後にバルーンを拡張させ，静脈血流に沿って右房，右室，肺動脈へと進めます．カテーテルの圧波形を確認することで先端位置が把握できます（図4）．ベッドサイドにおいて，カテーテルを進めても心内圧波形が変化しない場合には，カテーテルを少し引いてから再度進めます．それでもうまくいかない場合は，カテーテルの進行方向の不正，あるいは心内でカテーテルがループ状になっていることがあるので，無理に進めず，速やかにX線透視下での挿入に切り替えます．

3．大腿静脈からの挿入

大腿静脈からの挿入の場合は，右室から肺動脈にカテーテルを上げるのに多少の修練が必要です．一般に右室心尖部にカテーテル先端をもっていき，時計方向に回転を加えながらゆっくりとカテーテルを引いてきます．右室流出路付近に先端が来たときにバルーンが血流に乗って肺動脈方向に向かうので，そのタイミングでカテーテルを押し上げます．患者に深呼吸をしてもらうとカテーテルが進みやすくなることがあります．

4．挿入困難な場合

・原則，X線透視下での挿入が推奨されます．
・心拡大が著明な例や，肺動脈弁逆流や三尖弁逆流が強い症例は一般に挿入が困難です．弁逆流が強い場合はバルーンのエアー

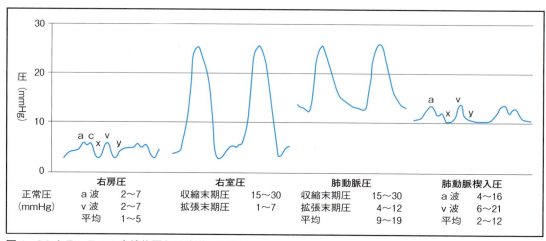

図4　SGカテーテルの先端位置と圧波形・正常圧
SGカテーテルの先端位置は圧波形をモニターすることで把握できる．カテーテルの留置中は圧と波形の変化を見落とさないことが重要である．

を半分くらい抜くと，進みやすくなることがあります．0.025インチのガイドワイヤーを内腔に通すとカテーテルにコシがでるので挿入が容易になります．
・挿入困難で手技に時間がかかると，カテーテルが熱で柔らかくなって操作が困難になります．その際には一度カテーテルを抜いて，バッド上で冷ヘパリン加生食で冷やすか，カテーテル内に冷ヘパリン加生食を満たして，カテーテルのコシを戻します．

Q SGカテーテル留置中の注意点について教えてください

A
- 感染をはじめとする合併症を避けるため，必要最低期間での留置を心がけます．
- カテーテル先端での肺血管損傷に気を付けます．波形には常に注意をはらい，適宜胸部X線でカテーテルの先端位置を確認します．特に心不全の加療過程では血行動態の変化やうっ血の改善とともに先端位置が変わりやすいので，適宜カテーテルの先端位置を調整する必要があります．
- バルーンを拡張したまま放置すると肺梗塞を起こすので注意が必要です．
- カテーテル刺激による心室性不整脈の発症にも注意が必要です．
- カテーテル留置中に非侵襲的な心エコー図による測定値との互換性を確認しておきましょう．すなわち，三尖弁逆流からの推定肺動脈圧や左室流出路での速度時間積分値から計算するCOを実際の測定値と比較することで，抜去後の血行動態管理に役立てることができます．

Q SGカテーテルで，何を主にモニタリングしますか？

A SGカテーテルでの主なモニタリング項目は右心系の圧（右房圧，右室圧，肺動脈圧），PAWP（左室の前負荷），CO，血液酸素飽和度の4つに分類できます．それぞれの圧波形と正常値を図4に示します．さらに，肺血管抵抗や動脈圧ラインからのデータを併用すれば体血管抵抗の算出も可能です．すなわち，ショックの原因を循環動態から分類したときの循環血漿量，心機能，血管抵抗の3項目を同時にモニタリングできます．また，循環血漿量，心機能，血管抵抗に加えて，肺での酸素化，組織の酸素消費量などすべてのパラメーターが影響した結果としての循環不全の有無をみる数値がSvO_2です．急性期の循環管理ではCOやSvO_2の連続測定が有用です．

Q モニタリングの結果を治療にどう反映しますか？

A SGカテーテルから得られたデータはForrester分類[2)]に基づいて解釈します．PAWPと心拍出量係数（CI）を2軸として，血行動態のsubsetをⅠ～Ⅳに分類し，それぞれ（図2）のような治療方針が推奨されます．ただし，CI 2.2 L/min/m^2，PAWP 18 mmHgという数字は急性心筋梗塞後の心不全に基づいて決められた数字ですので，あくまでもこの方針を基盤として，個々の症例の心機能と全身状態を考慮して治療方針を決定します．

SGカテーテルを用いてFrank-Starlingの心機能曲線を描き，前負荷である左室拡張末期圧をPAWPに，COをCIに置き換えてForrester分類に照らし合わせると，心ポンプ機能に基づいた血行動態の理解が深まります（図3）．すなわち，心ポンプ機能の比較的保たれた軽症～中等症の心不全では，血管内容量が過剰になっている心不全急性期において，強い利尿をはかってもCOは保たれます．一方，左室収縮能の低下した重症例ではうっ血を解除するために利尿をはかると，容易にCOが低下し，低心拍出が顕在化してきます．一般にSvO$_2$が60％以下では末梢循環不全ありと解釈され，血行動態改善のために手を打つべきです．末梢循環不全の他の指標としては，尿量，血中クレアチニン値や乳酸値が参考になります．

Q COを測定するときの注意点を教えてください

A SGカテーテルによるCOの測定は，熱希釈法によります．

ボーラスで測定する方法と，連続的に測定する2つの方法があります．心内血流の2点での温度変化を測定し，血流量の変化による熱変化の度合いからCOを求めます．ボーラス測定では，右房に開口するSGカテーテルの青色のラインから5～10 mLの0℃の生理食塩水を勢いよく注入して，先端腔から約4 cmにあるサーミスターで温度変化を計測することでCOを測定します．測定前に冷生食をゆっくり注入することでカテーテル内を冷やしておくこと，本番測定ではシリンジを勢いよく一定の速度で押して注入することで精度が上がります．数回の手技を繰返してCOを測定し，平均値を記録します．

心内短絡が存在する場合や，三尖弁逆流が重度の場合，極度の高心拍または低心拍出の症例は測定誤差が大きいため，動脈血酸素飽和度とSvO$_2$から算出するFick法での計測を用います．

Q 連続心拍出量測定装置は有用ですか？

A 加熱コイルが装備されているSGカテーテルでは，右房付近の血液を熱で周期的に加熱し，その温度変化をサーミスターで測定することで連続的にCOを測定す

ることができます（図1）．重症心不全や心臓手術後などで頻回に測定を行う場合や，経時的な変化を管理する場合に用いられます．ボーラス測定に比べて手間がかかりませんので，SGカテーテルを集中治療で留置する場合は有用です．ただし急速輸液を行ったりすると正確な数値が出ません．また，COの変化を瞬時にとらえるものではないため，表示される数値にはタイムラグがあることに留意します．

Q SGカテーテルの使用は，患者の利益につながりますか？

A SGカテーテル使用に関するメタ解析[3]によると，心不全患者の診断にSGカテーテルを用いても総死亡率の低下および入院期間の短縮は認められませんでした．しかし，解析に含まれた臨床試験の対象患者の多くが安定した心不全患者であり，腎障害合併例や強心薬，補助循環，呼吸装置による治療歴のある症例は除外されていたため，実臨床に即した結論とはいえません．一方でNYHA Ⅲ～Ⅳ度，平均左室駆出率20％の心不全増悪患者を対象としたESCAPE[4]では，やはり心原性ショック患者を代表とする重症患者は除外されているものの，患者登録数が多かった経験豊富な施設ではSGカテーテルの使用により平均生存期間やQOLが高い傾向が示されています．このような臨床研究の結果を受けて，すべての急性心不全患者にルーチンでSGカテーテルを施行するのは不適切ですが，治療抵抗例や重症例などの低心拍出，末梢循環不全を正確に把握し，治療方針を立てるためには有用であるといえます[1,5]．

また，最近は低侵襲のフロートラックセンサーの使用頻度も増えています．動脈ラインと中心静脈ラインに接続するだけで，COとSvO_2が表示されますが，同装置では動脈圧をもとにCOを算出するため，動脈圧波形・心拍数を正しく測定できないと正確なCOが算出されません．また，SGカテーテルよりも得られる情報量が少なくなります．患者の重症度に合わせて，適切なモニタリング方法を選択すべきです．

［文　献］

1) Chatterjee K：The Swan-Ganz catheters：past, present, and future. A viewpoint. Circulation 119：147-152, 2009
2) Forrester JS, Diamond G, Chatterjee K et al：Medical therapy of acute myocardial infarction by application of hemodynamic subsets（first of two parts）. N Engl J Med 295：1356-1362, 1976
3) Shah MR, Hasselblad V, Stevenson LW et al：Impact of the pulmonary artery catheter in critically ill patients：meta-analysis of randomized clinical trials. JAMA 294：1664-1670, 2005
4) Binanay C, Califf RM, Hasselblad V et al：Evaluation study of congestive heart failure and pulmonary artery catheterization effectiveness：the ESCAPE trial. JAMA 294：1625-1633, 2005
5) Shah MR, Miller L：Use of pulmonary artery catheters in advanced heart failure. Curr Opin Cardiol 22：220-224, 2007

IV 急性非代償性心不全（ADHF）

Q28 薬物治療

回答：国立循環器病研究センター 心臓血管内科部門　中野宏己，永井利幸

ポイント

- 薬物治療の開始と並行して，急性冠症候群や急性弁逆流などの，ただちに専門治療が必要な病態を鑑別する．
- 薬物治療は，Nohria-Stevenson分類と収縮期血圧をガイドに"うっ血"と"臓器灌流"を評価したうえで選択する．
- 血圧が保たれ，明らかな臓器低灌流を認めない場合は，血管拡張薬と利尿薬を中心とした治療戦略を立てる．
- 利尿薬の効果が乏しい症例に対してはまず，臓器低灌流，貧血，低酸素の有無など是正可能な因子を確認したうえで，他機序の利尿薬併用を検討する．
- 強心薬は"必要悪"と認識し，臓器低灌流や心原性ショックを伴わない場合は可能な限り使用しない．

Q ESCの急性非代償性心不全ガイドラインは，我が国でも応用できますか？

A 基本的な治療戦略（考え方）は我が国の診療においても十分応用できますが，我が国で保険承認がない薬や，使用量については未だ検討の余地があります．

心不全診療ガイドラインは主にESC（European Society of Cardiology）やAHA（American Heart Association）から提唱されてきましたが，2012年にESCから実臨床を見据えた急性非代償性心不全の治療ガイドラインが初めて体系的に提示されました[1]．ガイドラインは2016年5月に改訂されましたが，2012年度版と比べ，血圧ガイドよりも，むしろ身体所見ガイドの初期治療戦略が推奨されるようになり（図1），利尿薬と血管拡張薬の投与タイミングも大幅に変わりました[2]．

血圧のみをガイドとした治療よりも，特にうっ血と組織低灌流の評価に基づいて，それぞれを標的とした治療戦略のほうが理に適っており，血行動態を重視する我が国の診療スタイルにもよりマッチすると考えられます．

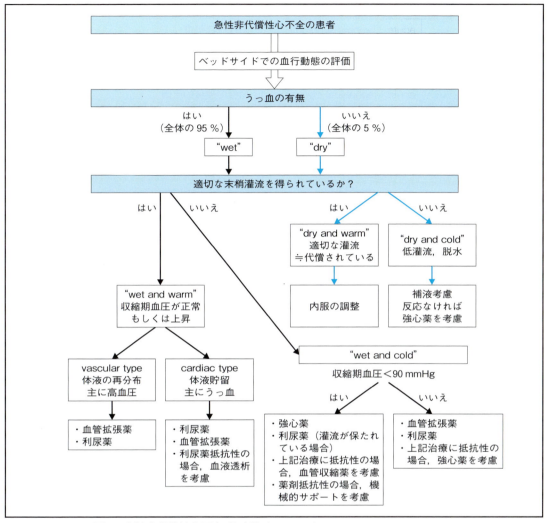

図1 急性非代償性心不全 治療戦略フローチャート（文献2を参照して作成）

Q 急性非代償性心不全の患者の初期薬物治療戦略は，どのように決定すれば良いですか？

A 急性非代償性心不全の患者を診療する際，まずは患者のバイタルサインを把握し，心原性ショックや呼吸不全を伴っている場合にはカテコラミン，人工呼吸器などによる治療を行いながら，薬物治療のみでは対応困難，かつカテーテル治療や手術などの緊急処置が必要な病態を鑑別していきます．それらの病態については表1に示すように，CHAMPと覚えると良いでしょう[1]．そのうえで症状と身体所見などからうっ血の有無と末梢循環不全の有無を評価し，"wet or dry"，"warm or cold" に分類します（図2）．いずれの場合においても，心不全が "代償された" と判断できる，"dry & warm" を目標にして

表1　急性非代償性心不全において早急に鑑別すべき病態

C	acute Coronary syndrome	急性冠症候群
H	Hypertensive emergency	高血圧緊急症
A	Arrhythmia	不整脈
M	acute Mechanical cause※	急性の機械的原因
P	Pulmonary embolism	肺塞栓

※心破裂，胸部外傷，心臓インターベンション，急性の感染性心内膜炎，大動脈解離，血栓症　　　（文献2を参照して作成）

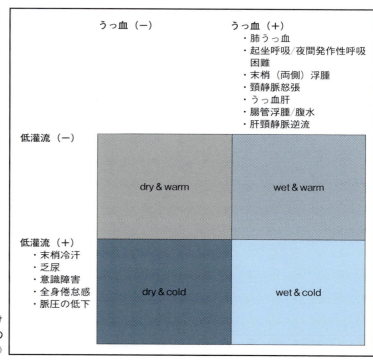

図2　急性非代償性心不全における"うっ血"と"低灌流"の評価　（文献2を参照して作成）

治療戦略を立てていきます．"dry & cold"であれば脱水や右室梗塞の場合が多く，補液による介入を行い，それでも反応がない場合には強心薬を検討することになります．"wet & warm"であれば，身体所見における浮腫の有無や心エコーによるvolumeの評価を行い，体液の分布異常，体液貯留のいずれが主体であるかを評価したうえで血管拡張薬と利尿薬を選択していきます．"cold & wet"は最もハイリスクなカテゴリーに入り，短期死亡率は"dry & warm"の約4倍とされています[3]．血圧が保たれていれば，可能な限り血管拡張薬と利尿薬を考慮しますが，収縮期血圧が90 mmHg以下の場合には強心薬，昇圧薬や機械的補助循環の導入を検討する必要があります．

Q 急性非代償性心不全に対する最初の投与薬は利尿薬ですか？ 血管拡張薬ですか？

A 急性非代償性心不全の治療目標は"うっ血による症状の改善"と，"臓器灌流の改善"に集約されます．うっ血による症状の改善のためには，右房圧と左房圧（すなわち左室拡張末期圧）を下げる必要があり，利尿薬による前負荷および血管拡張薬による後負荷軽減が奏功します．一方で臓器灌流の改善には，補液による前負荷増加，強心薬による心収縮力増加，あるいは血管拡張薬による後負荷軽減で一回拍出量を増加させる必要があります．

2012年度版のESCガイドラインでは急性非代償性心不全で急性肺水腫を伴う症例全例に，血管拡張薬に先行した利尿薬の静脈注射が第一選択でしたが，今回の改訂では，少なくとも血管拡張薬とほぼ同列に位置付けられており，"wet"のうち，体液貯留の乏しい"wet & warm：vascular type"の場合は血管拡張薬先行と，病態に応じた使用が推奨されています．うっ血症状の改善はもちろん重要ですが，体液貯留が高度でない，あるいは"wet & cold"に分類される症例に対する過度な利尿による臓器灌流悪化の重要性が意識された改訂と考えられます．

Q 最初に利尿薬を投与する場合は，何を，どれだけ，どう投与しますか？

A 急性非代償性心不全の初期治療に使用される利尿薬は，フロセミドの経静脈投与が一般的です．数ある利尿薬のなかで，フロセミドは腎機能が悪い場合にも短時間で一定の効果を得ることができ，弱い血管拡張作用も併せもつことが利点であると考えられます．また，急性非代償性心不全患者では静脈圧上昇による腸管浮腫をきたしていることが多いため，経静脈投与が推奨されます．

初期投与量と投与タイミングに関しては，過去の大規模臨床試験（DOSE試験）による検証がなされており，初期投与量（低用量 vs 高用量），投与タイミング（持続投与 vs ボーラス投与）のいずれにおいても生命予後に有意な差をもたらしませんでした[4]．ただし，有意差までは至っていませんが，初期投与量に関して高用量群でより自覚症状は改善するものの，腎機能悪化傾向が認められました．加えて，必要以上の利尿薬投与は予後を悪化させている可能性も指摘されており，現状のエビデンスからは利尿薬の使用歴や腎機能障害がない場合，10〜20 mgの経静脈投与を行い，利尿薬を既に内服している場合は，少なくとも内服している利尿薬と同量以上を投与すべきだと考えられます．腎機能悪化がある場合は，血清クレアチニン値×20 mgを目安に初期投与量を設定すればよいでしょう．

Q 利尿薬の効果が乏しい場合は，どうすればよいのでしょう？

A 一般的にループ利尿薬を使用した際に最大の利尿効果が得られるのは，初回投与時であると考えられています．したがって，初回投与で効果が乏しい場合，同じ量を繰返し投与してもあまり意味がありません．その場合は，投与量を倍々に増やしていき，効果の得られる投与量を早急に見つけることが重要です．効果が得られる投与量の2倍量が一日投与量として必要なので，100 mgの1回投与で効果が得られなければ，ループ利尿薬のみでの利尿効果は期待できないと判断しましょう．その段階で，利尿薬への反応が乏しくなる他の可逆性要因〔低心拍出状態（脱水も含む），低酸素，貧血〕の有無をもう一度検索し，問題がなければ，作用部位の違う利尿薬の使用や限外濾過を検討しましょう．第二選択の利尿薬としてはサイアザイド系利尿薬がオプションになりますが，低K血症，過度の利尿による血圧低下，腎機能の増悪には十分注意しなければなりません[5]．

MEMO

トルバプタンの使用について

トルバプタンは集合管のバソプレシンV_2レセプターに作用して自由水の再吸収抑制を行う治療薬であり，心不全に対する効果が期待されている薬の一つです．しかしながら，様々な心不全の病態に安全に使用できること，そして短期間に限定した自覚症状改善効果は示されているものの，説得力のある試験デザイン（少なくとも死亡，心不全入院のようなハードエンドポイントを主試験の主要エンドポイントに設定）で，低Na血症や腎機能障害を有する症例を含め，予後改善効果を示すことができたデータは非常に乏しいというのが現状です[6,7]．他の利尿薬と比較すると決して安価ではない薬剤であり，費用対効果も考えると他の利尿薬で効果が乏しく，かつ低Na血症を合併する症例に適応となると考えられます．

Q 血管拡張薬に使い分けはありますか？

A 急性非代償性心不全において，血管拡張薬は利尿薬に次いで多く使用されている重要な治療薬ですが，その使い分けに関してはエビデンスが少ないのが現状です．我が国では，硝酸薬，カルペリチド，ニコランジル，Ca拮抗薬などが選択され，なかでも硝酸薬とカルペリチドの使用頻度が高くなっています[8]．硝酸薬使用上の注意点としては，16〜24時間で耐性ができること，過度の降圧が挙げられます．特に大動脈弁狭窄症や僧帽弁狭窄症のある患者に対しては，静脈拡張による急激な前負荷軽減により心拍出量が低下してしまう恐れがあるため，慎重な使用が必要です．カルペリチドは我が国で開発

された，心房性ナトリウム利尿ペプチド製剤であり，血管拡張作用に加え，Na利尿，レニン-アンジオテンシン-アルドステロン系抑制などの効果を併せもつとされていますが，有効性の検証にはより多数例での臨床試験が必要です[9]．BNP製剤であるネシリチドも欧米の大規模臨床試験で有意な予後改善効果は示されませんでした[10]．

ニコランジルは硝酸薬と同様に静脈，動脈拡張作用をもちますが，耐性が少なく，過度の降圧を起こしにくいため，比較的安全に使用できる薬剤です．しかしながら，他の薬剤と比較した優位性は示されていません．

Q 急性非代償性心不全の治療に鎮静薬は必要ですか？

A 急性非代償性心不全の治療に使用される鎮静薬としては，モルヒネが一般的です．その薬理作用としては心不全急性期において活性化した交感神経を抑制し，細動脈および静脈拡張作用によって心臓の後負荷および前負荷を軽減します．同時に呼吸困難や，不安などの症状を取り除くことができます．ただし，過度に使用すると血圧低下や呼吸抑制などの副作用が生じるため厳格なモニター管理が必要です．救急外来に来院された患者は苦しさから興奮状態にあり，適度な鎮静は心筋酸素消費量を減らし，上記の作用から肺うっ血を改善します．NIPPVなどの忍容性も上がる可能性があります．しかし，ADHERE試験のサブ解析では鎮静薬の使用群において入院期間の延長，人工呼吸器使用率の上昇，死亡率の上昇などの報告もあるため，ルーチンでの使用は避け，症状の強い患者に使用するべきだと考えられます[11]．

Q 強心薬はいつ必要になりますか？

A 強心薬（ドブタミンやPDEⅢ阻害薬など）は急性非代償性心不全の重要な治療薬の一つとして使用されてきました．しかしながら，多くの大規模臨床試験（OPTIME-CHF試験，ADHERE試験など）から，強心薬のルーチン使用は予後を改善しないどころか，有意に悪化させることが報告されています[12,13]．強心薬は一時的に血行動態を改善しますが，心筋酸素消費量の増加や催不整脈作用などの副作用も併せもつため，前述のような"うっ血"に"組織低灌流"所見が合併した場合で，強心薬なしにはbail outできないと判断される場合に限り，できるだけ必要最小限の用量で投与されるべきです．

Q ドブタミンとPDEⅢ阻害薬はどう使い分けますか？ あるいは併用が必要なのはどのような場合ですか？

A ドブタミンは強力なβ_1受容体刺激作用をもち，心筋収縮力と心拍数を増加させるとともに軽度のβ_2受容体刺激作用をもち併せ，若干の血管拡張作用を有します．

一方でPDEⅢ阻害薬（ミルリノンやオルプリノン）はβ受容体を介さず，心筋収縮力の増加と血管拡張作用を有し，いずれも急性非代償性心不全における代表的強心薬に位置付けられています．

強心薬の選択において，米国の大規模臨床研究（ADHERE試験）では，ドブタミンはPDEⅢ阻害薬（ミルリノン）よりも死亡リスクを増大させると報告されており，米国ではドブタミンの使用は忌み嫌われ，可能な限りミルリノンが選択されています[13]．しかしながら，ミルリノンは血管拡張作用を併せもつ（inodilatorともよばれます）ため，血圧の低い症例には使いにくく，腎排泄型であることから，腎機能低下例では血中濃度の上昇による催不整脈作用が懸念されるため，我が国ではドブタミンを選択する頻度が高くなっています．

病態生理学的観点からは，慢性心不全患者の急性増悪の場合，β遮断薬を内服している患者も多いため，そのような場合はドブタミンよりもPDEⅢ阻害薬のほうが強心作用を期待できる利点があります．またPDEⅢ阻害薬は強力な肺血管拡張作用ももち併せるため，肺血管抵抗が増加している右心不全優位の患者にも有効です．

両者を併用する機会は少ないですが，血管抵抗が高く，心拍出量が低下している状況で血圧が低い場合にはドブタミンとPDEⅢ阻害薬の併用が有効です．心不全の病態をcardiac power index（心拍出力係数：平均血圧×心係数×0.0022）と，SVR（体血管抵抗：平均血圧－右房圧÷心係数）という指標でみてみると，図3のようになります[14]．急性非代償性心不全は"肺うっ血"もしくは"心原性ショック"の状態であり，治療の目標は心不全が代償された状態（"慢性代償性心不全"）もしくは"正常"の状態に戻すこととなります．ニトログリセリンは，両者の関係を図の左方向によりシフトさせ（←），ドブタミンは上方向にシフトさせます（↑）．ミルリノンは両者の間となるため左上方にシフトさせます（↖）．このようにイメージをすると治療が行いやすいと思います．この図で

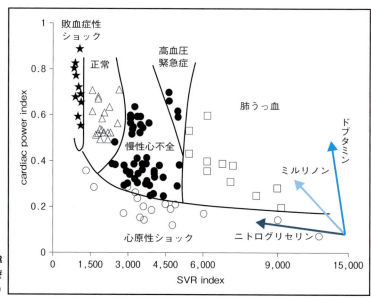

図3　cardiac power indexとSVR指標を用いた急性心不全治療
（文献14を参照して作成）

はcardiac power indexが使用されていますが、実臨床では心臓超音波検査でのLVOT-VTI（左室流出路駆出血流速度の時間積分値）から心拍出量を推定し、IVCから右房圧を推定して代用することができます．

[文　献]

1) McMurray JJ, Adamopoulos S, Anker SD et al：ESC Guidelines for the diagnosis and treatment of acute and chronic heart failure 2012：The Task Force for the Diagnosis and Treatment of Acute and Chronic Heart Failure 2012 of the European Society of Cardiology. Developed in collaboration with the Heart Failure Association (HFA) of the ESC. Eur Heart J 33：1787-1847, 2012
2) Ponikowski P, Voors AA, Anker SD et al：2016 ESC Guidelines for the diagnosis and treatment of acute and chronic heart failure：The Task Force for the diagnosis and treatment of acute and chronic heart failure of the European Society of Cardiology (ESC) Developed with the special contribution of the Heart Failure Association (HFA) of the ESC. Eur Heart J 37(27)：2129-2200, 2016
3) Nohria A, Tsang SW, Fang JC et al：Clinical assessment identifies hemodynamic profiles that predict outcomes in patients admitted with heart failure. J Am Coll Cardiol 41：1797-1804, 2003
4) Felker GM, Lee KL, Bull DA et al：Diuretic strategies in patients with acute decompensated heart failure. N Engl J Med 364：797-805, 2011
5) Jentzer JC, DeWald TA, Hernandez AF et al：Combination of loop diuretics with thiazide-type diuretics in heart failure. J Am Coll Cardiol 56(19)：1527-1534, 2010
6) Konstam MA, Gheorghiade M, Burnett JC Jr et al：Effects of oral tolvaptan in patients hospitalized for worsening heart failure：the EVEREST Outcome Trial. JAMA 297：1319-1331, 2007
7) Gheorghiade M, Konstam MA, Burnett JC Jr et al：Short-term clinical effects of tolvaptan, an oral vasopressin antagonist, in patients hospitalized for heart failure：the EVEREST Clinical Status Trials. JAMA 297：1332-1343, 2007
8) Sato N, Kajimoto K, Keida T et al；TEND Investigators：Clinical features and outcome in hospitalized heart failure in Japan (from the ATTEND Registry). Circ J 77：944-951, 2013
9) Hata N, Seino Y, Tsutamoto T et al：Effects of carperitide on the long-term prognosis of patients with acute decompensated chronic heart failure：the PROTECT multicenter randomized controlled study. Circ J 72(11)：1787-1793, 2008
10) O'Connor CM, Starling RC, Hernandez AF et al：Effect of nesiritide in patients with acute decompensated heart failure. N Engl J Med 365(1)：32-43, 2011
11) Peacock WF, Hollander JE, Diercks DB et al：Morphine and outcomes in acute decompensated heart failure：an ADHERE analysis. Emerg Med J 25：205-209, 2008
12) Cuffe MS, Califf RM, Adams KF Jr et al：Short-term intravenous milrinone for acute exacerbation of chronic heart failure；a randomized controlled trial. JAMA 287：1541-1547, 2002
13) Abraham WT, Adams KF, Fonarow GC et al：In-hospital mortality in patients with acute decompensated heart failure requiring intravenous vasoactive medications：an analysis from the Acute Decompensated Heart Failure National Registry (ADHERE). J Am Coll Cardiol 46(1)：57-64, 2005
14) Cotter G, Moshkovitz Y, Kaluski E et al：The role of cardiac power and systemic vascular resistance in the pathophysiology and diagnosis of patients with acute congestive heart failure. Eur J Heart Fail 5(4)：443-451, 2003

IV 急性非代償性心不全（ADHF）

Q29 呼吸管理

回答：1) 福島県立医科大学医学部循環器内科学講座, 2) 同 心臓病先進治療学講座　義久精臣[1,2], 鈴木 聡[1,2], 竹石恭知[1]

ポイント

- 低酸素血症（SpO_2＜90％もしくはPaO_2＜60 mmHg）を呈する患者に酸素投与を考慮する．
- 心不全に対する呼吸管理において，非侵襲的陽圧換気療法（NPPV）が有用である．
- NPPVは肺の酸素化とともに換気血流比を改善する．
- NPPVによる血行動態への影響にも注意が必要である．
- NPPV管理の改善のためには，多職種によるこまめな対応が重要となる．

Q 酸素吸入の方法と，使い分けについて教えてください

 心不全とは，「心臓に器質的および/あるいは機能的異常が生じて，末梢主要臓器の酸素需要量に見合うだけの血液量を絶対的にまた相対的に拍出できない状態（低灌流），また肺循環系や体循環系にうっ血をきたす状態」とされます[1]．ワッサーマンの歯車（図1）で示されるように，肺における外呼吸が良好でなければ，心臓・血管による血液循環，さらに骨格筋や末梢臓器における内呼吸は成立しないため，心不全における呼吸管理，動脈血の酸素化は必須です．

低酸素血症（SpO_2＜90％もしくはPaO_2＜60 mmHg）を呈する患者に対して，患者の意識や自発呼吸が保たれており呼吸困難感が少ない場合，またその後の非侵襲的陽圧換気療法（noninvasive positive pressure ventilation：NPPV）や気管挿管に移行する前段階として，まず酸素吸入が行われます[1,2]．表1を参考に，酸素流量よりも必要酸素濃度を意識して鼻カニュラ（低濃度酸素投与），単純酸素マスク（中濃度酸素投与），リザーバー付き酸素マスク（高濃度酸素投与）を使

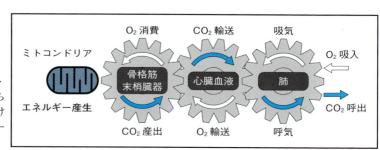

図1　ワッサーマンの歯車
　　　肺における外呼吸，心臓・血管による血液循環，さらに骨格筋や末梢臓器における内呼吸によりエネルギー産生は成立する．

表1 酸素流量（L/min）と吸入酸素濃度（＝F_IO_2）の目安

低濃度酸素投与 鼻カニュラ（5～6 L/min以下）		中濃度酸素投与 単純酸素マスク（5 L/min以上）		高濃度酸素投与 リザーバー付き酸素マスク（6 L/min以上）	
流量	酸素濃度（%）	流量	酸素濃度（%）	流量	酸素濃度（%）
1	24	5～6	40	6	60
2	28	6～7	50	7	70
3	32	7～8	60	8	80
4	36			9	90
5	40			10	90以上
6	44				

必要酸素濃度を意識して鼻カニュラ（低濃度酸素投与），単純酸素マスク（中濃度酸素投与），リザーバー付き酸素マスク（高濃度酸素投与）を使用する．

用します．鼻カニュラでは6 L/min以上の投与ではそれ以上の**吸入酸素濃度**（F_IO_2）の上昇は得られず，鼻腔刺激が増強します．単純酸素マスクでは呼気ガスを再吸収しないように，酸素流量は5 L/min以上に設定します．リザーバー付き酸素マスクではCO_2蓄積の防止とリザーバー内に酸素を貯めるために，酸素流量は6 L/min以上に設定します．酸素投与の指標として**慢性閉塞性肺疾患**（chronic obstructive pulmonary disease：COPD）を合併した患者ではSpO_2 88～92 %程度，合併していない患者ではSpO_2 94～98 %程度を目標とします．近年，新しい酸素療法として，鼻カニュラから高流量酸素（最大 60 L/min）を加温加湿することで投与可能なnasal high flowシステムを用いることでF_IO_2 21～100 %も設定可能となり，高流量により解剖学的死腔の洗い流しが可能でCO_2の再呼吸を抑制し[3]し，軽度の呼気終末陽圧（PEEP）効果[4]も心不全の呼吸管理に期待されています[5]．

Q うっ血性心不全の病態と，NPPVの意義について教えてください

　うっ血性心不全では肺静脈や肺毛細管圧が上昇し，肺胞への水分濾出をきたし，重症例ではピンク色の泡沫状痰を呈します．また，肺間質の浮腫，肺コンプライアンスの低下，気道抵抗の増加をきたし，換気血流比が悪化します．**NPPV**により**呼気終末陽圧**（**PEEP**）を加えることによって，肺毛細管からの水分濾出軽減，無気肺・虚脱肺胞の再拡張，機能的残気量の増加，肺コンプライアンスや気道抵抗の改善，呼吸筋仕事量の軽減が期待されます（図2）．さらには，生理的に陰圧である胸腔内を陽圧化することにより静脈還流を減少して，前負荷を軽減し，左室が収縮するために抗する力（trans mural pressure）を減少させることにより心臓の後負荷を減少させ，心拍出量の増加，左室拡張末期圧の低下，機能的僧帽弁逆流の軽減も期待されます．組織学的な検討でも，適正な陽

図2 心不全と陽圧換気療法
　　左：心不全では，肺毛細血管圧上昇から肺胞内への水分濾出や間質浮腫をきたし，ガス交換が障害される．
　　右：陽圧換気療法を行うことで虚脱肺胞の拡張や肺胞内水分の除去が進むことにより，換気血流比が改善される．

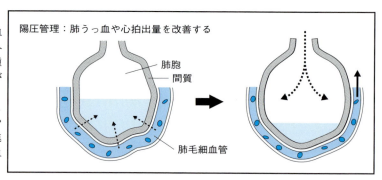

圧にて肺胞が拡張し，肺毛細管のうっ血が軽減し，換気血流比の改善が得られますが，過剰な陽圧，すなわち肺胞内圧が肺毛細管圧を凌駕するような高圧では，肺胞の過剰拡張と毛細血管の虚脱を生じ，結果的に換気血流比の適正化にはつながりません．

陽圧換気療法は血行動態へ影響しますか？

陽圧換気療法による心拍出量の変化を考える際に，Frank-Starlingの法則を理解する必要があります（図3）．正常者では，あるレベルまで前負荷（左室拡張末期圧）の上昇に比例して，ほぼ直線的に心拍出量は増加しますが，過剰な前負荷では心拍出量はむしろ低下します．心不全患者ではこの曲線が右下方へ偏移し，同じ前負荷でも心拍

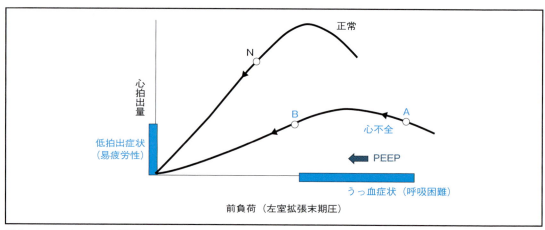

図3 Frank-Starlingの法則とNPPV
　　正常者では，あるレベルまで前負荷（左室拡張末期圧）の上昇に比例して，ほぼ直線的に心拍出量は増加するが，過剰な前負荷では心拍出量はむしろ低下する．心不全患者ではこの曲線が右下方へ偏移し，同じ前負荷でも心拍出量は減少する．肺うっ血が強く，左室拡張末期圧の高い状態（A点）であれば，PEEPによる前負荷の減少により心拍出量は増加するようになる．一方で，左室拡張末期圧がさほど高くない状態（B点）では，PEEPにより低心拍出が顕在化する場合がある．過剰な陽圧では，前負荷の減少による低心拍出をきたす危険がある．

出量は減少します．肺うっ血が強く左室拡張末期圧の高い状態（A点）であれば，PEEPによる前負荷の減少により心拍出量は増加するようになります．一方で，左室拡張末期圧がさほど高くない状態（B点）では，PEEPにより**低心拍出**が顕在化する場合があるので，患者の肺うっ血の評価，NPPVの**設定圧**には注意が必要です．過剰な陽圧では，前負荷の減少による低心拍出をきたす危険があります．PEEPにより肺動脈楔入圧が12 mmHg以上のときに心拍出量は上昇するが，12 mmHg未満だと心拍出量は低下するとの報告もあります[3]．PEEPによる心拍出量の変化には，intrathoracic pressureとlung volumeの他，両心室を隔てる心室中隔や心室拡張の制限となる心外膜の存在などにより，複雑なcardiopulmonary interactionを形成します[4]．また，左心不全患者における検討ではPEEPは心拍出量に変化がなくとも，intrathoracic pressureを上昇，右房圧や肺動脈楔入圧を低下，肺コンプライアンスを改善，気道抵抗や呼吸筋仕事量を減少し，酸素化を改善しています[5]．

Q NPPVの種類・開始のタイミング・設定について教えてください

A 陽圧換気療法には，フラットな陽圧を持続的に加える持続気道陽圧（continuous positive airway pressure：**CPAP**），PEEPに加え吸気時に一定の矩形圧を加える二相性陽圧呼吸（**Bi-level PAP**），一定のPEEPに加え自発呼吸に順応したpressure supportを加えるサーボ制御圧感知型人工呼吸器（adaptive servo ventilation：**ASV**）があります（図4）．Bi-level PAPはCOPD増悪，Ⅱ型呼吸不全やCO_2ナルコーシスに対して，換気量を規定する目的で使用されます．ASVは過呼吸と無呼吸を周期的に繰返すチェーン・ストークス呼吸や周期性呼吸に対して，呼吸状態に合わせて呼吸補助の程度を変動させ，換気量を安定させるために開発された陽圧換気療法器です．

急性心不全におけるNPPVは，CPAPモードでもBi-level PAPモードでも，従来の酸素投与と比して，**PaO_2/FIO_2**（動脈血酸素分圧/吸入酸素濃度）比の上昇，一回心拍出量の増加や頻脈の改善など血行動態の改善，気管挿管率の減少などの効果が得られます[6]．生命予後に関しては複数のメタアナリシスの結果から，NPPV（特にCPAPモード）が生命予後を改善することが示されています[6〜8]．日本循環器学会の急性心不全治療ガイドラインでは，酸素投与下にて呼吸困難感の改善がない場合には早期にNPPVを導入することとされています[1]．また，急性心不全に用いられるクリニカルシナリオ分類では，収縮期血圧140 mmHg以上のCS 1や100〜140 mmHgのCS 2，急性冠症候群によるCS 4の病態などでNPPVが推奨されています[1]．NPPVガイドライン[9]でも心原性肺水腫に対し，酸素投与のみで漫然と様子をみることなく，NPPV（特にCPAPモード）を第一選択とすべきとされています（エビデンスレベルⅠ，推奨度A）．2016年，欧州心臓病学会の心不全ガイドラインでは呼吸回数25回/min以上，$SpO_2 < 90\%$の症例に対してclass Ⅱa，エビデンスレベルBで推奨されています[2]．CPAPはBi-level PAPよりも生命予後に関する優位性が報告されており[10]，設定の簡便さの点からもCPAPモー

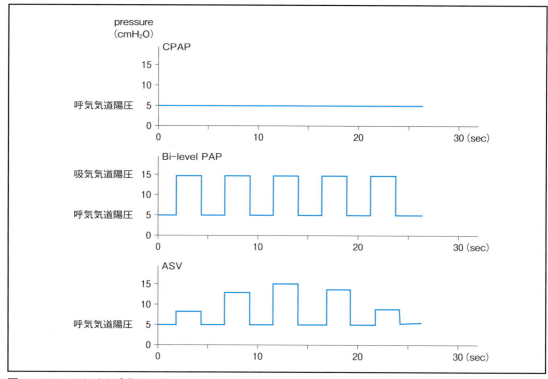

図4　NPPVにおける呼吸モード
　上：CPAP
　　　PEEPを加えることにより，肺毛細管からの水分濾出軽減，無気肺・虚脱肺胞の再拡張，機能的残気量の増加，肺コンプライアンスや気道抵抗の改善，呼吸筋仕事量が軽減される．
　中：Bi-level PAP
　　　PEEPに加え吸気時に一定の矩形圧を加える二相性陽圧呼吸．COPD増悪，Ⅱ型呼吸不全やCO_2ナルコーシスに対して，換気量を規定する目的で使用される．
　下：ASV
　　　漸増漸減するチェーン・ストークス呼吸に対して，pressure supportを順応させる．

ドを第一選択とすべきです[9]．CPAPを行っても高二酸化炭素血症，アシドーシスや呼吸困難感が続くような場合にBi-level PAPへ変更します[1]．本邦の急性心不全に関するATTEND研究では，NPPVは24.4％（CPAP 15.4％，Bi-level PAP 16％）に使用されています．多くの心不全症例では4〜8 cmH₂O程度のCPAPモードで対応が可能です．

Q COPD合併例におけるNPPV管理について教えてください

A　心不全の30％前後にCOPDを合併するとされ，心不全とCOPDは相互に増悪因子となります．COPD増悪による呼吸不全に対しても，積極的にNPPVを使用すべきです（エビデンスレベルⅠ，推奨度A）[9]．COPD増悪におけるNPPVの適応基準として，①呼吸性アシドーシス（動脈血：pH ≤7.35 and/or $PaCO_2$ ≥45 mmHg），②

呼吸筋の疲労または呼吸仕事量の増加などの臨床症状を伴う重度の呼吸困難，とされます[9]．初期設定はS/Tモード，EPAP 4 cmH$_2$O，IPAP 8〜10 cmH$_2$O程度で開始します．F$_{IO_2}$，酸素流量はSpO$_2$ >90 %を維持するように設定します[9]．患者の快適さ，PaO$_2$，一回換気量，呼吸回数を参考に設定を変更します[9]．NPPV不認容，呼吸停止・減弱，心停止，血行動態不安定例などでは，侵襲的人工呼吸が推奨されます[9]．心不全にCOPDを合併している場合，低換気，換気血流比悪化，CO$_2$貯留，酸素投与によるCO$_2$ナルコーシス，呼吸筋疲労などを呈する可能性が上昇するため，Bi-level PAPモードが適しているものと思われます．なお，COPDに伴う肺気腫性変化が強い場合，気胸のリスクがあり，高圧の設定は避けるべきです．

Q NPPV管理のコツについて教えてください

A 機器やマスクの選択，設定モードの適正化に加え，十分な患者への説明，リークや皮膚トラブルに対して多職種によるこまめな対応が重要です．使用機器としては，F$_{IO_2}$を100 %に設定でき，正確な圧レベルを維持するフロージェネレーターを搭載し，換気量などの正確なモニターができるNPPV専用人工呼吸器が望ましいものと考えます．**マスク**は，鼻マスク，鼻口マスク，トータルフェイスマスク，ヘルメットがありますが，Bi-level PAPでは鼻口マスクが使用されることが多いです．トータルフェイスマスクは汎用性が高く有用ですが，構造的死腔があるために吸気時のミストリガーが起こる場合があります．また，マスク装着に拒否的な患者ではヘルメットも有用です[9]．

Q 気管挿管や気管切開の適応・開始のタイミングについて教えてください

A NPPV導入後，SpO$_2$ 95 %未満である場合，頻呼吸・努力性呼吸の改善がない場合（NPPV無効例）は**気管挿管**の判断をすることとしています[1]．その他，ショック症例，意識レベル低下例，喀痰排出困難例，誤嚥リスクの高い症例などでは，気管挿管が推奨されます[1]．気管挿管から気管切開に移行される明確な基準はありませんが，長期の気管挿管管理にて人工呼吸器関連肺炎（ventilator-associated pneumonia：VAP）が増加すること，気管挿管による苦痛が生じることなどから，気管挿管が長期化する場合（概ね1〜2週間）や，初めから長期管理が予想される場合には早期に気管切開が考慮されます．

Q FiO_2 の決め方と，調節について教えてください

A 人工呼吸開始初期，酸素化障害の程度を知るため，FiO_2 は 1.0 から開始します．動脈血液ガス分析の値を参考に徐々に FiO_2 を下げ，PaO_2 80〜100 mmHg 程度を目標とします．ただし，貧血，発熱など代謝亢進がある場合，心機能低下がある場合は末梢組織での酸素供給が不十分な可能性があり，Swan-Ganz カテーテルによる混合静脈血酸素飽和度などを参考に PaO_2 の目標値を高めに設定します．高濃度酸素の長期間吸入にて，酸素吸収性の無気肺や肺浮腫，肺うっ血が起こり，肺気量の減少をきたします．また，活性酸素による組織障害をきたすため，長期管理を行う場合は FiO_2 0.5 以下が望ましいと考えられています．

Q NPPVや人工呼吸管理時の鎮静について教えてください

A NPPVでは多くの場合，鎮静を必要とはしませんが，一部の患者では鼻口マスクの不快感が生じたり，NPPV中に不穏やせん妄に至りNPPVがうまくいかない場合があります．この場合，NPPV設定の見直し，患者とのコミュニケーションの確立，メンタルケア，不眠への対応などをまず行います．本来，不穏状態ではNPPVは相対的禁忌であり気管挿管を検討すべきですが，軽度の鎮静を行う場合があります．NPPV中の鎮静としては，呼吸抑制の少ないデクスメデトミジンが使用されます．

人工呼吸では，①気管チューブや陽圧呼吸による不快感の軽減，②ストレス反応による血圧上昇や頻脈の抑制，③人工呼吸との同調性改善，④気管内吸引や様々な侵襲的処置の円滑化などを目的に，鎮痛薬（モルヒネ，フェンタニール）と鎮静薬（プロポフォール，ミタゾラム，ハロペリドール，デクスメデトミジン）を用います．

[文 献]

1) 和泉　徹，磯部光章，伊藤　浩 他：循環器病の診断と治療に関するガイドライン（2010年度合同研究班報告）．急性心不全治療ガイドライン（2011年改訂版）．Circulation Journal, 2011
2) Ponikowski P, Voors AA, Anker SD et al：2016 ESC Guidelines for the diagnosis and treatment of acute and chronic heart failure：The Task Force for the diagnosis and treatment of acute and chronic heart failure of the European Society of Cardiology（ESC）Developed with the special contribution of the Heart Failure Association（HFA）of the ESC. Eur Heart J 37(27)：2129-2200, 2016
3) Bradley TD, Holloway RM, McLaughlin PR et al：Cardiac output response to continuous positive airway pressure in congestive heart failure. Am Rev Respir Dis 145（2 Pt 1）：377-382, 1992
4) Luecke T, Pelosi P：Clinical review：Positive end-expiratory pressure and cardiac output. Crit Care 9(6)：607-621, 2005
5) Lenique F, Habis M, Lofaso F et al：Ventilatory and hemodynamic effects of continuous positive airway pressure in left heart failure. Am J Respir Crit Care Med 155(2)：500-505, 1997
6) Peter JV, Moran JL, Phillips-Hughes J et al：Effect of non-invasive positive pressure ventilation（NIPPV）on mortality in patients with acute cardiogenic pulmonary oedema：a meta-analysis. Lancet 367(9517)：1155-1163, 2006
7) Vital FM, Saconato H, Ladeira MT et al：Non-invasive positive pressure ventilation（CPAP or bilevel NPPV）for cardiogenic pulmonary edema. Cochrane Database Syst Rev 3：CD005351, 2008
8) Masip J, Roque M, Sanchez B et al：Noninvasive ventilation in acute cardiogenic pulmonary edema：systematic review and meta-analysis. JAMA 294(24)：3124-3130, 2005
9) 日本呼吸器学会 NPPVガイドライン作成委員会：NPPV（非侵襲的陽圧換気療法）ガイドライン 改訂第2版，2015
10) Crane SD, Elliott MW, Gilligan P et al：Randomised controlled comparison of continuous positive airways pressure, bilevel non-invasive ventilation, and standard treatment in emergency department patients with acute cardiogenic pulmonary oedema. Emerg Med J 21(2)：155-161, 2004

Ⅳ 急性非代償性心不全(ADHF)

Q30 心不全に合併する睡眠時無呼吸症候群

回答：1) 福島県立医科大学医学部循環器内科学講座，2) 同 心臓病先進治療学講座　義久精臣[1,2]，鈴木 聡[1,2]，竹石恭知[1]

ポイント

- 循環器疾患には高率にSASを合併し，心機能や予後を悪化させる．
- 循環器疾患患者のSASスクリーニングが重要である．
- 陽圧呼吸療法は，SAS合併循環器疾患患者の心機能や予後を改善する可能性がある．
- 左室駆出率45％以下で中枢性無呼吸優位の慢性心不全症例における長期ASV使用に関するSERVE-HF試験では，予想に反してASV群における心臓死が高率であった．

SASの有病率はどのくらいですか？

睡眠時無呼吸症候群（sleep apnea syndrome：SAS）は昼間の眠気や集中力低下から患者のQOLが損なわれるばかりか，交通事故などの要因となり社会的に問題となる疾患です．また重症SAS患者においては，高血圧，脳血管疾患，心血管疾患，心不全を高率に発症することが知られています[1]．過去の疫学調査では男性の4％，女性の2％程度の有病率とされていましたが，最近では男性の10〜20％，女性の5〜10％以上と高い有病率であるともいわれています．特に循環器疾患患者では，さらに高率にSASを合併します（高血圧30％，薬剤耐性高血圧80％，心不全76％，心房細動50％，冠動脈疾患31％，急性冠症候群57％，大動脈解離37％）[1]．自覚症状としてはいびき，無呼吸，日中眠気といった症状に加え，夜間呼吸困難，頻尿などを認める方もいますが，無症状の方も多く，入院中にいびきやモニター監視中の夜間酸素飽和度の低下にて偶然発見される場合も多くありますので，ぜひ意識して観察してください．

SASはどのように評価しますか？ どのような患者に検査を行いますか？

SASは**無呼吸低呼吸指数〔AHI：一時間あたりの無呼吸（1回10秒以上）または低呼吸〕**が5回を超えるものと定義されます．診断には，**終夜睡眠ポリグラフ検査**とよばれる精密検査（脳波，気流，心電図，筋電図，酸素飽和度など記録：図1）が必要です．図2は明らかなSASの自覚症状を伴わない**閉塞性睡眠時無呼吸（OSA）**患者の睡眠ポリグラフ記録ですが，最長202秒に及ぶ長時間のOSAを認め，最低酸素飽和度は

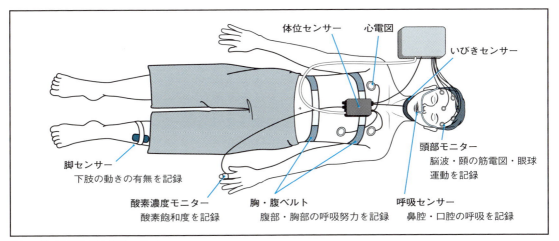

図1　終夜睡眠ポリグラフ検査
　脳波，気流，心電図，筋電図，酸素飽和度など様々な記録を行う．

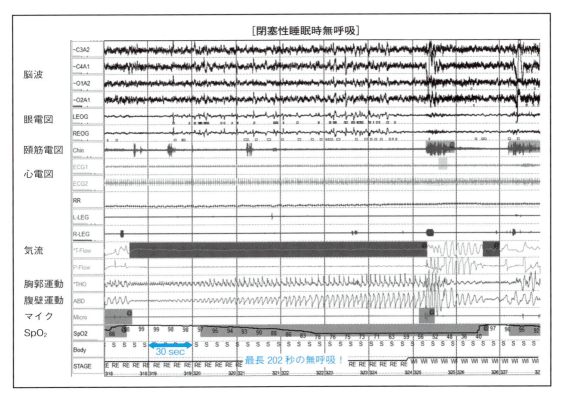

図2　睡眠ポリグラフ
　長時間（202秒）の無呼吸に伴う著しい低酸素血症，呼吸再開時のいびき，覚醒反応を認める．

36％と著しい低酸素血症を呈しています．SASを広くスクリーニングするためには簡易検査（酸素飽和度，気流，呼吸運動，心電図などの記録）をうまく併用していくことも重要です．日本循環器学会による「**循環器領域における睡眠呼吸障害の診断・治療に関するガイドライン**」[1]では，すべての心不全患者へのSASスクリーニング検査を推奨しています（class Ⅰ，evidence level C）[1]．その他にも，治療抵抗性高血圧，不整脈，冠動脈疾患患者[1]でも病態に関与している可能性があるので，積極的にスクリーニングを行ってください．近年では，植込みデバイスにおける胸郭インピーダンスやホルター心電図における周期性心拍変動[2]など，様々な情報からSASをスクリーニングできるようになってきています．

Q 心不全に合併するSASの種類，病態，心不全への影響について教えてください

A SASは，上気道閉塞を原因とするOSA，呼吸努力の停止する**中枢性睡眠時無呼吸（CSA）**，さらに心不全に合併しやすい**チェーン・ストークス呼吸（CSR-CSA）**に大別されます．頻度の高いOSAでは，無呼吸時に生じる呼吸努力は**胸腔内圧の陰圧化**（−50〜−80 mmHg）をきたし，静脈還流量の増加や低酸素性肺血管攣縮による右心系圧・容量負荷，transmural pressureの上昇による後負荷上昇と心拍出量の減少をひき起こし，複合的に心負荷増大をきたします[1,3]．その他，交感神経活性化，炎症や酸化ストレスの増大，血管内皮機能障害，凝固能亢進は心血管疾患発症に関与します[1,3]．

心不全患者では，肺うっ血によるJレセプター刺激から迷走神経を介して過呼吸をきたします．睡眠時には炭酸ガスの無呼吸閾値が上昇してCSAが出現し，さらに交感神経活性の亢進による換気応答の亢進と，心拍出量の低下による循環時間の延長から過呼吸をきたし，不安定なCSR-CSAを呈するものと考えられています[1,3]．

AHI 15回/hrを基準とすると，OSAは心不全患者の11〜37％に認められ，CSR-CSAは29〜40％に合併します[1]．また，これらの多くは左室収縮機能不全を伴う心不全（heart failure with reduced ejection fraction：HFrEF）に関する報告（図3）ですが，左室収縮機能の保持された心不全（heart failure with preserved ejection fraction：HFpEF）においても，HFrEFとほぼ同様のSAS合併率（特にOSA優位）です（図3）．主にOSAは心不全の原因として，CSR-CSAは心不全の結果として発症すると認識されていますが，両者とも心不全の予後不良因子です．

心不全に合併するSASの診断には，その特殊性を考慮する必要があります．心不全患者においてはOSAとCSR-CSAは混在することが多く，心不全の重症度，治療内容などによってその無呼吸タイプや重症度が変化し，一晩の間にも入眠初期から後期にかけてOSAからCSR-CSAへシフトすることもあります．CSR-CSAの合併頻度は肺動脈楔入圧と正相関し，心係数と逆の相関を示します．つまり，重症な心不全ほどCSR-CSAの合併率は高くなります[1,3]．

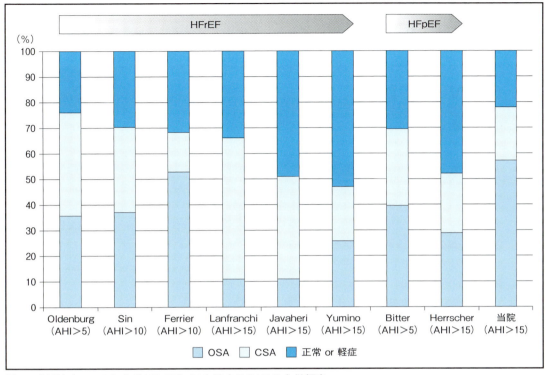

図3　心不全（HFrEFおよびHFpEF）に合併するSASの合併頻度
　　　閉塞性睡眠時無呼吸（OSA），中枢性睡眠時無呼吸（CSA），正常or軽症

Q 陽圧呼吸療法とは何ですか？ SASはどのように治療したらよいですか？

A **陽圧呼吸療法**には，気道開存のためにフラットな圧を加える持続気道陽圧（**CPAP**）の他，呼気終末陽圧に加え吸気時に一定の矩形圧やバックアップ換気を加える**Bi-level PAP**，一定の呼気終末陽圧に加え自発呼吸に順応したpressure supportを加えるASVがあります．**ASV**は本来，過呼吸と無呼吸を周期的に繰返すCSR-CSAに対して，患者呼吸をモニターしてpressure supportやバックアップ換気を調整し，呼吸補助の程度を変動させ換気量を安定させるために開発された機器ですが，本邦では心不全における肺うっ血改善のためにも使用されています．最近のASVでは上気道開存のための呼気終末陽圧を設定するオートCPAP機能も搭載され，心不全に合併するOSAおよびCSR-CSAの両者へ対応可能です．

　OSAの治療にはCPAPが有効ですが，減量，お酒を控えること，睡眠薬の変更，側臥位で寝ること，マウスピースの使用，耳鼻科的手術なども有効な手段となります．CSAやCSR-CSAの治療を考慮する場合，β遮断薬，抗アルドステロン薬，心臓再同期療法などの心不全治療による交感神経活性の抑制と心拍出量増加にて，CSR-CSAは軽減するため，まずは標準的な心不全治療を優先します．その後，残存するCSAやCSR-CSAに対して，CPAP，**在宅酸素療法**，ASVが考

慮されます[1]が，後述するSERVE-HF試験（**TOPICS**）[4]の問題もあり，慎重に適応を検討する必要があります．近年，横隔膜神経刺激療法も検討されています．

SERVE-HF試験　TOPICS

　左室駆出率45％以下，CSA優位の慢性心不全を対象にしたASV vs control群間のランダム化比較試験．プライマリーエンドポイント（全死亡，心不全増悪入院，心移植など）に関して両群で差を認めないものの，ASV群にて心臓死が高率でした[4]．サブ解析では，左室駆出率30％未満の症例におけるプライマリーエンドポイント・総死亡に関して，control群で成績良好であり，重症HFrEF患者における長期ASV使用による低心拍出などのリスクも示唆されます[4]．一方，CSA比率が20％未満の症例におけるプライマリーエンドポイントに関しては，ASV群で成績良好でした[4]．また，HFpEF症例（左室駆出率＞45％）やCSAが混在したOSA優位のHFrEF症例，急性および亜急性心不全症例は含まれておらず，この結果をすべての心不全症例に一般化すべきではないことも考察されています[4]．さらに二群間におけるクロスオーバー患者が多いこと，ASV群のコンプライアンスが不良であること，intention to treat解析の可否などの問題点や，我が国の患者背景や先行研究結果との相違点についても多く指摘されています[5,6,7]．

Q 陽圧呼吸療法で心不全は良くなりますか？

A HFrEFに合併するOSAに対してCPAP治療は左室駆出率を改善し，再入院および総死亡率を減少させます[8]．HFrEFに合併するCSR-CSAに対するCPAP治療に関して，CANPAP試験ではSASと左室駆出率の改善を認めましたが，生命予後改善効果は認められませんでした．しかし，その後のサブ解析でCPAPにてAHIが15回/hr未満へ抑制された"responder（CPAPにてCSAが改善した群）"は左室駆出率や予後が改善しました[9]．Oldenburgらは CSR-CSA合併HFrEF患者に6ヵ月間のASV治療を行い，左室駆出率や運動耐容能が改善したことを示しました[10]．その後，ASVによる心不全改善効果に関する多くの報告がなされ，メタ解析ではSDB合併慢性心不全患者において，ASVは生命予後を改善しうるとされました[11]．しかし，2015年に報告された**SERVE-HF試験**の結果を受けて，2016年の欧州心臓病学会の心不全ガイドラインではSERVE-HF試験該当症例におけるASVの使用は推奨されないこととなっています[12]．一方，本邦でHFrEF患者（左室駆出率40％以下）を対象に実施された**SAVIOR-C試験**では，6ヵ月後の心不全症状と心不全の増悪による臨床複合指標はASV群で有意な改善を示し，複合心イベントの発生リスクに関してもASV群での悪化はみられていません[13]．また，

別途進行中の試験（ADVENT-HF試験）もあり，ASVに関しては将来的に見直しが行われる可能性もあります．日本循環器学会，日本心不全学会よりステートメント[14]が公表されており，適宜修正予定となっていますので，最新情報に沿って個別に検討することが必要です．

一方，有効な薬物療法の確立していないHFpEFに対する陽圧呼吸療法の効果は今後期待されます．HFpEF症例に対するCPAPによる左室拡張能改善や，CSR-CSA合併HFpEFにおけるASVによる左室拡張能，運動耐容能や心不全症状改善が報告されています[15〜17]．HFrEFに比してHFpEFでは，陽圧呼吸療法による低心拍出の危険性は少なく，より安全に心不全およびSASの管理が行える可能性があります．

以上より，心不全に合併するOSAに対してはCPAPを中心とした加療が一般に推奨されます．一方，心不全に合併するCSR-CSAを標的とした治療が心不全症例の予後を改善するかについては未だ明らかではなく，今後さらなる検討が必要です．

 SAS管理，陽圧呼吸療法継続のコツはありますか？

 SAS診療は検査や陽圧呼吸器導入に加え，その後の治療継続が重要であり，様々な工夫が必要です（表1）．一般に陽圧呼吸器の使用に関して1日4時間以上の使用

表1 陽圧呼吸療法継続のコツ—コンプライアンス改善のために—

問 題	原 因	対 策
コンプライアンス確認不足	医師・スタッフの多忙，知識不足，連携不足	聞き取りも大事，データカードの活用，**他職種連携**，病診連携，遠隔モニタリングの活用
マスク不快	不快な部位は？ マスクサイズ不適，もれはないか？	マスクの変更・再フィッティング・バンドの調整 数種類のマスクを試す，目の前で装着してもらう
陽圧不快	もれはないか？ 呼吸の同調性は？ 過剰な圧ではないか？	圧の調整，呼吸回数変更・モードの調整 ASVがCPAPに勝るとは限らない，データチェック 慣れるまでマスクは用手的に装着
乾燥，結露，蒸れ	室温と呼気温の差，湿度	室温調整，加湿器，ホースの収納，断熱カバー，電熱タイプホース，自宅環境の確認，通年変化対応
うるさい	もれはないか？	マスクの変更・再フィッティング，データチェック，リークの確認，機種変更，十分な説明，理解向上
皮膚損傷	接触部位の評価	再フィッティング，バンドの調整，マスクタイプ，素材の変更，保護材，軟膏剤
鼻トラブル	乾燥，圧，花粉症	点鼻薬，花粉症治療，耳鼻科的加療
眠れない	上記＋習慣不足，睡眠改善	短時間，日中使用，説明，慣れるまで眠剤併用
操作困難	加齢など	家族の協力，十分な説明，自宅環境の確認
費用面		入院の減少，社会制度活用，長期的見直しを提案する，On-Offも考慮する，代替療法を説明する

が推奨されます．外来受診の際に，陽圧呼吸器搭載のデータカードから，患者の使用状況，圧の変動状況，残存AHI，マスクリークの量などが確認できます．そのようなデータを活用しながら，患者とともに陽圧呼吸器の設定調整を続けていきます．さらに，陽圧呼吸器では**マスクフィッティング**が重要となるため，患者が満足するマスクを選択していただくことが重要です．皮膚の圧迫面に対する皮膚保護材の使用が有用である場合があります．陽圧呼吸器導入時にはまず一年を通して使用していただくようにお話し，一定期間使用後に中止を検討される方にはSASの再検査をお勧めしています．梅雨から夏場の湿気，暑さ，冬場の乾燥や結露など季節ごとに対策と工夫が必要であり，患者ごとに自宅環境なども考慮し，対応するとコンプライアンスが向上します．

[文　献]

1) 百村伸一，赤柴恒人，麻野井英次 他：循環器病の診断と治療に関するガイドライン（2008-2009年度合同研究班報告）．【ダイジェスト版】循環器領域における睡眠呼吸障害の診断・治療に関するガイドライン．Circulation Journal 74(suppl.II)：1053-1084, 2010
2) Shimizu T, Yoshihisa A, Iwaya S et al：Cyclic variation in heart rate score by holter electrocardiogram as screening for sleep-disordered breathing in subjects with heart failure. Respir Care 60(1)：72-80, 2015
3) Somers VK, White DP, Amin R et al：Sleep apnea and cardiovascular disease：an American Heart Association/american College Of Cardiology Foundation Scientific Statement from the American Heart Association Council for High Blood Pressure Research Professional Education Committee, Council on Clinical Cardiology, Stroke Council, and Council On Cardiovascular Nursing. In collaboration with the National Heart, Lung, and Blood Institute National Center on Sleep Disorders Research (National Institutes of Health). Circulation 118(10)：1080-1111, 2008
4) Cowie MR, Woehrle H, Wegscheider K et al：Adaptive Servo-Ventilation for Central Sleep Apnea in Systolic Heart Failure. N Engl J Med 373(12)：1095-1105, 2015
5) Yamauchi M, Combs D, Parthasarathy S：Adaptive Servo-Ventilation for Central Sleep Apnea in Heart Failure. N Engl J Med 374(7)：689, 2016
6) Oldenburg O, Horstkotte D：Heart failure：Central sleep apnoea in HF-what can we learn from SERVE-HF? Nat Rev Cardiol 12(12)：686-687, 2015
7) Bradley TD, Floras JS：ADVENT-HF Investigators：The SERVE-HF Trial. Can Respir J 22(6)：313, 2015

8) Kasai T, Narui K, Dohi T et al：Prognosis of patients with heart failure and obstructive sleep apnea treated with continuous positive airway pressure. Chest 133(3)：690-696, 2008
9) Arzt M, Floras JS, Logan AG et al：Suppression of central sleep apnea by continuous positive airway pressure and transplant-free survival in heart failure：a post hoc analysis of the Canadian Continuous Positive Airway Pressure for Patients with Central Sleep Apnea and Heart Failure Trial (CANPAP). Circulation 115(25)：3173-3180, 2007
10) Oldenburg O, Schmidt A, Lamp B et al：Adaptive servoventilation improves cardiac function in patients with chronic heart failure and Cheyne-Stokes respiration. Eur J Heart Fail 10(6)：581-586, 2008
11) Nakamura S, Asai K, Kubota Y et al：Impact of sleep-disordered breathing and efficacy of positive airway pressure on mortality in patients with chronic heart failure and sleep-disordered breathing：a meta-analysis. Clin Res Cardiol 104(3)：208-216, 2015
12) Ponikowski P, Voors AA, Anker SD et al：2016 ESC Guidelines for the diagnosis and treatment of acute and chronic heart failure：The Task Force for the diagnosis and treatment of acute and chronic heart failure of the European Society of Cardiology (ESC). Developed with the special contribution of the Heart Failure Association (HFA) of the ESC. Eur Heart J, 2016 [Epub ahead of print]
13) Momomura S, Seino Y, Kihara Y et al：Adaptive servo-ventilation therapy for patients with chronic heart failure in a confirmatory, multicenter, randomized, controlled study. Circ J 79(5)：981-990, 2015
14) 心不全症例におけるASV適正使用に関するステートメント（第1報）─SERVE-HF試験のプレス発表を受けて─
http://www.j-circ.or.jp/information/tekiseishiyou.htm（accessed 2016-09-01）
15) Bitter T, Westerheide N, Faber L et al：Adaptive servoventilation in diastolic heart failure and Cheyne-Stokes respiration. Eur Respir J 36(2)：385-392, 2010
16) Yoshihisa A, Suzuki S, Yamaki T et al：Impact of adaptive servo-ventilation on cardiovascular function and prognosis in heart failure patients with preserved left ventricular ejection fraction and sleep-disordered breathing. Eur J Heart Fail 15(5)：543-550, 2013
17) Yoshihisa A, Suzuki S, Yamauchi H et al：Beneficial Effects of Positive Airway Pressure Therapy for Sleep-Disordered Breathing in Heart Failure Patients With Preserved Left Ventricular Ejection Fraction. Clin Cardiol 38(7)：413-421, 2015

V 心原性ショック

Q31 心原性ショック

回答：埼玉メディカルセンター 循環器科　村木浩司

ポイント

- CSは最重症の心不全．
- CSは血圧と身体所見から診断．
- CSに対しての薬物療法は補助療法と割り切り，使うならノルアドレナリンを．
- CSでも，まずは生食での急速補液を検討する．
- ACSなら血行再建を，非ACSなら機械的補助を検討．

Q 心原性ショック（cardiogenic shock：CS）とは？

A "ショック"は，侵襲ならびに生体反応により重要臓器の低灌流（≒血圧低下）から臓器障害をきたして，生命の危機に至る症候群と定義されています．病因により4つのショックに分類されていますが（表1），そのなかで，心筋障害・不整脈・弁膜症などによる，心不全からショックをきたした危機的状況がCSです．つまり**最重症の心不全**であり，Clinical ScenarioであればCS 3にあてはまりますし，Nohria-Stevenson分類であればProfile C（wet and cold）にあたります．薬物療法，再灌流療法，機械的補助療法により循環器疾患の予後は大幅に改善がみられた[1]にもかかわらず，CSは依然として予後不良で，欧米での死亡率は50％程度と報告されています[2〜4]．

CSは収縮障害による心拍出量低下がメインであり，ACS：acute coronary syndrome（急性冠症候群）や心筋症・心筋炎が病因の多くを占めています．これらの病因による高

表1　ショックの分類

distributive（血液分布異常）	敗血症
	非敗血症（SIRS，神経原性，アナフィラキシーなど）
hypovolemic（循環血液量減少）	出血性
	非出血性（熱傷・脱水など）
obstructive（閉塞・拘束性）	肺循環性（肺塞栓・肺高血圧など）
	機械性（緊張性気胸・心タンポナーデなど）
cardiogenic（心原性）	心筋障害（ACS・心筋炎など）・弁膜症など

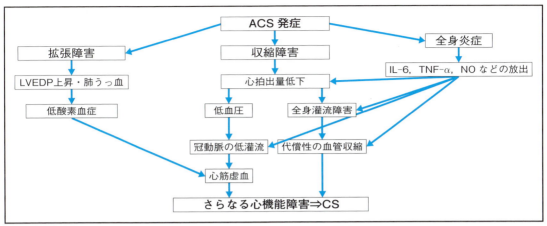

図1 ACS発症からCSへの機序

度な収縮障害に拡張障害・炎症が加わってCSを発症すると考えられます（図1）．実際にACSの2〜3％にCSを合併すると報告されています．ACSのなかでは，STEMIだけでなくNSTEMIやUAPでもCSをきたすといわれています．一方で，拡張障害はCSだけでなくhypovolemicやdistributive shockの発症に関連しているという報告がありますが，拡張障害のみでショックになることは稀です．

TOPICS

　CSのメインは収縮障害による心拍出量低下と考えられてきましたが，最近は炎症性サイトカインが重要な役割をはたしていることが報告されています．機序としては，CSやACSの発症により放出される各種炎症性サイトカインにより，心筋収縮のさらなる抑制や体血管抵抗の過剰な低下を介して臓器灌流障害をきたすと考えられます．これらに加えて，腸管の灌流障害を介して菌交代現象・敗血症をきたして，さらなる体血管抵抗の低下をきたすことが報告されています．実際にSHOCK trial[2]では，実に20％近くで敗血症の合併が疑われるようなSIRS病態をきたしていました（そのうちの74％で血液培養陽性[5]）．

Q 診断について教えてください

 CSは，①収縮期血圧90 mmHg以下 or 血管収縮薬を必要とする低血圧，②心係数＜1.8 L/min/m²（カテコラミンやIABPのサポートなし）or 心係数＜2.0〜2.2 L/min/m²（サポートあり），③LVEDP＞18 mmHg（or RVEDP＞10〜15 mmHg）と定義されています．ただし，上記のごとくCSは，最終的に臓器・組織の低灌流をきた

した状況であり，心係数（C.I）や左室駆出率に重きを置くのではなく，臓器循環障害に重きを置く必要があります．また迅速に（Swan-Ganzカテーテルを挿入することなく）診断して治療を開始する必要があります．そのために，まずは病歴（胸痛や心筋症の既往など）および心電図変化（ACSを示唆するST変化など）からCSを疑って，"**MIRU（Myocardial Infarction Research Unit）の基準**"を使用して診断するのが適切と考えられます（**表2**）．この基準ならば，Swan-Ganzカテーテルを挿入する前に，血圧と身体所見（肺うっ血ならびに臓器循環障害を示唆する）から診断可能です．

表2　MIRUの基準

収縮期血圧	<90 mmHg または 通常の血圧より30 mmHg以上の低下
臓器循環障害	①尿量<30 mL/hr ②意識障害 ③末梢血管収縮（四肢の冷感）

ショックの病型を鑑別するには，上記に加えて心臓超音波検査が有用となります．心臓超音波検査で左室収縮の低下や心腔の拡大を認めれば，CSと考えられます．血管分布異常や循環血流減少型のショックでは，心腔の縮小や左室の過収縮所見を呈します．

Q ショック時の臓器障害をどう評価しますか？

 生体は血圧低下をきたした際に，重要臓器の灌流を保つために血管収縮を起こして，重要臓器（脳・心臓・腎臓など）への血流を保ちますが，それでも血流が保てずに臓器障害を起こした状態がショックです．つまり重要臓器の低灌流による症状がショックの所見となりますので，脳循環の破綻による意識障害や，腎血流量低下による急性腎障害による乏尿（30 mL/hr以下）が典型的な所見です．血液検査では，ショックからの代謝性アシドーシスを反映した血中の乳酸値上昇（>2 mmol/L）は臓器循環障害の鋭敏なマーカーになります．

Q 昇圧はドパミンですか？ ノルアドレナリンですか？

 ショック患者におけるカテコラミン製剤の比較試験であるSOAP II study[6]で，CSにおいては，ノルアドレナリン（NAd）群がドパミン群に比して，不整脈の発症が少なく予後良好であったことから，昇圧目的にはNAdが各ガイドラインで推奨されています．ただし，血行動態を維持する目的でのカテコラミン製剤に関しては，心筋酸素需要のミスマッチを助長させて，中長期的にはCSの増悪リスクとなるので，基本的には必要最低限での使用，かつ血行再建・手術までの補助療法と考えてください．ガイドラインでは心収縮力の増加目的にはドブタミンが推奨されていますが，血管拡張作用があるので収縮期血圧が80 mmHgをきるような症例での使用は避けるか，NAdとの併用を検討します．

ここだけは気をつけたい ピットフォール

　CS患者の約75％は，病院到着後にCSを発症しています[3]．これは，病院到着後の加療がCSをひき起こしている可能性が考えられています．例えばACSにおいて，再梗塞やVfの予防効果に優れるβ遮断薬を血行動態の安定前に投与すると，心拍出量の低下からCSをきたすリスクがあります．β遮断薬投与前には血圧が保たれていて（>100 mmHg），肺うっ血がないことを確認する必要があります．また，ACS早期の段階での肺水腫に対する利尿薬投与はCSをきたすリスクがあります．この時点での肺水腫は，左室の拡張障害から血液の再分布によるものがメインで，循環血漿量の増加を意味するわけではないため，利尿薬投与で循環血漿量が低下すると，前負荷の過剰な低下から，心拍出量の低下を介してCSを起こすと報告されています．そのため，利尿薬投与前には身体所見やIVC径から，慎重に体液貯留具合を判断する必要があります．

Q ショック時の輸液はどうしたら良いですか？

　CSでも，他のショック同様にまずは生理食塩水の急速補液を検討します．もちろん，呼吸状態の悪化に備えて人工呼吸器を含む呼吸管理の準備をしておきます．実際にはCSの20％程度に血液分布異常が合併していて，急性心筋梗塞患者の10〜15％には体液喪失に起因するショックがあるため，CSにおいては相対的に左室拡張末期圧が低下している症例が多いと報告されています．体液喪失の原因としては，心筋梗塞による嘔吐や発汗からの喪失，さらには極端に少ない輸液や利尿薬が関連していると考えられています．これらを受けて，肺水腫などの明らかなうっ血所見がないCSでは，急速な補液が推奨されています（生食250 mL/10 min）．これに反応して血圧が上昇するようであれば，SpO_2（>90％）や収縮期血圧（>90 mmHg）を参考に調整しながら補液を維持します（Swan-Ganzカテーテルを挿入した際には，左室拡張末期圧 18〜25 mmHgを目標に調整します）．一方で，うっ血所見の伴うCSであれば，補液は絞り昇圧薬や利尿薬の薬物治療，そして早期に機械的サポートへの移行を検討します．

Q 冠動脈造影は必須ですか？

　CSである限りは，冠動脈造影は必須と考えられます．それはCSの原因がACSであることが圧倒的に多いことに加えて，早期の血行再建が予後改善の重要な要素のためです．血行再建のタイミングについて，SHOCK trial[2] では0〜8時間で血行再建を施行した群で，最も長期予後の改善を認めました．また，ACS発症から48時間経過

した群や，CS発症から18時間経過した群でも，血行再建群で予後の改善を認めました．これらのことから，冠動脈造影を早期に行いACSの有無を確認して，必要があれば早期の血行再建を行うことが予後改善に必須です．

TOPICS

STEMI患者において，CSの合併頻度が比較的高いことはもちろんですが，左室収縮障害がSTEMIに比して軽いとされるNSTEMI患者でもCSを合併します（GUSTO-Ⅱb trial[7]では，NSTEMIの2.4％にCSを合併していました）．NSTEMIでも，CSをきたすのは多枝疾患や陳旧性心筋梗塞（OMI）の合併が多いことや，上記のごとく炎症性サイトカインが関与していると考えられています．また，ACSと類似した経過を示す，たこつぼ心筋症でも4％程度でCSを合併すると報告されています[8]．

ここだけは気をつけたい ピットフォール

冠動脈造影と同様に，CSにおける重要な検査は心臓超音波検査になります．それは，前述のようにショックの病態を鑑別するためだけでなく，手術病態（機械的合併症）を見逃さないために必要になります．ACSからのCSの約12％は，機械的合併症（心破裂や急性僧帽弁閉鎖不全症など）を原因として発症しています．これらは高い死亡率を呈し（例：心室中隔穿孔は87％），早期発見が重要になります．心破裂は比較的，範囲の狭い心筋梗塞にもかかわらずCSを呈している時に疑います．また高齢者や女性は心破裂の高リスクです．下壁心筋梗塞時のCSでは，乳頭筋断裂や腱索断裂からの急性MRを疑います．

心破裂と急性僧帽弁逆流はともに，聴診に加えて心臓超音波検査が鍵となるので，疑ったら繰返し施行する必要があります．

Q 補助循環はどのタイミングで，どう行いますか？

補助循環の導入は，CSの原因がACSかどうかによって分けて考える必要があります．ACSにおいては，PCIに加えての大動脈内バルーンパンピング：intra-aortic balloon pumping（IABP）挿入はメタ解析[9]でも，IABP-SHOCK Ⅱ trial（前向きの無作為割り付け）[10]でも，予後改善を認めませんでした．つまり，血行再建が大事であり，IABPをroutineに挿入する必要はありません（今後，各ガイドラインも変更される可能性があります）．逆に，血行再建が不十分もしくは機械的合併症（心室中隔破裂や急性の僧帽弁閉鎖不全症）を合併している場合は，IABPを検討することになります．

一方で劇症型心筋炎に代表される非ACSによるCSでは，標準的な薬物療法下でも血

行動態の維持が困難な状況では，補助循環の積極的な適応と考えられます．この際にはIABPだけでの血行動態維持は困難であり，経皮的心肺補助：percutaneous cardiopulmonary support（PCPS）に加えてIABP（IABPは後負荷軽減目的に併用）を使用します．ただし，これらの病態では心臓移植や心室補助装置などによる最終的な治療までの"bridge therapy"であるので，病態や予後などを総合的に判断して必要な症例にのみ適応となります．

[文　献]

1) Nabel EG, Braunwald E：A tale of coronary artery disease and myocardial infarction. N Engl J Med 366(1)：54-63, 2012
2) Hochman JS, Sleeper LA, Webb JG et al：Early revascularization in acute myocardial infarction complicated by cardiogenic shock. SHOCK Investigators. Should We Emergently Revascularize Occluded Coronaries for Cardiogenic Shock. N Engl J Med 341(9)：625-634, 1999
3) Babaev A, Frederick PD, Pasta DJ et al：Trends in management and outcomes of patients with acute myocardial infarction complicated by cardiogenic shock. JAMA 294(4)：448-454, 2005
4) Goldberg RJ, Spencer FA, Gore JM et al：Thirty-year trends (1975 to 2005) in the magnitude of, management of, and hospital death rates associated with cardiogenic shock in patients with acute myocardial infarction：a population-based perspective. Circulation 119(9)：1211-1219, 2009
5) Kohsaka S, Menon V, Lowe AM et al：Systemic inflammatory response syndrome after acute myocardial infarction complicated by cardiogenic shock. Arch Intern Med 165(14)：1643-1650, 2005
6) De Backer D, Biston P, Devriendt J et al：Comparison of dopamine and norepinephrine in the treatment of shock. N Engl J Med 362(9)：779-789, 2010
7) Armstrong PW, Fu Y, Chang WC et al：Acute coronary syndromes in the GUSTO-IIb trial：prognostic insights and impact of recurrent ischemia. The GUSTO-IIb Investigators. Circulation 98(18)：1860-1868, 1998
8) Gianni M, Dentali F, Grandi AM et al：Apical ballooning syndrome or takotsubo cardiomyopathy：a systematic review. Eur Heart J 27(13)：1523-1529, 2006
9) Thiele H, Schuler G：Cardiogenic shock：to pump or not to pump? Eur Heart J 30(4)：389-390, 2008
10) Thiele H, Zeymer U, Neumann FJ et al：Intraaortic balloon support for myocardial infarction with cardiogenic shock. N Engl J Med 367(14)：1287-1296, 2012

Ⅴ 心原性ショック

Q32 劇症型心筋炎が疑われたら

回答：東京医科大学 循環器内科学分野，先進的心不全治療医学講座　岩崎陽一，渡邉雅貴

ポイント

- 感冒症状のみで一見軽症のようでも，胸部症状を有している場合は心筋炎の可能性があることを念頭に置く必要がある．
- 心筋炎が疑われた場合，速やかに冠動脈造影検査を行い虚血を否定した後に，心筋生検を行うことが望ましい．
- 好酸球性心筋炎や巨細胞性心筋炎が疑われた場合は，ステロイド治療を開始する．
- 致死性不整脈や低拍出量状態/多臓器不全をきたした場合は，PCPS/IABPの導入時期を逃さないように慎重に経過をみる．VADへの移行が必要となる可能性があると判断した場合は，認定施設への連絡・転院を速やかに行うことが重要である．

Q 劇症型心筋炎を疑うポイントは何ですか？

劇症型心筋炎の厳密な定義は国際的に未だ確立しておらず，我が国では「体外循環補助を必要とした重症度を有する」心筋炎とされています[1]．

初発症状として，①発熱を伴う感冒症状（63％），②嘔吐や下痢などの消化器症状（23％）を併発します．主症状としてショックを伴う心不全症状（69％），不整脈による動悸や失神（24％），長時間持続する胸痛（18％）とされています．

必ずしもショックバイタルで来院するとは限らず，感冒症状に動悸・失神・胸痛が伴う場合は決して帰宅させず臨床経過を追う必要があります．臨床経過を追う際に参考となる所見として，①虚脱様外観，②低血圧，③脈圧減少，④脈拍微弱，⑤末梢冷感，⑥尿量減少，などが診断の一助となります．

血液検査での診断の手がかりとして，血中トロポニン値が必須です[2]．心筋トロポニン値が経時的に低下してくるようであれば，軽快に向かっていることを示唆していますが，一方で心筋トロポニン値が上昇する場合は，劇症化する可能性があるため注意が必要です．

まとめると，感冒症状のような軽微な症状であったとしても胸部症状を有していた場合は，症状やバイタルの推移，血液検査などの経過をみる必要があります．

Q 劇症型心筋炎の心電図所見について教えてください

A 劇症型心筋炎の心電図では，様々な所見を呈します．初回の心電図変化が軽微であっても，経時的推移を追うことが重要です．

心電図変化で最も感度が高いものとして，**ST-T異常**（100%）が挙げられます．具体的には鏡面像を伴わないaV_Rを除く全誘導でST上昇を認めます．**房室ブロック**や**脚ブロック**，**心室内伝導障害**などを呈する場合もあります．特にQRS幅の増大や心室性不整脈の頻発は，劇症型へ移行する兆候の可能性があるため注意が必要です．繰返しになりますが，心筋炎を疑う場合は連続的な心電図モニターを行うことが重要です．下記に実際の劇症型心筋炎症例の心電図の経時的変化を提示します（図1）．

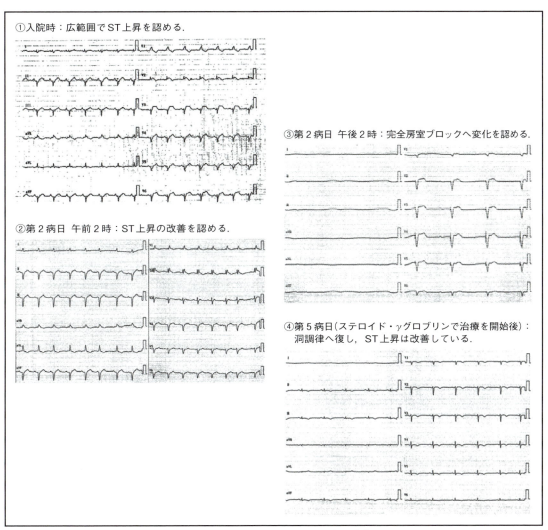

図1 劇症型心筋炎の経時的心電図変化

Q 劇症型心筋炎の心エコー図所見について教えてください

A 炎症部位に一致した，一過性の左室壁肥厚と壁運動低下が特徴的です．典型例では**全周性求心性壁肥厚**と**びまん性壁運動低下**，心筋エコー輝度の上昇，心膜液貯留，それに**心腔の狭小化**を認めます．来院当初からこのような所見がすべて揃うとは限らないため，経時的に心エコー図検査を行って経過をみていくことが重要です（図2）．

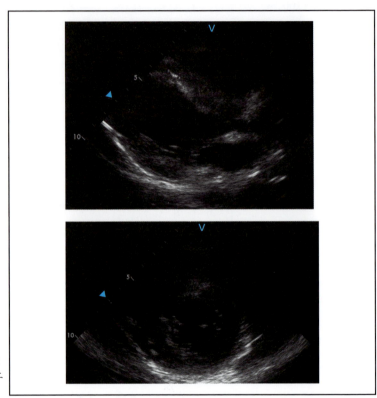

図2　劇症型心筋炎の心エコー図
　　　全周性に心筋浮腫・心筋エコー輝度の上昇を認める．

Q 心筋生検は必須ですか？

A 本邦の『拡張型心筋症ならびに関連する二次性心筋症の診療に関するガイドライン』[3]では，心エコー図などの画像所見から心筋炎が疑われた場合の心筋生検はグレードC1[*1]とされています．また，Cooperらは心筋炎の場合，組織学的診断が予後予測に有用であるためClass 1[*2]としています[4]．

心筋生検を施行する時期としては，病状が

[*1] グレードC1：科学的根拠はないが，行うよう勧められる．
[*2] Class 1：手技，治療が有効，有用を示す証拠があるか，見解が広く一致している．

許される状況であればなるべく早期に行うべきと考えられます．回復期に実施しても診断率が低下します．生検の際には冠動脈造影検査で冠動脈疾患の除外も必要です．心筋炎の特徴的な病理所見は，**①多数の大小単核細胞が浸潤し，浸潤細胞と壊死した心筋細胞の接近がしばしばみられ（ときに少数の多核白血球・多核巨細胞の出現もみられる），②心筋細胞の断裂・融解・消失，③間質の浮腫（ときに線維化）**が挙げられます．特に巨細胞性心筋炎や好酸球性心筋炎ではステロイドが有効です[5]．一方，リンパ球性心筋炎ではステロイド投与は推奨されていません．このように治療の選択にも心筋生検は重要です（図3）．

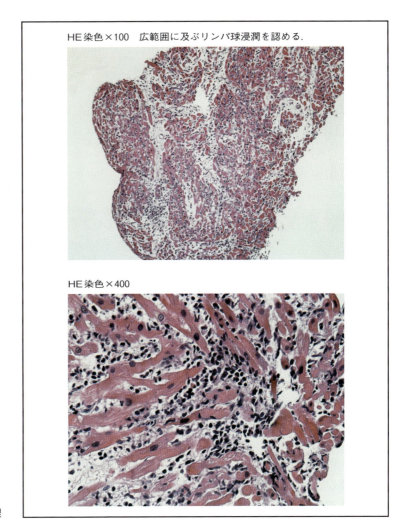

図3 劇症型心筋炎の心筋病理

Q ステロイド治療の適応について教えてください

A 好酸球性心筋炎や巨細胞性心筋炎では，ステロイドの有効性が確立されています[5]．一方で，リンパ球性心筋炎におけるステロイド治療は生命予後・心機能ともに改善させなかったとの報告もあります[6]．

好酸球性心筋炎では，心筋生検にて確定診断された時点でステロイド投与を考慮します．具体的には，プレドニゾロン 30 mg/day から開始し，好酸球数や炎症所見を目安に漸減します[1]．ショックや肺水腫などの重症例では，メチルプレドニゾロン 1,000 mg/day（3日間）のステロイドパルス療法を行います[1]．末梢血中の好酸球数は速やかに減少・正常化し，左室壁肥厚や壁運動異常も改善します．

巨細胞性心筋炎では，免疫抑制療法を行わなかった症例の平均生存期間は 3 ヵ月であるのに対し，ステロイド治療（プレドニゾロン）により 3.8 ヵ月に延長したとの報告があります[5]．ステロイドの適正投与量については，本邦では定まっていません．参考までに米国での投与量を示します．第 1〜3 日目まではメチルプレドニゾロン 10 mg/kg を静注，第 4〜7 日目まで経口プレドニゾロン 1 mg/kg を投与し，その後漸減していきます．具体的には，0.5 mg/kg を 1 週間，0.25 mg/kg を 1 週間，10 mg/day を 1 週間，5 mg/day を 1 年間とされています．

Q 機械的循環補助は，どのタイミングで導入しますか？

心筋炎治療で重要なポイントは，心筋炎極期に血行動態の破綻を回避し，自然回復期に移行させることです．血行動態の破綻の際に重要となる対処法が大動脈内バルーンパンピング（IABP），経皮的心肺補助装置（PCPS）を装着することです．劇症型心筋炎における装着のタイミングとしては**致死性不整脈**の出現，心ポンプ失調による**低心拍出状態**の 2 つが挙げられます．

1．致死性不整脈

劇症型心筋炎での心室頻拍に対して，薬物治療や直流通電の成功率は高くありません．直流通電で効果がみられない場合や，容易に再発を繰返す場合は速やかに PCPS 導入を考慮する必要があります．

2．低心拍出状態

来院初期から意識混濁や乏尿など臓器灌流低下による多臓器不全を呈している患者は，PCPS を導入するべきです．一方，心ポンプ失調が徐々に進行する場合は循環指標を経時的に観察しながら，強心薬投与，IABP，PCPS と順次治療法を追加していきます．ここでいう循環指標とは，尿量の減少や $SvO_2 < 60\%$，一回心拍出量係数 $< 20\ mL/min/m^2$，代謝性アシドーシス・各臓器機能を反映する血液生化学検査（血清総ビリルビン，クレアチニン値など）の増悪などが挙げられます[1]．

Q VADができる施設には，どのようなタイミングで連絡・転院が必要ですか？

A PCPSを離脱できないと判断したら，早急にVADの認定施設へ連絡・転院が必要です．PCPS施行症例の主な死因は下肢阻血，低拍出量状態，多臓器不全といわれています．つまり，この3つの状態に陥った場合は補助人工心臓（VAD）へ移行する必要があるため，自施設が認定施設でない場合は早急に連絡します．

導入時期としては，低拍出量状態がPCPS導入後も改善せず，肝障害や腎障害，肺高血圧をきたす前が推奨されています[7]．また，PCPS導入にもかかわらず死亡に至る症例では，初期補助流量が有意に低いため自己心拍出量とPCPS補助流量を合わせた総心拍出量係数が $2.5 \, L/min/m^2$ を維持できない場合は多臓器不全に至る可能性があり，VADへ移行する必要があります．また，急性腎不全や急性肝不全など多臓器不全を既に合併している症例では，総心拍出量係数を $3.0 \, L/min/m^2$ 以上に維持しないと病状の克服は困難であるため，VADを考慮する必要があります．

[文　献]

1) 急性および慢性心筋炎の診断・治療に関するガイドライン（2009年改訂版）
2) Lauer B, Niederau C, Kühl U et al：Cardiac troponin T in patients with clinically suspected myocarditis. J Am Coll Cardiol 30：1354-1359, 1997
3) 拡張型心筋症ならびに関連する二次性心筋症の診療に関するガイドライン
4) Cooper LT, Baughman KL, Feldman AM et al：The role of endomyocardial biopsy in the management of cardiovascular disease：a scientific statement from the American Heart Association, the American College of Cardiology, and the European Society of Cardiology. Circulation 116：2216-2233, 2007
5) Cooper LT Jr, Berry GJ, Shabetai R：Idiopathic giant-cell myocarditis—natural history and treatment. Multicenter Giant Cell Myocarditis Study Group Investigators. N Engl J Med 336：1860-1866, 1997
6) Frustaci A, Chimenti C, Calabrese F et al：Immunosuppressive therapy for active lymphocytic myocarditis：virological and immunologic profile of responders versus nonresponders. Circulation 107：857-863, 2003
7) Dickstein K, Vardas PE, Auricchio A et al：2010 Focused Update of ESC Guidelines on device therapy in heart failure：an update of the 2008 ESC Guidelines for the diagnosis and treatment of acute and chronic heart failure and the 2007 ESC guidelines for cardiac and resynchronization therapy. Developed with the special contribution of the Heart Failure Association and the European Heart Rhythm Association. Euro Heart J 31：2677-2687, 2010

V 心原性ショック

Q33 補助装置（IABP）

回答：東京医科大学病院 循環器内科　伊藤亮介，山下　淳

ポイント

- IABPはバルーンの収縮，拡張により，後負荷を軽減（systolic unloading）し，拡張期圧を上昇（diastolic augmentation）させることで循環を補助する．
- IABPの適応は，内科的治療抵抗性の急性心不全や心原性ショックである．
- IABPの禁忌は，重症の大動脈弁閉鎖不全症，大動脈瘤や大動脈解離である．また，大動脈硬化病変や下肢閉塞性動脈硬化症にも留意する．
- バルーンの拡張，収縮の適切なタイミングを理解する．
- 合併症の早期発見と早期対応を心掛ける．

Q IABPの原理について教えてください

大動脈内バルーンパンピング（intra-aortic balloon pumping：IABP）とは，主に大腿動脈を穿刺して経皮的に挿入し，下行大動脈内にバルーンを留置して行う循環補助のことです．心臓の収縮期にバルーンを収縮させることで後負荷を軽減（systolic unloading）し，拡張期にバルーンを膨張させることで拡張期圧を上昇（diastolic augmentation）させて，冠血流量および全身の循環血液量を増加させます．したがってIABPの効果としては，①心拍出量増加（心原性ショックにおけるデータでは20％上昇するとされる[1]），②後負荷の減少，③冠血流量増加による虚血の改善，④大動脈圧の上昇による臓器血流量の維持，が挙げられます．

IABPによる循環補助を行う場合には，バルーンの収縮拡張を心臓の収縮拡張に一致させることが重要です．IABPを2：1駆動にし，バルーン拡張を大動脈圧波形のdicrotic notch（大動脈弁閉鎖）に一致させ，バルーン収縮を次の大動脈圧波形の収縮期立ち上がりの直前に合わせ，自己脈波の拡張期血圧より低下するようになれば良いタイミングでの駆動と確認できるので，その確認の後に1：1駆動とします（図1）．

Q IABPの適応と，導入のタイミングについて教えてください

内科的治療抵抗性のForrester分類IV群にあたるような急性心不全や心原性

ショックにIABPの挿入が考慮されます．特に急性冠症候群（acute coronary syndrome：

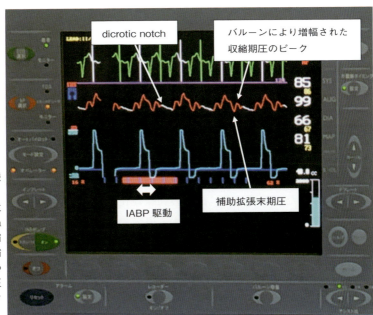

図1 IABP 1:2駆動中の大動脈圧波形
IABPのバルーン拡張を大動脈圧波形のdicrotic notchに一致させ,バルーン収縮を次の大動脈圧波形の収縮期立ち上がりの直前に合わせ,自己脈波の拡張期血圧より低下するようタイミングを調節する.

ACS)による重症の急性心不全や心原性ショックでは,冠血流の増加,梗塞領域の拡大予防,虚血や低心拍出状態による難治性不整脈の改善に寄与します[2].また,心室中隔穿孔や急性の僧帽弁閉鎖不全症などACSの機械的合併症における外科的治療までの応急的治療として有用とされています[3].よって上記のような急性疾患に対する導入のタイミングは,緊急時早期に行うことが多く,迅速な判断を要します.また経皮的冠動脈インターベンション(percutaneous coronary intervention:PCI)を施行する際,手技中に血行動態が不安定になることが高い確率で予測される症例については,PCI施行前に導入を行います.冠動脈主幹部病変や多枝病変の症例,低左心機能症例などが適応になります.

IABPはこれまで重症の急性心不全や心原性ショックに頻用されてきましたが,2012年に,ヨーロッパにおいてIABPの有効性を検討する前向きのランダム化比較試験(**IABP-SHOCK II 試験**[4])が発表され,IABPの有用性は乏しいとの結果となっています.この試験は,心原性ショックを合併した急性心筋梗塞のPCI施行例に対してIABP追加の効果を検討したものですが,エンドポイントとしてIABP導入による30日後の死亡率の改善は認められませんでした.しかしながら,個々の症例をみるとIABP挿入によって血行動態が明らかに安定する症例も存在し,IABPの有用性が全くないということではなく,**安易なIABPの導入は避けるべき**というメッセージであると考えています.

Q どのような人には禁忌ですか？

A IABPによるdiastolic augmentationは拡張期圧を上昇させるため，**重症の大動脈弁閉鎖不全症**では，逆流量を増大させ，左室拡張末期圧の上昇をきたし，心不全を増悪させるため禁忌となっています．また，大動脈瘤や大動脈解離では，破裂や解離の進展をひき起こすため禁忌です．高度の動脈硬化病変や下肢閉塞性動脈硬化症を有する患者では，大動脈壁在の粥腫破綻による**コレステロール塞栓症**や下肢阻血のリスクが高く，相対的禁忌とされています．その他の禁忌として，出血性疾患や感染性疾患が挙げられます．なお，IABPの導入は緊急時が多いため，上記のような禁忌の存在に気付かず，特に大動脈硬化病変や下肢閉塞性動脈硬化症の存在する患者に導入してしまうこともあります．緊急時といえども，こうした症例が存在する可能性について留意する必要があります．IABPによるコレステロール塞栓症は全身に及ぶものの，発症率が0.3％[5]と比較的稀な合併症とされていますが，発症すると死亡率が53％[6]との報告もある重篤な合併症です．IABPによる補助循環を施行中には，挿入側の下肢虚血所見のみならず，コレステロール塞栓症の所見として青色足趾症（blue toe）や腎機能悪化，消化器症状などの有無を確認する必要があります．

Q IABPのバルーンサイズはどう決めれば良いですか？

IABPのバルーンの容量は30～40 mLがあり，バルーン径は同じでバルーン長で容量が異なります．体型によって大動脈径は大きく変わらないため，バルーンサイズは**患者の身長**によってその大きさを決めます．目安としては身長165 cm以上では40 mL，155～165 cmでは35 mL，155 cm以下では30 mLを用います．これはバルーンによって腹部動脈，特に腎動脈を閉塞することで腎血流量減少から尿量減少や腎機能悪化をきたさないようにするためです．

Q 抗凝固療法のモニタリングはどうすれば良いですか？

IABP使用時の抗凝固療法は血栓塞栓症，下肢虚血のリスクを軽減するとされ，**活性化全血凝固時間**（activated clotting time：ACT）で200秒前後を目標にして未分画ヘパリン投与を行います．特にIABPの離脱の際に行う駆動比率を下げる時には，バルーン自体に血栓の形成が懸念されるため厳格なモニタリングを行います．一方で抗凝固療法は出血のリスクも上昇させるため注意が必要です．IABPに限らず補助循環を用いる場合，抗凝固療法と出血のリスクはトレードオフとして常に意識しておく必要があります．

Q 血小板が減少してきたらどうしますか？

 大動脈内でバルーンが拡張したり収縮したりするので，バルーンによる物理的な血球破壊が起こり，血小板が減少することがあります．長期に及ぶ使用では血小板減少が問題となることがあり，血小板輸血を必要とする場面があります．また，抗凝固療法としてヘパリンを使用するため，**ヘパリン起因性血小板減少症**（heparin induced thrombocytopenia：HIT）を合併する場合があります．この場合，血液検査上の血小板数は減少しますが凝固活性はむしろ高くなっており，血小板輸血は禁忌とされるため，血小板輸血を考慮する際はHITの除外が必要です．

Q 期間はどのくらいまで可能ですか？

 出血や感染の合併症のため，2週間以上の留置は困難とされています．理想的には2〜3日，長くても1週間程度で離脱をはかることが多いです．

Q ウィーニングはどのように行いますか？

 IABPは前述の通り，一時的な循環補助であり，導入したその瞬間から離脱を目標として原因疾患の治療を行う必要があります．離脱に際しては駆動の比率を減らしてみて，血行動態が変化しないことを確認します．実際には2：1駆動にウィーニングし，心電図で虚血所見の悪化がないこと，心エコー図検査や胸部単純X線またはSwan-Ganzカテーテルで心不全の増悪がないことを確認します．

Q カテーテルを抜去する際の注意点を教えてください

 IABPはシース部分で8 Fr程度の太さであるため，用手的圧迫で止血可能です．陰圧でバルーンを完全に収縮させ，シースごと抜去します．抜去後は，血行動態の悪化や心不全の増悪，虚血の発作がないかを確認します．圧迫を解除する際には再出血や血腫の有無などを確認します．

[文　献]

1) Weber KT, Janicki JS：Intraaortic balloon counterpulsation. A review of physiological principles, clinical result, and device safety. Ann Thorac Surg 17：602-636, 1974
2) Fotopoulos GD, Manson MJ, Walker S et al：Stabilisation of medically refractory ventricular arrhythmias by intraaortic balloon counterpulsation. Heart 82：96-100, 1999
3) Kushner FG, Hand M, Smith SC Jr et al：2009 focused updates：ACC/AHA guidelines for the management of patients with ST-elevation myocardial infarction（updating the 2004 guideline and 2007 focused update）and ACC/AHA/SCAI guidelines on percutaneous coronary intervention（updating the 2005 guideline and 2007 focused update）a report of the American College of Cardiology Foundation/American Heart Association Task Force on Practice Guidelines. J Am Coll Cardiol 54：2205-2241, 2009
4) Thiele H, Zeymer U, Neumann FJ et al：Intraaortic balloon support for myocardial infarction with cardiogenic shock. N Engl J Med 367：1287-1296, 2012
5) Cohen M, Dawson MS, Kopistansky C et al：Sex and other predictors of intra-aortic balloon counterpulsation-related complications. Prospective study of 1119 consecutive patients. Am Heart J 139：282-287, 2000
6) Piana RN, Paik GY, Moscuccu M et al：Incidence and treatment of treatment of 'no-reflow' after percutaneous coronary in intervention. Circulation 89：2514-2518, 1994

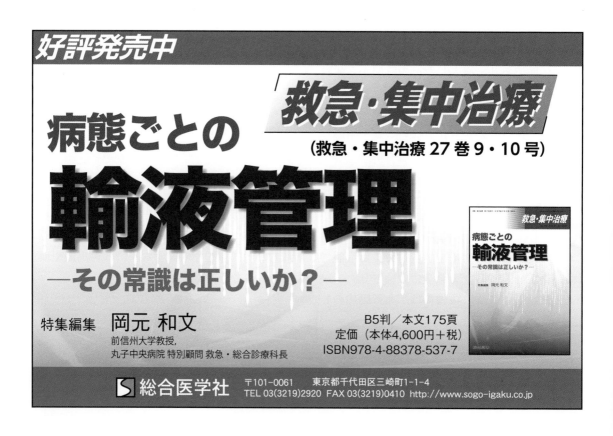

V 心原性ショック

Q34 補助装置（PCPS）

回答：東京医科大学病院 循環器内科　伊藤亮介，山下 淳

ポイント

- PCPSは自己心拍出や呼吸が停止するような循環虚脱症例や，心原性ショックに対する補助循環装置である．
- PCPSによる補助循環を行っている間に，循環虚脱や心原性ショックに陥った原因疾患の治療を行わなければならない．
- PCPS管理中は右手のSpO_2またはPaO_2をモニタリングし，十分な酸素化を維持する．
- PCPSの導入に際しては，循環虚脱症例など切迫した状況であることが多いが，限られた時間での迅速かつ的確な判断が求められる．

Q 適応および導入のタイミングを教えてください

A 経皮的心肺補助法（percutaneous cardio pulmonary support：PCPS）は，膜型人工肺，遠心ポンプを用いた閉鎖回路の人工心肺装置と送脱血カニューレからなる心肺補助装置です（図1）．

適応としては広範囲に及ぶ急性心筋梗塞や重症心不全，劇症型心筋炎，心室性不整脈などにおける難治性心原性ショック，心肺停止状態が挙げられ，さらに心臓移植手術や補助人工心臓（ventricular assist device：VAD）導入までのbridge therapyとしても使用されます．また，心臓外科手術後の体外循環離脱困難例の補助として用いられます．上記のような心原性疾患に対する補助だけではなく，急性肺血栓塞栓症，重症の気管支喘息重積発作，偶発性低体温症，中毒などの非心原性疾患に対する呼吸，循環補助として使用されることもあります．いずれも個々の症例の原疾患を根本的に治療するものではなく，あくまでも自己の循環や呼吸の改善までのbridge therapyとしての補助循環であるため，原因疾患の治療が可能で，改善の余地があると判断される症例のみに適応されるべきと考えます．

なお，PCPSは他の方法での循環の改善が見込めない場合の最後の手段として用いられることが多いため，前向きに導入の可否を検討することは不可能であり，適応と導入基準についてのエビデンスは十分ではありませんが，症例集積研究や観察研究は多数報告されています[1〜7]．その中でも，心肺停止に対するPCPSを用いた蘇生法の有効性について我が国で施行された多施設共同前向き比較対照観察研究である**SAVE-J研究**（Study of Advanced life support for Ventricular fibrillation with Extracorporeal circulation in Japan）では，PCPS導入群227人とPCPS非導入群149人が比較検討され，**神経学的予後**

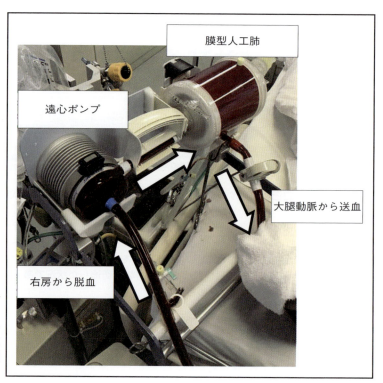

図1 PCPSの膜型人工肺と遠心ポンプ
遠心ポンプによって右房から脱血した血液を膜型人工肺でガス交換を行い，大腿動脈から送血する．

という観点でのPCPSの有効性が示されました[8]．

PCPSの禁忌を教えてください

 PCPSの禁忌としては，**抗凝固療法が不可能な症例**（出血性症例，手術直後の症例，最近の頭蓋内出血性病変）や不可逆性の心疾患を有する症例，VADもしくは心臓移植の適応ではない症例（腎不全例，肝不全例，適切な社会的サポートを有さない症例など）が挙げられます．しかしながら，**心原性ショックや心停止など切迫した場面での導入となるため，必ずしもこれらの検討が十分できないことがあります．**

PCPSの流量はどのように決めますか？

 PCPSの導入時には最大流量で補助を行います．前出のSAVE-J[8]では，PCPS導入時の流量は **60 mL/kg/min以上** を目標とするよう推奨されています．その際の目標血圧としてはIABPを挿入している場合，augmentation圧が90 mmHg以上，平均血圧が60 mmHg以上とされています．明確なエビデンスは乏しいものの，PCPSの流量補助

とともにIABPによる圧補助を併用することは，PCPS早期離脱に向けて理論上有効と考えられます．

PCPSはあくまでも原疾患回復までのbridge therapyとしての補助循環であるため，導入した時点から離脱を指向して治療，検査を行います．それには，**右手で測定したSpO$_2$もしくは右橈骨動脈から採血した動脈血液ガス分析でのPaO$_2$をモニタリングする**ことが有用です．自己心拍がある場合には，PCPS回路内で十分に酸素化した血液を送血しても，冠動脈，脳血管へ灌流する血液は自己心からの酸素化の不十分な血液が混ざる可能性があります．そのため送血部位から最も遠い右手におけるSpO$_2$やPaO$_2$をモニタリングし，十分酸素化を維持するようにPCPSの流量を維持します．

また，PCPSの流量はポンプの回転数が一定であっても，循環血液量が減少すると流量は減少してしまいます．PCPS管理中は出血や多尿，サードスペースへの移行のため安定した血流量を維持することは困難であり，適宜輸血や輸液を必要とします．

PCPSを使用できる期間はどのくらいですか？ 交換の指標は何ですか？

 近年のPCPSの人工肺は2週間以上の耐久性がある[9]とされていますが，PCPSの使用期間をより長期に延長するためには，管理中の合併症対策が重要です．合併症は，大きく患者関連合併症と回路関連合併症に分けられます．患者関連合併症として，穿刺部や創部，消化管などからの出血や血小板減少，感染症やPCPS挿入側の下肢虚血などが挙げられます．特に**出血合併症**の頻度は高く，抗凝固薬投与，凝固異常，血小板減少，血小板機能不全などにより多くの症例で輸血を必要とし，積極的な止血を行うよう努めます．抗凝固薬の調整や血小板，新鮮凍結血漿の輸血を使用しても止血が得られない場合には抗凝固療法の中止を考慮しますが，回路内血栓形成のリスクもあり，ただちに回路を交換できる体制が必要です．回路関連合併症としては回路内血栓，人工肺不全などがあります．近年の回路の多くは抗血栓性のコーティングがされていますが，回路内血栓は最も頻度が高く注意が必要です．回路内血栓は人工肺内や回路の分枝部など血液が乱流を呈するところに形成されやすく，人工肺の酸素化低下や塞栓症をきたす危険性があり交換を検討します．人工肺不全の原因は，血栓形成以外にも長期間使用で人工肺の疎水性が失われることによる血漿リーク（capillary leakage）があります．PCPS回路交換にあたっての明確な基準はありませんが，上述した通り人工肺の酸素化低下を認めた際には急速に悪化することがあるため，早期の交換を検討します．

PCPSからのウィーニングはどのように行いますか？

 心エコー検査での心機能改善が認められ，PCPSの流量を減らしても循環動態が安定し，血圧が保たれていることがウィーニングに必要な条件です．また上述の

通り右手におけるSpO$_2$やPaO$_2$を確認し，冠動脈や脳血管へ灌流される血流の酸素化が十分であるかを確認します．PCPSからの離脱については一定の基準は存在せず各施設での経験によりますが，SAVE-Jでは流量を1.0 L/minまで減量し，心機能や循環不全の指標に問題がなければon-offテストを行い，離脱可能かどうか評価するとされています．on-offテストとは，2～3分程度PCPSを停止させ，その間の血圧低下がカテコラミン，補液等で対応可能な範囲か，呼吸不全の悪化が人工呼吸器で対応可能な範囲かを判断することをいいます．

[文　献]

1) Extracorporeal Life Support Organization (ELSO)：ECLS Registry Report. International Summary. July, 2016
https://www.elso.org/Registry/Statistics/InternationalSummary.aspx
(accessed 2016-08-01)
2) Nichol G, Karmy-Jones R, Salerno C et al：Systematic review of percutaneous cardiopulmonary bypass for cardiac arrest or cardiogenic shock states. Resuscitation 70：381-394, 2006
3) Chung SY, Sheu JJ, Lin Y et al：Outcome of patients with profound cardiogenic shock after cardiopulmonary resuscitation and prompt extracorporeal membrane oxygenation support. A single-center observational study. Circ J 76：1385-1392, 2012
4) Combes A, Leprince P, Luyt CE et al：Outcomes and long-term quality-of-life of patients supported by extracorporeal membrane oxygenation for refractory cardiogenic shock. Crit Care Med 36：1404-1411, 2008
5) Rastan AJ, Dege A, Mohr M et al：Early and late outcomes of 517 consecutive adult patients treated with extracorporeal membrane oxygenation for refractory postcardiotomy cardiogenic shock. J Thorac Cardiovasc Surg 139：302-311, 2010
6) Sheu JJ, Tsai TH, Lee FY et al：Early extracorporeal membrane oxygenator-assisted primary percutaneous coronary intervention improve 30-day clinical outcomes in patients with ST-segment elevation myocardial infarction complicated with profound cardiogenic shock. Crit Care Med 38：1810-1817, 2010
7) Tsao NW, Shih CM, Yeh JS et al：Extracorporeal membrane oxygenation-assisted primary percutaneous coronary intervention may improve survival of patients with acute myocardial infarction complicated by profound cardiogenic shock. J Crit Care 27：530, 2012
8) Sakamoto T, Morimura N, Nagao K et al；SAVE-J Study Group：Extracorporeal cardiopulmonary resuscitation versus conventional cardiopulmonary resuscitation in adults with out-of-hospital cardiac arrest：a prospective observational study. Resuscitation 85：762-768, 2014
9) Sidebotham D, McGeorge A, McGuinness S et al：Extracorporeal membrane oxygenation for treating severe cardiac and respiratory failure in adults. Part 2-technical consideration. J Cardiothorac Vasc Anesth 24：164-172, 2010

Ⅵ 高血圧緊急症

Q35 高血圧緊急症

回答：旭川医科大学 救急医学講座 岡田 基，旭川医科大学 内科学講座 循環・呼吸・神経病態内科学分野 長谷部直幸

ポイント

- 重篤な高血圧を示す患者に対して，臓器障害の進展が懸念される場合は，適切な血圧管理を行う．
- 原因疾患を検索し，迅速に適切な治療を開始する．
- 降圧は調節性のよい静注薬を用い，患者を常にモニター監視下におくこと．また，急激な血圧の正常化は避ける．

定義を教えてください

「血圧の高度の上昇によって，脳，心，腎，大血管などの標的臓器に急性の障害が生じ進行する病態」です．多くは180/120 mmHg以上のことが多く，単に血圧が高いだけの状態を指さず，ただちに降圧療法を必要とする病態です[1]．

原因疾患は何ですか？ どのような病態がありますか？

高血圧緊急症には，高血圧性脳症，急性大動脈解離を合併した高血圧，肺水腫を伴う高血圧性心不全，高度の高血圧を伴う急性冠症候群，褐色細胞腫クリーゼ，子癇や重症高血圧を伴う妊娠などが該当します．主な原因疾患を表1に示します[1,2,3]．

表1 高血圧緊急症の原因疾患

・乳頭浮腫を伴う加速型-悪性高血圧 ・高血圧性脳症 ・急性の臓器障害を伴う重症高血圧 　―アテローム血栓性脳梗塞 　―脳出血 　―くも膜下出血 　―頭部外傷 　―急性大動脈解離 　―急性左心不全 　―急性心筋梗塞および急性冠症候群（ACS） 　―急性または進行性の腎不全 ・脳梗塞血栓溶解療法後の重症高血圧 ・カテコラミンの過剰	・褐色細胞腫クリーゼ 　―モノアミン酸化酵素阻害薬と食品・薬物との相互作用 　―交感神経作動薬の使用 　―降圧薬中断による反跳性高血圧 　―脊髄損傷後の自動性反射亢進 ・収縮期血圧 180 mmHg以上あるいは拡張期血圧 120 mmHg以上の妊婦 ・子癇 ・手術に関連したもの 　―緊急手術が必要な患者の重症高血圧 　―術後の高血圧 　―血管縫合部からの出血 ・冠動脈バイパス術後高血圧 ・重症火傷 ・重症鼻出血

（文献1より引用）

Q 高血圧性脳症について教えてください

高血圧性脳症は,「急激または著しい血圧上昇により脳血流の自動調節能が破綻し,必要以上の血流量と圧のために脳浮腫を生じる状態」です.

長期の高血圧患者では220/110 mmHg以上,正常血圧者では160/100 mmHg以上で発症しやすいとされます[4].適切に治療しなければ,脳出血,意識障害,昏睡,死に至ります.悪化する頭痛,悪心,嘔吐,意識障害,けいれんなどを伴うことが多いですが,巣症状は比較的稀です.MRI検査では頭頂から後頭葉の白質に血管性の浮腫がみられることが多く,PRESとよばれます[5](**TOPICS参照**).

TOPICS

PRES(posterior reversible encephalopathy syndrome:可逆性後部白質脳症症候群)とは?

PRESは,後頭葉白質に可逆性の病変をきたす疾患です.高度な高血圧や子癇,免疫抑制剤の使用や膠原病などの背景因子をもとに血管内皮細胞の障害,血液脳関門の破綻が起こり,血圧上昇が加わることによる血管原性浮腫が原因とされます[5].

また,脳血管攣縮の関与も示唆され,脳血管攣縮による細胞障害性の浮腫が血管内皮や血液脳関門の破綻を助長させる機序も推測されています.

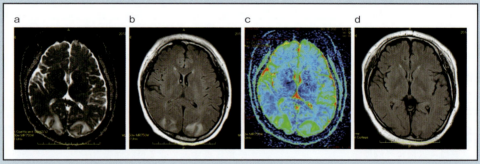

図1 PRESのMRI像

症例は57歳,女性.高血圧性脳症の診断で入院.可逆性のMRI像を認めた.DWI(a),FLAIR(b)で両側後頭葉に高信号域を,ADC map(c)で高信号を示し血管性浮腫が示唆された.3週間後のFLAIR(d)で消失を確認した.

(旭川医大脳神経内科 澤田 潤先生より提供)

高血圧性脳症は脳血流の自動調節能が障害されているため，急激な降圧により脳虚血に陥りやすく，用量の調節可能な持続静注薬で治療を始めることが望ましいです．血圧と神経症状を監視しながら，当初の2, 3時間で25％程度の降圧がみられるように降圧速度を調節します．使用薬剤としては，ニカルジピンは脳組織酸素供給を減少させないため，神経徴候を伴う高血圧緊急症の治療には有用です[6]．

また，ジルチアゼムやニトロプルシドもよく使用されます．細胞外液の増加を伴う例や耐性を生じた場合には，フロセミドを併用します．頭蓋内圧を亢進させるためヒドララジンは用いません．

Q 加速型高血圧と悪性高血圧は違うのですか？

両者とも，拡張期血圧が120～130 mmHg以上あることが多く，腎機能障害が急速に進行し，放置すると全身状態が急激に増悪し，心不全，高血圧性脳症，脳出血などが発症する予後不良の病態を指します．

従来は，乳頭浮腫（Keith-Wagener分類Ⅳ度）を伴う悪性高血圧と，出血や滲出性病変のみ（Keith-Wagener分類Ⅲ度）を伴う加速型高血圧を区分していましたが，両者に臓器障害の進行や生命予後に差がないため，両者をまとめて加速型-悪性高血圧とよんでいます．

Q 重要な身体所見を教えてください

意識状態とバイタルサインを繰返し評価することが重要です．迅速に病態の把握を行い，緊急症か切迫症であるかを判断し，治療を開始します．

高血圧緊急症を疑った場合の病態把握のために必要なチェック項目を表2に示します[1]．

表2 病態把握のために必要なチェック項目

［身体所見］
- ●血圧：測定を繰返す，左右差
- ●脈拍・呼吸・体温
- ●体液量の評価：頻脈，脱水，浮腫，立位の血圧
- ●中枢神経系：意識障害，けいれん，片麻痺
- ●眼底：線状・火炎状出血，軟性白斑，網膜浮腫，乳頭浮腫
- ●頸部：頸静脈怒張，血管雑音
- ●胸部：心拡大，心雑音，Ⅲ音，Ⅳ音，湿性ラ音
- ●腹部：肝腫大，血管雑音，拍動性腫瘤
- ●四肢：浮腫，動脈拍動

（文献1より引用）

Q 評価・診断のために必要な検査を教えてください

来院時，意識状態の評価をし，すぐにモニターを装着します．あわせて脈拍数，呼吸数，血圧，体温などのバイタルサインを測定します．高血圧患者では繰返し血圧

を測定し，意識状態や身体所見の変化を観察します．

薬物投与のルート確保もかねて静脈ラインを確保し，採血検査を行います．静脈採血時に血液ガス分析を行うことで，炭酸ガスや重炭酸濃度のみならず血糖や電解質の値もすぐに知ることができます．一般検査のほか，血栓症スクリーニングのための凝固系検査や心筋逸脱酵素の測定，また，必要に応じてBNP，甲状腺機能や副腎ホルモンの測定を行います．

検査は，心電図と胸部X線写真を施行し，ACSの除外や心不全の評価を行います．また，心臓超音波検査や腹部エコーを施行し，心不全や壁運動の評価や下大静脈径を測定することで脱水や溢水の鑑別，腹部瘤などの血管，腎の評価を行います．頭蓋内病変を疑った場合，頭部CTスキャンやMRIを行います．肺血栓症や動脈解離，動脈瘤を疑う場合，造影CT検査を行います．

Q 治療方針はどう決めたら良いですか？

血圧が高値であっても臓器障害の急速な進行がない場合は，切迫症として扱います．切迫症では緊急降圧による予後改善のエビデンスはありません．したがって，一定期間外来で観察することが望ましいと考えます．ただし，高血圧性脳症，急性大動脈解離，子癇発作などは血圧が異常高値でなくとも緊急降圧の対象となります．

いずれにせよ，高血圧緊急症では入院治療が原則です．合併症に対し迅速に対応できるような，集中治療室またはそれに準じる環境下で，観血的に血圧をモニターすることが望ましいと考えます．急速で過度な降圧は，臓器灌流圧の低下により脳梗塞，皮質黒内障，心筋梗塞，腎機能障害の進行などの虚血性障害をひき起こす可能性があるため注意しましょう．

一般的に，初めの1時間以内は平均血圧で25％以上は降圧せず，次の2～6時間で160/100 mmHgを目標とします．ただし，大動脈解離や肺水腫を伴う左心不全など高血圧が直接病態に関与している場合は，降圧目標も低くなります．妊婦の場合，降圧療法が子癇発作を予防するというエビデンスはありませんが，けいれんの有無にかかわらず，180/120 mmHg以上の高血圧を認めた際には，高血圧緊急症と診断し降圧治療を開始しましょう．

また，初期降圧目標に達した場合，内服薬を開始し，静注薬は漸減して中止します．

Q 優先すべき降圧薬は何ですか？

高血圧緊急症に用いられる注射薬を**表3**に示します[1]．ニカルジピンとジルチアゼムがよく用いられますが，ニカルジピンは頻脈を誘発することがあり，ACSなどでは注意が必要です．また，ジルチアゼムは高用量で徐脈や房室ブロックを伴うことがあります．ニトログリセリンは，CS 1の急性心不全では陽圧換気とともに良い適応です．しかし，右室梗塞では血圧が過度に低下するため注意が必要です．いずれにしても投与初

表3 高血圧緊急症に用いられる注射薬（降圧薬）

薬剤		用法・用量	効果発現	作用持続	副作用・注意点	主な適応
血管拡張薬	ニカルジピン	持続静注 0.5〜6 μg/kg/min	5〜10分	60分	頻脈・頭痛・顔面紅潮・局所の静脈炎	ほとんどの緊急症・頭蓋内圧亢進とACSでは要注意
	ジルチアゼム	持続静注 5〜15 μg/kg/min	5分以内	30分	徐脈・房室ブロック・洞停止	ほとんどの緊急症・急性心不全を除く
	ニトログリセリン	持続静注 5〜100 μg/kg/min	2〜5分	5〜10分	頭痛・嘔吐・頻脈・メトヘモグロビン血症	ACS（右室梗塞除く）・CS 1 の急性心不全
	ニトロプルシド	持続静注 0.25〜2 μg/kg/min	瞬時	1〜2分	悪心・嘔吐・頻脈・シアン中毒	ほとんどの緊急症・頭蓋内圧亢進と腎障害で注意
	ヒドララジン	静注 10〜20 mg	10〜20分	3〜6時間	頻脈・顔面紅潮・頭痛・狭心症増悪	子癇（MgSO$_4$投与する）
交感神経抑制薬	フェントラミン	静注 1〜10 mg 持続静注 0.5〜2 mg/min	1〜2分	3〜10分	頻脈・頭痛	褐色細胞腫・カテコラミン過剰
	プロプラノロール	静注 1 mg/min（2〜10 mg）2〜4 mg/4〜6 hr			徐脈・房室ブロック・心不全	他薬による頻脈抑制

（文献1を参照して作成）

期は数分ごとに血圧をモニタリングして，過度な降圧を避けるようにします．

また，肺水腫，心不全や体液の貯留がある場合には，フロセミドやカルペリチドの併用も有効です[7]．

[文　献]

1) 日本高血圧学会高血圧治療ガイドライン作成委員会 編：高血圧治療ガイドライン2014．日本高血圧学会，ライフサイエンス出版，pp108-114, 2014
2) Kaplan NM：Hypertensive crises. In Clinical Hypertension (9th edition). Lippincott Williams & Wilkins, Baltimore, pp311-324, 2006
3) Rosei EA, Salvetti M, Farsang C：European Society of Htpertension Scientific Newsletter：treatment of hypertensive urgencies and emergencies. J Hypertnes 24：2482-2485, 2006
4) Vaughan CJ, Delanty N：Hypertensive emergencies. Lancet 356：411-417, 2000
5) Hinchey J, Chaves C, Appignani B et al：A reversible posterior leukoencephalopathy syndrome. N Engl J Med 334(8)：494, 1996
6) Narotam PK, Puri V, Roberts JM et al：Management of hypertensive emergencies in acute brain disease：evaluation of the treatment effects of intravenous nicardipine on cerebral oxygenation. J Neurosurg 109：1065-1074, 2008
7) 循環器病の診断と治療に関するガイドライン（2010年度合同研究班報告）．急性心不全治療ガイドライン（2011年改訂版）．pp12-18, 2013
   http://www.j-circ.or.jp/guideline/pdf/JCS2011_izumi_h.pdf（2013/9/20更新版）

VI 高血圧緊急症

Q36 降圧薬

回答：旭川医科大学 内科学講座 川口 哲，旭川医科大学 内科学講座 循環・呼吸・神経病態内科学分野 長谷部直幸

ポイント

- 静注降圧薬の種類，およびそれぞれの薬剤の特徴を理解する．
- 高血圧緊急症の病態ごとに用いる使用薬剤，初期降圧目標や目標血圧への到達時間を理解する．
- 各病態に応じた経口降圧薬についても理解する．

Q 静注降圧薬の種類による特徴を教えてください

 高血圧緊急症を疑ったならば，病態に応じてどのような薬剤を用いるか，その投与方法や降圧目標，目標血圧への到達時間を考える必要があります．よく使われる静注降圧薬は**表1**に示す通りです．

1．ニカルジピン（ペルジピン®）

ジヒドロピリジン系Caチャネルブロッカーで，高血圧緊急症の降圧に最も使われる

表1 高血圧緊急症に使われる静注薬

薬剤		用法・用量	効果発現・持続時間	副作用
血管拡張薬	ニカルジピン	持続静注 0.5〜6 μg/kg/min	5〜10分 60分	頻脈，頭痛，静脈炎，顔面紅潮
	ジルチアゼム	持続静注 5〜15 μg/kg/min	5分以内 30分	徐脈，房室ブロック，洞停止
	ニトログリセリン	持続静注 5〜100 μg/min	2〜5分 5〜10分	頻脈，頭痛，嘔吐
	ニトロプルシド・ナトリウム	持続静注 0.25〜2 μg/kg/min	瞬時 1〜2分	頻脈，頭痛，シアン中毒
	ヒドララジン	静注 10〜20 mg	10〜20分 3〜6時間	頻脈，頭痛，顔面紅潮，持続低血圧
交感神経抑制薬	フェントラミン	静注 1〜10 mg 0.5〜2 mg/min で持続静注も可	1〜2分 3〜10分	頻脈，頭痛
	プロプラノロール	静注 2〜10 mg	1〜2分 3〜4時間	徐脈，房室ブロック

（文献1を参照して作成）

薬剤の一つです．強い血管拡張作用のため，現在用いられている降圧薬のなかでは最も降圧作用が強く，臓器血流保持作用もあるため，多くの症例で第一選択となります．かつて日本では，頭蓋内出血のある脳圧亢進患者に禁忌とされていましたが，2011年に添付文書が改訂され，慎重投与となりました．急速静注は過度な降圧を招くため避け，持続静注投与で使用します．

2．ジルチアゼム（ヘルベッサー®）

Caチャネルの開口を抑制することにより血管平滑筋細胞へのCa^{2+}の流入を抑制して，血管拡張作用や心筋収縮力抑制作用を有します．また，刺激電導系抑制作用があるため上室性頻脈性不整脈にも有用ですが，β遮断薬などを内服している患者での併用には徐脈に注意が必要です．

3．ニトログリセリン（ミリスロール®，ミオコール®）

体内でNOに変化し，これがcyclic GMPを発生させることでCaチャネルを活性化し，血管を拡張させます．末梢血管が拡張することで降圧作用を示すほか，心血管拡張による酸素供給の増加も期待できます．

4．ニトロプルシド・ナトリウム（ニトプロ®）

血管内に入ると1分以内に作用し，中止すると10分以内にその作用も消失します．そのため，降圧の速度や程度を調整しやすい薬剤です．0.2 μg/kg/minから開始し，必要に応じて8〜10 μg/kg/minまで増量は可能です．ただし，24〜48時間以上の持続投与，腎不全患者，2 μg/kg/min以上での持続投与では，シアン中毒[※1]に注意が必要です．

> **用語解説**
>
> [※1] **シアン中毒**：ニトロプルシド・ナトリウム水和物の代謝物として生成されたシアンは，チオシアンに代謝されて解毒されます．しかし，ニトロプルシド・ナトリウムが2 μg/kg/min以上の速度で長時間投与されると，体内における解毒処理能力を超えてシアンが生成されます．シアン化物は細胞内ミトコンドリア中のチトクローム酵素と結合し，細胞の酸素代謝を直接阻害して細胞の活動を止めてしまいます．このため全身の臓器が急激に障害され，さらには酸素が使われずに糖が代謝されるため乳酸がたまって代謝性アシドーシスとなり，呼吸障害，意識障害などをひき起こします．重症の場合は，血圧低下，呼吸困難，肺水腫，けいれんが生じ，放置すれば呼吸停止や心停止につながります．

5．ヒドララジン（アプレゾリン®）

直接的に細動脈に作用して血管拡張作用を示します．降圧作用は他の薬剤ほど確実性はありませんが，妊婦に投与可能であり，主に妊娠高血圧症の患者に第一選択薬となります．

6．フェントラミン（レギチーン®）

非選択的α受容体遮断薬であり，褐色細胞腫やチラミン中毒[※2]の患者の重症高血圧の治療に使われます．

> **用語解説**
>
> [※2] **チラミン中毒**：チラミンはアミノ酸であるチロシンが脱炭酸酵素によって生成される物質です．これは，ノルアドレナリンの遊離を促進して交感神経を興奮させます．ノルアドレナリンやアドレナリンなどのカテコラミンの量は，MAO（モノアミンオキシダーゼ）によりコントロールされており，これが妨害されると交感神経が興奮状態となります．例えば，MAOを妨害する作用のある薬剤（イソニアジド，イミプラミンなど）の服用中に，チラミンを多く含む食事（チーズ，ワインなど）を過剰に摂取すると交感神経が異常興奮し，発汗，動悸，頭痛，血圧の急上昇を認めることがあります．

7．プロプラノロール（インデラル®）

非選択的β遮断薬であり，心収縮力ないし心拍数を減少させ，血圧を下げます．褐色細胞腫の患者には，褐色細胞腫クリーゼをひき起こす可能性があり単独投与は禁忌です．また，異型狭心症や気管支喘息の患者にも禁忌となっています．

Q 主な高血圧緊急症ごとの治療薬の選択と，ポイントを教えてください

高血圧緊急症は入院加療が原則です．観血的に血圧をモニターすることが望ましく，集中治療室などで管理します．臓器障害や血管病変を有していることも多く，過度な降圧は臓器虚血（脳梗塞，心筋梗塞，腎機能障害）を起こすこともあり，注意が必要です．降圧目標は，1時間以内では平均血圧で25％以内の降圧，次の2〜6時間以内では160/100〜110 mmHgを目標とします[2]．しかし，大動脈解離，急性冠症候群，高血圧性脳症などでは，治療開始の血圧レベルおよび降圧目標値も低くなります．表2に，高血圧緊急症ごとに使う薬剤と降圧目標をまとめました．

1．脳血管障害

出血の場合，さらなる出血を防ぐために降圧が重要になります．作用発現が早く短期作動型の静注降圧薬が選択されます．ジルチア

表2　高血圧緊急症の各病態における使用薬剤および降圧目標

主な病態	選択する降圧薬	初期降圧目標
急性左心不全	ニトログリセリン，ニカルジピン，ニトロプルシド，hANPや利尿薬	症状の改善をみながら，収縮期血圧の10〜15％程度の低下
急性冠症候群	ニトログリセリン	収縮期血圧 140 mmHg未満
脳血管障害	ジルチアゼム，ニカルジピン，ニトログリセリン，ニトロプルシド	［梗塞］180/105 mmHg未満（t-PA治療） 前値の85〜90％（収縮期血圧220 mmHg以上もしくは拡張期血圧120 mmHg以上で血栓溶解療法しない） ［出血］前値の80％（収縮期血圧180 mmHgもしくは拡張期血圧130 mmHg以上） 収縮期血圧140 mmHg以下（収縮期血圧150〜180 mmHg）
高血圧性脳症	ニカルジピン，ジルチアゼム，ニトロプルシド	初期2〜3時間で25％程度の降圧
急性大動脈解離	ニカルジピン，ニトログリセリン，ジルチアゼムに加えてβ遮断薬を併用	収縮期血圧 100〜120 mmHg
褐色細胞腫クリーゼ	フェントラミン	発作性の血圧上昇をコントロール
悪性高血圧	ACE阻害薬，ARB	最初の血圧コントロールは拡張期血圧100〜110 mmHgまで
子癇	ヒドララジン，ニカルジピン，ニトログリセリン	収縮期血圧160 mmHgかつ拡張期血圧110 mmHg未満

ゼムがよく使われますが，降圧が不十分の場合はニトログリセリンやニカルジピンを併用します．収縮期血圧180 mmHgまたは拡張期血圧130 mmHgを超える場合は前値の80 %を目安，収縮期血圧が150〜180 mmHgの場合は，収縮期血圧140 mmHg以下を目安に降圧します[3]．梗塞の場合，過度な血圧降下は脳虚血を悪化させる可能性があります．発症後4.5時間以内でt-PAによる再灌流療法予定者では，収縮期血圧185 mmHg以上または拡張期血圧110 mmHg以上の場合，収縮期血圧180 mmHg未満かつ拡張期血圧105 mmHg未満に降圧を行います．再灌流療法をしない患者は，収縮期血圧220 mmHg以上または120 mmHg以上の場合，前値の85〜90 %を目安に降圧を行います[3]．

2．急性左心不全

急性左心不全や肺水腫に対しては，急激に酸素化が悪くなるため直ちに治療が必要です．効果発現が早く，静脈系の拡張で前負荷および後負荷を軽減するニトロプルシドが有用ですが，日本ではあまり使われていません．本邦ではニトログリセリンがよく使われています．降圧効果は強くありませんが，心血管拡張作用の点で虚血性心疾患を伴うものに有用です．ニカルジピンの持続静注も有用で広く使われています．また，臓器うっ血がある場合は，hANPや利尿薬も併用します．症状の改善をみながら，収縮期血圧の10〜15 %の降圧が必要とされています．

3．急性冠症候群

血圧が上昇した狭心症発作には，まず硝酸薬の舌下，口腔内噴霧を行います．急性冠症候群に関連した高血圧症については，ニトログリセリンの持続静注が有用です．これは冠血管拡張作用を有しており，心筋に供給する酸素を増やして予後を改善します．また，顕著な徐脈がなければβ遮断薬やジルチアゼムを併用します．収縮期血圧140 mmHg未満が目標となります．特に急性心筋梗塞の場合は，急性期からのβ遮断薬，ACE阻害薬，ARBが予後改善に有用です．

4．急性大動脈解離

早急な降圧と疼痛管理が必要です．診断したら，20分以内に収縮期血圧100〜120 mmHgまで降圧します．ニカルジピン，ジルチアゼムやニトログリセリンが有効です．さらにはβ遮断薬を併用して脈拍数を60回/min以下にし，大動脈壁へのストレスを軽減することも有用です．

5．高血圧性脳症

高血圧性脳症の兆候（頭痛，嘔気，嘔吐）は，血圧が下がれば弱まります．高血圧性脳症は除外診断であり，誘因となる明らかな疾患がなく，血圧の改善で自覚症状の改善を認めたときに診断されます．血圧は最初の2〜3時間で25 %程度下げるのが目標です．ニカルジピンの静注は脳組織酸素供給を減少させないため，神経兆候を伴う高血圧性脳症に有効です[3]．ジルチアゼム，ニトロプルシドなども用いますが，ヒドララジンは脳圧亢進の可能性があり禁忌です．

6．褐色細胞腫クリーゼ

カテコラミンの過剰分泌により急激な血圧上昇を示します．降圧の初期目標は発作性血圧上昇をコントロールすることです．フェントラミンを静注，もしくは持続投与します．また，α遮断薬の内服も同時に開始します．頻脈に対してはβ遮断薬も有効ですが，単独投与はα受容体を介した血管収縮を亢進させてしまうため禁忌です．

7．子癇（妊娠高血圧症候群）

妊娠高血圧症候群によって起こった妊産婦の意識消失やけいれん発作を子癇（しかん）といいます．もともと重症高血圧の妊婦が多く，降圧が必要になることが多いです．胎盤

血流や母体臓器障害のリスクを軽減するため，収縮期血圧 160 mmHg，拡張期血圧 110 mmHg 未満が降圧目標となります．また，静注薬により早期の降圧をはかる場合は児の状態に留意し，胎児モニタリングを行うことが必須です．静注薬剤はヒドララジンのほか，ニカルジピン，ニトログリセリンを用いますが，治療上の有益性が危険性を上回ると判断される時のみに投与します．

Q いつ経口投与に移行しますか？　その際の降圧薬の選択はどうしたら良いですか？

A 高血圧緊急症では静注降圧薬を用いて，各病態への初期降圧目標を達成することが重要です．初期降圧目標を達成した後は，経口薬に切り替えて注射薬を漸減していきます．ただし，十分な降圧効果，最終降圧目標を達成するには作用機序の異なる薬剤の多剤併用も必要となります．現在使用される降圧薬は，Ca拮抗薬，ACE阻害薬，ARB，直接レニン阻害薬，利尿薬，β遮断薬であり，病態によりα遮断薬，中枢性交感神経抑制薬が加えられます．表3に高血圧緊急症の各病態における内服薬の種類をまとめました．

1．脳血管障害

注射薬による降圧は可能な限り短期間として，経口薬に切り替えていきます．日本高血圧学会の高血圧治療ガイドライン2014（JSH 2014）で推奨される経口降圧薬は，Ca拮抗薬，ACE阻害薬，ARB，利尿薬です．これらの薬剤は，過度の降圧を行っても脳血流を減少させることが少ないとされています．どの降圧薬を選択するかは，糖尿病やメタボリックシンドローム，慢性腎臓病などの合併症を考慮して選択します．

2．急性左心不全

ニトログリセリン，ニトロプルシド，ニカルジピンなどで一定の降圧が得られたら，ACE阻害薬やARBなどのRA系阻害薬を中心にCa拮抗薬などを加えて，内服併用治療に移行します．また，臓器うっ血がある場合

表3　高血圧緊急症の各病態における内服薬の種類と適応

病　態	Ca拮抗薬	ARB／ACE阻害薬	利尿薬	β遮断薬
心不全		●	●	●*1
心筋梗塞		●		●
狭心症	●			●
脳血管障害慢性期	●	●	●	
大動脈解離	●			●
妊娠高血圧症候群	▲*2			
糖尿病		●		

*1 心機能低下の場合や，徐脈の場合は少量から導入．
*2 ニフェジピンは病態上やむを得ない場合，患者に十分に説明を行ったうえで用いることが可能．なお，それ以外のCa拮抗薬は禁忌．妊娠高血圧症の場合は，メチルドパ，ヒドララジン，ラベタロール（$\alpha_1\beta$遮断薬）が第一選択薬となる．

（文献1を参照して作成）

はhANPや利尿薬を用います．RA系阻害薬は心不全症状の有無や左心機能の程度によらず，心不全患者の長期予後を改善します[4,5]．β遮断薬も心不全患者の予後を改善して入院頻度を減少させます[6]．また，アルドステロン拮抗薬も左室機能不全の重症心不全患者の予後を改善させます．

3．急性冠症候群

心筋梗塞患者では，β遮断薬，ACE阻害薬，ARBが死亡率を減少させ予後を改善することがわかっており，なるべく早く経口投与を開始します．RA系阻害薬は左室リモデリングを抑制して，その後の心不全や突然死を減少させます[7,8]．β遮断薬も陳旧性心筋梗塞患者の心筋梗塞再発や突然死を有意に抑制します[6]．ただし冠攣縮性狭心症の場合はβ遮断薬は禁忌で，Ca拮抗薬が良い適応となります．

4．急性大動脈解離

降圧薬の選択について確立されたエビデンスはありませんが，速やかな降圧作用のあるCa拮抗薬やβ遮断薬が多く使われます．特にβ遮断薬は，入院中の解離関連合併症を減らすという報告があります[9]．入院翌日から，点滴静注に重ねる形で内服を開始します．最初の経口はβ遮断薬から開始し，その翌日からCa拮抗薬を追加します．まだ降圧不十分ならARB，ACE阻害薬を追加し，この間に点滴は漸減していきます．再解離および破裂の予防目的としては，収縮期血圧130〜135 mmHg未満を目標とします．

5．子癇（妊娠高血圧症候群）

静注降圧薬で初期降圧目標が得られたら，なるべく早く内服薬に切り替えていきます．妊婦が内服可能な薬剤は，メチルドパ（アルドメット®），ヒドララジン（アプレゾリン®），ラベタロール（トランデート®）です．併用する場合は，妊娠20週以内ならメチルドパとヒドララジンもしくはラベタロールとヒドララジンの組合せが推奨されます．妊娠20週以降であれば，徐放性ニフェジピンの併用も可能です．

6．加速型-悪性高血圧

拡張期血圧120〜130 mmHg以上であり，腎機能障害が急速に進行し，放置すると全身症状が急激に増悪し，心不全，高血圧性脳症，脳出血などが発症する予後不良の病態です．高血圧切迫症として扱われますが，状況によっては高血圧緊急症としても扱われ，大抵は経口薬で治療目的がはたせます．多くの場合は圧利尿で体液が減少していたり，本態性高血圧や長期の細動脈内皮障害でRA系が亢進しているため，ACE阻害薬やARBの効果が期待できます．高血圧歴の長い患者が多く，急速な降圧は臓器虚血を招くため，最初の24時間の降圧は拡張期血圧100〜110 mmHgまでにとどめます．

Q アダラート®カプセルの舌下投与はしても良いのですか？

　アダラート®カプセルの舌下投与は，行うべきではありません．アダラート®カプセルは，グリセリンとマクロゴール400に溶解されたニフェジピンがカプセルに充填されている薬剤です．そもそもカプセルの中身を舌下投与しても吸収されにくく（舌下：腸管＝1：8），効果を促進するにはカプセルの中身を飲み込むか，噛み砕いて飲み込む必要があります．また，ニフェジピンは血中濃度の立ち上がりが速やかで，過度の降圧

で重要臓器の虚血をひき起こしたり，反射性頻脈をひき起こす恐れがあります．したがって，高血圧緊急症に対しては不適切です．

> **MEMO 1**
>
> **ニカルジピン（ペルジピン®）と脳出血**
> 　　高血圧緊急症で広く適応があり，最も使われる静注薬です．しかし，この薬剤は，かつて日本では脳出血が止血されていない患者，頭蓋内圧の亢進している患者には禁忌とされてきました．一方で，欧米のガイドラインにはこの記載はなく，脳出血患者の降圧のために積極的に使われていました．日本では，ニカルジピンの血管拡張による脳血流の増加が危惧されたために，このような記述がされてしまったわけです．しかし実際には，ニカルジピンによる出血の増悪，血腫の増大の報告はなく，頭蓋内圧への影響についても検証したものはありませんでした．また，急性期脳出血患者に対して切れの良い降圧効果をもつニカルジピンを使うことができず，降圧効果の弱いジルチアゼム（ヘルベッサー®）やニトログリセリン（ミリスロール®）が多く使われてきましたが，ジルチアゼムは徐脈などで安全性に問題があり，ニトログリセリンはそもそも急性期脳出血に適応はありませんでした．そのため，2011年に添付文書が改訂となり，慎重投与での使用が可能となりました．

> **MEMO 2**
>
> **ニフェジピン（アダラート®）カプセル，L錠，CR錠について**
> 　　ニフェジピンには，カプセル，L錠とCR錠の3種類があります．カプセル剤は即効性がありますが作用時間が短く，1日3回の服用が必要でした．また，ニフェジピンは血中濃度の立ち上がりが速やかで，過度の降圧で重要臓器の虚血をひき起こしたり，反射性頻脈をひき起こす恐れがありました．そこで登場したのがL錠で，"Long acting"のLongに由来します．急激な血中濃度上昇を抑え，また長時間（12時間）血中濃度を維持できることで，カプセル剤よりも有効性と安全性が高まりました．続いて登場したのがCR錠です．CRは"Controlled Release"に由来します．CR錠は内層と外層の二層構造になっており，外層はゆっくり溶けるように設計されています．これにより24時間血中濃度を維持することができ，副作用の軽減とアドヒアランスの向上が期待できます．

> **MEMO 3**
>
> **妊娠患者の降圧薬に関して**
>
> 　経口降圧薬として使えるものは，メチルドパ（アルドメット®），ヒドララジン（アプレゾリン®），ラベタロール（トランデート®）です．また，ニフェジピンに関しては，20週以上の妊婦であれば，治療上の有益性が危険性を上回るときに用いることが可能です．ニフェジピン以外のCa拮抗薬やβ遮断薬，ACE阻害薬，ARBは胎児の催奇形性や安全性に影響を及ぼすことがあり，禁忌となっています．

[文　献]

1) 日本高血圧学会高血圧治療ガイドライン作成委員会 編：高血圧治療ガイドライン 2014．日本高血圧学会，ライフサイエンス出版，2014
2) Chobanian AV, Bakris GL, Black HR et al：The Seventh Report of the Joint National Committee on Prevention, Detection, Evaluation, and Treatment of High Blood Pressure：the JNC7 report. JAMA 289：2560-2572, 2003
3) Jauch EC, Saver JL, Adams HP Jr et al：Guidelines for the early management of patients with acute ischemic stroke：a guideline for healthcare professionals from the American Heart Association/American Stroke Association. Stroke 44：870-947, 2013
4) Dickstein K, Kjekshus J et al；OPTIMAAL Steering Committee of the OPTIMAAL Study Group：Effects of losartan and captopril on mortality and morbidity in high-risk patients after acute myocardial infarction：the OPTIMAAL randomised trial. Optimal Trial in Myocardial Infarction with Angiotensin II Antagonist Losartan. Lancet 360：752-760, 2002
5) Granger CB, McMurray JJ, Yusuf S et al：Effect of candesartan in patients with chronic heart failure and reduced left-ventricular systolic function intolerant to angiotensin-converting-enzyme inhibitors：the CHARM-Alternative trial. Lancet 362：772-776, 2003
6) Dargie HJ：Effect of carvedilol on outcome after myocardial infarction in patients with left-ventricular dysfunction：the CAPRICORN randomised trial. Lancet 357：1385-1390, 2001
7) Pfeffer MA, Braunwald E, Moyé LA et al：Effect of captopril on mortality and morbidity in patients with left ventricular dysfunction after myocardial infarction. Results of the survival and ventricular enlargement trial. The SAVE Investigators. N Engl J Med 327：669-677, 1992
8) Pfeffer MA, McMurray JJ, Velazquez EJ et al；Valsartan in Acute Myocardial Infarction Trial Investigators：Valsartan, captopril, or both in myocardial infarction complicated by heart failure, left ventricular dysfunction, or both. N Engl J Med 349：1893-1906, 2003
9) Genono M, Paul M, Jenni R et al：Chronic beta-blocker therapy improves outcome and reduces treatment costs in chronic type B aortic dissection. Eur J Cardiothorac Surg 19：606-610, 2001

VII 急性大動脈解離

Q37 急性大動脈解離の診断と治療に関する疑問

回答：杏林大学医学部内科学II 循環器内科　吉野秀朗

ポイント

- 重症循環器疾患の鑑別では，常に急性大動脈解離を考慮する．意識障害，腹痛，腰痛には特に注意する．
- Stanford A型急性大動脈解離では，発症時の血圧が高くない症例が多い．
- 初診時には必ず両側上肢の血圧測定を行う．可能なら四肢の血圧を．
- 単純CTでの大動脈壁の三日月状高輝度陰影は，早期の偽腔閉塞型解離の特徴である．
- 少しでも心嚢液の貯留したStanford A型偽腔閉塞型解離は，緊急手術の適応である．
- 内科医は手術適応の症例をも外科医と一緒にみる．そうすることで急性期の病態を観察できる．

Q 急性大動脈解離の最新の分類は？

A 我が国のガイドラインでは，解離の部位によってStanford分類とDeBakey分類が用いられ，解離腔の開存/閉塞の状態によって偽腔開存型/偽腔閉塞型（最新ガイドラインでさらにULP型を追加した）に分類されます．

急性大動脈解離は，解離した血管の部位によって「Stanford A/B」，偽腔開存の有無で「偽腔開存型/偽腔閉塞型」に分類されます[1]．一方，欧米では偽腔開存型解離（図1-a）を「classic type」，偽腔のない「偽腔閉塞型」ないし「早期血栓閉塞型」に相当するタイプの解離を「intramural hematoma」「intramural hemorrhage」（IMH）とよんでいます[2]（図1-b）．IMHは，大動脈壁内血管の破綻などによる壁内出血を意味するた

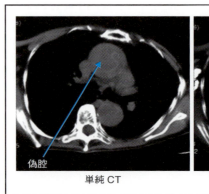
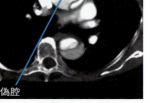

図 1-a　Stanford A型偽腔開存型解離

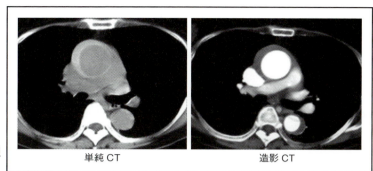

図1-b　Stanford A型偽腔閉塞型解離　単純CT　造影CT

め，このタイプでは入口部裂孔は存在しないものと考えられてきました．しかし，IMHと診断された解離例の緊急手術中に，入口部裂孔がしばしば観察されています[3]．我が国では，偽腔閉塞型解離は早期血栓閉塞型ともよばれ，偽腔開存型解離との連続性のなかで理解されていますが，欧米では，IMHは特殊なタイプとして扱われています．我が国のガイドラインでは，単純CT上三日月状の高輝度陰影の偽腔を有し，解離裂孔からの血流の流入がなく真腔と偽腔の間の交通を認めないものと定義しています．また，日本循環器学会のガイドラインでは，ULP型と分類されるタイプを偽腔開存型/偽腔閉塞型以外に第3の分類として採用しています．ULP型がしばしば偽腔開存型に移行して手術適応となるため，別のグループとして分けたことによります．

Q 急性大動脈解離の発症時の症状で，診断は可能か？

　激烈な胸背部痛が特徴的ですが，失神や意識障害，腹痛のみで来院する場合があり，症状だけで診断を推測することは困難です．

　激烈な胸痛，背部痛から，急性大動脈解離の診断に思い至るのは比較的容易ですが，一過性の意識消失，片麻痺を伴う脳梗塞，腹痛を主訴に搬送されたり，ST上昇型急性心筋梗塞や左冠動脈主幹部病変を示唆する急性心筋梗塞を合併している場合には，ただちに急性大動脈解離の診断に思い至るのは容易ではありません．急性大動脈解離国際レジストリー（International Registry of Acute Aortic Dissection：IRAD）がまとめた来院時臨床所見と臨床徴候を表1に示します[4]．

表1　大動脈解離発症時の症状（%）

	総数	A型	B型
突然発症	84.8	85.4	83.8
何らかの痛み	95.5	93.8	98.3
これまで経験しない激痛	90.6	90.1	90.0
刺されるような鋭い痛み	64.4	62.0	68.3
引き裂かれるような痛み	50.6	49.4	52.3
放散する痛み	28.3	27.2	30.1
移動する痛み	16.6	14.9	19.3
胸痛	72.7	78.9	62.9
背部痛	53.2	46.6	63.8
腰痛	29.6	21.6	42.7
失神	9.4	12.7	4.1

（文献4より引用）

A型解離，B型解離いずれも，90％以上の患者が突然の激烈な痛みを経験しています．しかし，「引き裂かれるような痛み」は両群とも約半数にとどまっています．「刺されるような鋭い痛み」は6～7割の症例で，「胸痛」はA型では8割，「背部痛」は5割弱，一方，B型では「胸痛」は6割，「背部痛」は6割と，多少A型，B型で異なる比率でした．典型的な「胸痛」「背部痛」の頻度がそれほど多くないことに留意すべきでしょう．さらに，B型では4割以上の症例で「腰痛」を訴えており，また，A型では12.7％，8人に1人が「失神」を経験していることは注目に値します．このIRADの参加施設はすべて各国を代表する施設ですので，おそらく，転送搬送例は急性大動脈解離と確定診断されています．急性大動脈解離と診断されず，搬送されない症例もあることが考えられ，したがって，急性大動脈解離の発症時の症状では，非胸痛例や非典型的症状例がもっと多数あるかもしれません．

　合併症を併発した急性大動脈解離は，その超急性期には，脳梗塞，心筋梗塞，来院時心肺停止例として搬送されることがあります．監察医務院の報告のように，急性大動脈解離の直接死因としては，心タンポナーデ，大動脈破裂，急性心筋梗塞などが挙げられます．広範な脳梗塞所見をもつ患者が脳卒中科に搬送されたり，また左冠動脈主幹部閉塞による急性心筋梗塞症例が救急外来に搬送されたりします．脳虚血が前面にでた臨床症状で来院した症例に対しては，発症から脳の再灌流までの時間が脳症状回復のkeyになります．また，心嚢腔への破裂による心タンポナーデや臓器虚血などの合併症による症状・所見が臨床像として前面にたち，これらの臨床像に対する診療が行われ，診断を誤ったり，正しい診断への到達が遅れたりすることがあります．したがって，正確な診断と迅速な治療が行われるためには，重症循環器疾患の鑑別に常に急性大動脈解離を考慮する習慣を第一線の医師がもつことが重要です．

　急性大動脈解離を疑う際の診断のフローチャートを**図2**に示します．

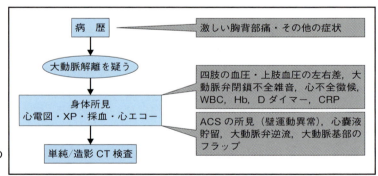

図2 急性大動脈解離を疑う際の診断のフローチャート

急性大動脈解離の診断において，役に立つバイオマーカーはあるか？

 血清Dダイマーが役立ちます．
　急性大動脈解離の診断における各種のバイオマーカーの有用性について報告されています．平滑筋ミオシン重鎖，平滑筋や脳に

選択的に発現しているクレアチニンキナーゼBB型アイソザイム，平滑筋マーカーとしてのカルポニン，炎症性マーカーであるCRP，血管リモデリングにかかわるMMPのなかのMMP-9，凝固線溶系マーカーであるDダイマー，線維化反応のマーカーであるTGFβなどが検討されました．救急現場で使用できるバイオマーカーは，迅速に結果が把握されなければ臨床では使用できません．そのなかで，現在，期待され緊急時に有用なものとして，Dダイマーが挙げられます．発症後24時間以内では，500 ng/mLのカットオフ値で除外が可能であることが報告されました[5]．このカットオフ値を用いることによって，急性大動脈解離と急性肺動脈血栓塞栓症とを同時に除外できます．Dダイマー陰性は急性大動脈解離を否定できる可能性が高いですが，超急性期に来院した症例ではDダイマーが上昇しておらず，完全に否定することは困難です．

 急性大動脈解離の診断において，単純CT検査は役に立つか？

 胸腹部単純CT検査は，急性期の偽腔閉塞型解離の診断に役立ちます．

　急性期の偽腔閉塞型解離では，単純CT画像で大動脈壁の肥厚した高輝度陰影として得られる所見が特徴的です．ときに，経胸壁心エコーによっても診断できる可能性があり，大動脈基部のA型解離か，腹部大動脈で発生した偽腔開存型解離かを診断できる可能性があります．しかし，偽腔閉塞型解離の診断は困難であり，観察できる範囲も狭くなります．MRIも解離の診断に役立つことがありますが，機器の普及率がCTに比べると低く，超急性期の観察に適しているとは言い難いでしょう．経食道心エコーは，欧米では第一選択の診断方法とされてきましたが，現実には無麻酔下で施行することは困難であり，多くは心臓外科手術中に施行されています．IRADの最近の報告でも，第一診断法におけるCTの使用率は年々上昇し，70％程度といわれています．我が国では，ほぼ100％近くと考えてよいでしょう．我が国のガイドラインでは，胸腹部CT検査が第一選択の検査方法です．一方，欧米のガイドラインでは，胸腹部CTの診断能力は経食道心エコーのそれに匹敵するとコメントされていますが，第一選択の診断方法とは言明されていません．

　単純CT画像で大動脈壁の肥厚した高輝度陰影として得られる特徴的所見を示す偽腔閉塞型解離（欧米では壁内出血型IMHとよばれる）の発生頻度が，我が国を含めたアジアからの報告[6,7]と欧米からの報告[8,9]とでは大きく異なっています（表2）．すなわち，我々も含めたアジアからの報告では偽腔閉塞型解離，別名IMHの頻度は，全解離の40％前後です．A型における偽腔開存型と偽腔閉塞型の比率は約3：2程度で，B型では1：1かやや偽腔閉塞型が多くなっています．一方，欧米からの報告では，IMHは10〜20％，10ヵ国30施設からなるIRAD報告では，IMHは全急性大動脈解離の6.3％，A型のみでは3.5％，B型のみでは12.1％という，これまでの報告のなかで最も低い頻度となっています．これほど低頻度である理由は，我が国や韓国などアジア諸国に比べ，欧米における急性期CT検査の普及が遅れていること，IMHの診断基準がCTないし経食道心エコー上で大動脈壁＞5〜7 mmをIMHの必要条件としていること，これらによって，見逃し症

表2 Stanford A型偽腔閉塞型解離の頻度と予後

literature	incidence（%）	prognosis
Wolff KA（1991）	13	poor
Mohr-Kahaly S（1994）	13	poor
Bolognesi R（1998）	12	poor
Kodolitsch Y（1998）	13	poor
Evangelista A（2005）	4	poor
Song JK（1999）	45	favorable
Kim JK（2001）	30	favorable
Shimizu H（2000）	46	favorable
Nishigami K（2000）	45	poor
Moizumi Y（2003）	42	favorable

例があるためではないでしょうか．さらに重要なことは，IRAD参加施設は大動脈解離を治療する各国の代表的な施設であり，これらの施設には必ずしも連続した急性大動脈解離の急性期症例は搬入されません．これらの施設には外科的適応のある症例は転院搬送されますが，急性大動脈解離救急例は通常，より近隣の救急センターに搬送されます．したがって，遠方のIRAD参加施設には搬送されず，外科的適応が明確でないIMHは，IRAD参加施設には収容されていない可能性がいっそう高いと考えられます．診断基準や診断方法によって見逃す可能性があるうえ，そのような偏りのある症例群の解析では，IMHを含めた急性大動脈解離の発生病態が正しく把握されているとは言い難いでしょう．

Q 来院時の血圧が正常の急性大動脈解離は，予後良好か？

A型解離で，心嚢液貯留などによって血圧が低下している症例があり，発症直後に血圧が低い症例はむしろリスクが高い可能性があります．

来院時血圧に関するIRAD報告（表3）において，来院時収縮期血圧は，A型では150 mmHg以上の高血圧例は35.7%の症例で，正常血圧（100〜149 mmHg）が39.7%，低血圧・ショック（100 mmHg未満）が24.6%でした．B型では70.1%の症例が高血圧を示し，正常血圧は26.4%の症例で認められ，低血圧・ショック例は5%もありませんでした[4]．重症例の多いA型では来院時に高血圧を示す例は決して多くなく，正常やショック例も多いことに留意すべきです．また，血圧を両上肢とも測定する習慣は非常に重要です．血圧の左右差が唯一診断のきっかけになる場合もあるので，左右上肢の血圧測定は臨床医としては必須です．問診で，来院前に一過性の失神や血圧低下が疑われる場合，胸痛による迷走神経反射よりも，解離による心嚢腔内への出血とそれによる血圧低下，血圧低下によって出血の一時的停止による血圧再上昇により，正常血圧となっている可能性を第一に考えるべきです．

表3 大動脈解離発症時の身体所見（％）

身体所見	A 型	B 型
血圧高値（収縮期血圧≧150 mmHg）	35.7	70.1
血圧正常（収縮期血圧＝100〜149 mmHg）	39.7	26.4
血圧低値（収縮期血圧＜100 mmHg）	11.6	2.3
ショック（収縮期血圧≦80 mmHg）	13.0	1.5
大動脈弁逆流	44.0	12.0
脳血管障害	6.1	2.3
うっ血性心不全	8.8	3.0

（文献4より引用）

急性大動脈解離の急性期治療の基本を知りたい

A型解離は上行大動脈置換術，B型解離は降圧療法を中心とした保存的治療を選択します．A型偽腔閉塞型解離は，症例によっては内科治療も可能ですが，手術を行う傾向にあります．

急性A型解離の治療（図3）は，基本的には緊急大動脈置換術であり，B型解離は内科治療を選択します（詳細は，日本循環器学会の「大動脈瘤・大動脈解離診療ガイドライン」をご参照ください）．急性A型解離では，外科治療と内科治療例の前向き無作為化試験はなく，登録研究のみですが，内科治療例の予後は著しく不良です．一方，A型偽腔閉塞型解離は，欧米とアジア諸国からの報告では頻度と予後が異なります．すなわち，欧米では偽腔開存型と同様に重症であると考えられており，手術が第一選択です．一方，我が国やアジアからの報告では，その臨床経過は内科治療であっても比較的良好とされ，大動脈径の拡大例は手術が推奨されますが，非拡大例は内科的経過観察，降圧治療が推奨されています．しかし，A型偽腔閉塞型解離に対しても全例手術を行い，良好な成績を報告しているグループもあります．A型偽腔閉塞型解離の上行大動脈径が，報告によっては48 mm以上，あるいは50 mm以上，あるいは55 mm以上，あるいは血栓化した偽腔の厚さが11 mm以上あるいは16 mm以上の症例は，内科治療中に偽腔開存型解離に進行する可能性が高く，高度危険群であるとしています．我が国のガイドラインでは，上行大動脈径50 mm以上あるいは血腫の厚さが11 mm以上の症例は，場合によっては手術を考慮すると推奨しています．現実には，このような症例に対して，いつ緊急手術を施行すべきか結論が出ていません．超急性期の数日間の経過観察で，血腫が急速に退縮する症例も時々観察されます．

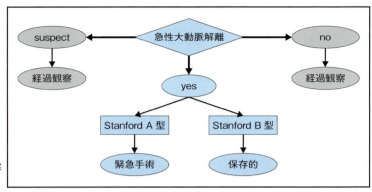

図3 Stanford A型急性大動脈解離の治療

Q 急性大動脈解離の発生頻度はどのくらいか？ 急性心筋梗塞と比較してどうか？

 人口10万人あたり年間10人程度の発症と考えられ，急性心筋梗塞の3〜4分の1程度の発生頻度です．

　急性大動脈解離の発生頻度は，我が国ではこれまで，人口10万人あたり年間約3人とされてきました[10]．英国ロンドンでのある地域の10年間にわたるコホート研究の結果，人口10万人あたり年間6人と報告されています[11]．東京都における，2010年11月〜2011年10月の1年間に発生した急性大動脈解離の頻度を調査したところ，少なくとも人口1,200万人あたり1,300人が発症していました．東京都は夜間人口と昼間人口とが大きく異なりますが，ほぼ，人口10万人あたり年間10人と，これまでの2〜3倍の発生頻度であることが判明しました．東京都における急性心筋梗塞の発生頻度は10万人あたり年間40人ですが，急性心筋梗塞の治療が，循環器内科医が行うPCIでほぼ完結できるのに比して，急性大動脈解離の約半数近くを占めるA型解離例が手術適応となるとすれば，専門的心臓血管外科チームを含めた救急診療体制の構築が必須です[12]．

Q 来院時心肺停止例に，大動脈解離はどのくらい含まれるのか？

 そのような報告がないので不明です．
　目撃者のある来院時心肺停止症例の約6〜7割が循環器疾患とされています．そのうち急性大動脈解離がどのくらい含まれているのか，大変興味深いところですが，現在までにそのような報告はありません．死亡時の解剖報告や，死亡時CT検査が全例に行われるなどの報告があれば，その実態が明らかになるでしょう．

　監察医務院の報告によれば[13]，行政解剖された73,000例のうち1,320例（1.8 %）が大動脈解離であり，そのうち急性解離1,248例中，61.4 %が来院時心肺停止，ないしは，往診医による死亡確認であったとのことです．また，1,248例の剖検では，心嚢内への出血による死亡が86.6 %，胸腔への出

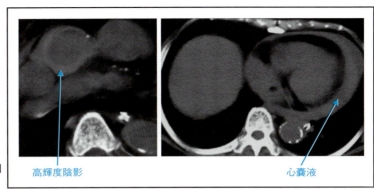

図4 来院時心肺停止例：偽腔閉塞型解離
高輝度陰影　　　心嚢液

血8.1％，縦隔1.2％，後腹膜1.8％，腹腔その他への出血0.7％でした．この報告から考察すると，急性大動脈解離例の来院前死亡例では，冠動脈血流障害による急性心筋梗塞は少なく，ほとんどは破裂による出血であり，90％近くが心嚢への出血（**図4**），すなわち，心タンポナーデによる死亡と考えて良いようです．我々は，心タンポナーデで来院時心肺停止となった症例に対して単純CT検査を施行したところ，偽腔開存型急性大動脈解離と偽腔閉塞型急性大動脈解離とを明瞭に判別できました．

［文　献］

1) 髙本眞一 他：循環器病の診断と治療に関するガイドライン（2010年度合同研究班報告）．大動脈瘤・大動脈解離診療ガイドライン（2011年改訂版）
   http://www.j-circ.or.jp/guideline/pdf/JCS2011_takamoto_h.pdf
2) Erbel R, Aboyans V, Boileau C et al：2014 ESC Guidelines on the diagnosis and treatment of aortic diseases：Document covering acute and chronic aortic diseases of the thoracic and abdominal aorta of the adult. The Task Force for the Diagnosis and Treatment of Aortic Diseases of the European Society of Cardiology (ESC). Euro Heart J 35：2873-2926, 2014
3) Park KH, Lim C, Choi JH et al：Prevalence of aortic intimal defect in surgically treated acute type A intramural hematoma. Ann Thorac Surg 86(5)：1494-1500, 2008
4) Pape LA, Awais M, Woznicki EM et al：Presentation, Diagnosis, and Outcomes of Acute Aortic Dissection：17-Year Trends From the International Registry of Acute Aortic Dissection. J Am Coll Cardiol 66(4)：350-358, 2015
5) Suzuki T, Distante A, Zizza A et al；IRAD-Bio Investigators：Diagnosis of acute aortic dissection by D-dimer：the International Registry of Acute Aortic Dissection Substudy on Biomarkers (IRAD-Bio) experience. Circulation 119(20)：2702-2707, 2009
6) Song JK, Yim JH, Ahn JM et al：Outcomes of patients with acute type a aortic intramural hematoma. Circulation 120(21)：2046-2052, 2009

7) Shimizu H, Yoshino H, Udagawa H et al：Prognosis of aortic intramural hemorrhage compared with classic aortic dissection. Am J Cardiol 85(6)：792-795, 2000
8) Mohr-Kahaly S, Erbel R, Kearney P et al：Aortic intramural hemorrhage visualized by transesophageal echocardiography：findings and prognostic implications. J Am Coll Cardiol 23(3)：658-664, 1994
9) Evangelista A, Mukherjee D, Mehta RH et al：Acute intramural hematoma of the aorta：a mystery in evolution. Circulation 111(8)：1063-1070, 2005
10) 福本仁志：ERにおける急性大動脈解離の管理．救急医学 26：1462-1467, 2002
11) Howard DP, Banerjee A, Fairhead JF et al：Population-based study of incidence and outcome of acute aortic dissection and premorbid risk factor control：10-year results from the Oxford Vascular Study. Circulation 127：2031-2037, 2013
12) 高山守正 他：急性大動脈スーパーネットワーク．
http://www.ccunet-tokyo.jp/aorta_index.html
13) 村井達哉：大動脈解離と突然死―東京都監察医務院における 1,320 剖検例の統計的研究―．日法医誌 42：564-577, 1988

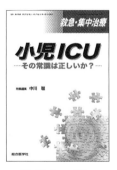

VIII 肺血栓塞栓症

Q38 検査・診断

回答：三重大学医学部附属病院 救命救急・総合集中治療センター **石倉 健**，三重大学大学院 循環器・腎臓内科学 **山田典一**

ポイント

- 肺血栓塞栓症を常に鑑別診断の一つに挙げることで，早期発見につながる．
- Dダイマー陰性は肺血栓塞栓症の除外に役立つ．
- ベッドサイドにて心エコーで右心負荷所見の有無を評価する．
- 造影CTが診断に重要である．
- 造影CTでは腹部から膝窩までの静脈相で深部静脈血栓の残存があるか評価する．

Q 症状や病歴から，急性肺血栓塞栓症を疑うコツを教えてください

A 急性肺血栓塞栓症は，非特異的な症状で発症します．一般的には**呼吸困難**，**胸痛**，**頻呼吸**，**咳嗽**，血痰，動悸，重症だと失神，ショック，心肺停止などがあります．したがって，発症に至るまでの状況を知ることが重要になってきます．多くの場合，長期の安静状態からの運動開始時に発症します．**安静解除後**の起立，歩行，排便，排尿直後での発症が多いとされています[1]．

Q ADL低下は急性肺血栓塞栓症のリスクとなりますか？

1856年にRudolf C. Virchowが提唱した①**血流の停滞**，②**血管内皮障害**，③**血液凝固能の亢進**が，血栓形成の3大要因として重要です〔詳細は，日本循環器学会の「肺血栓塞栓症および深部静脈血栓症の診断，治療，予防に関するガイドライン（2009年改訂版）http://www.j-circ.or.jp/guideline/pdf/JCS2009_andoh_h.pdf」をご参照ください〕[2]．腰痛などで水分も取らず安静時間が長くなって炎症があったりすると，リスクが高くなる可能性があります．Paudaスコアでも「活動性の低下」の配点は高値となっています（**表1**）[3]．

表1 Paudaスコア

危険因子	点数
活動性がん	3
肺血栓塞栓症の既往（表在静脈血栓は除く）	3
活動性の低下	3
既知の血栓性素因	3
最近の外傷/手術（1ヵ月以内）	2
高齢（70歳以上）	1
心不全/呼吸不全	1
急性心筋梗塞，脳卒中	1
急性感染症/リウマチ疾患	1
肥満（BMI≧30）	1
継続中のホルモン治療	1

低リスク：＜4点，高リスク：≧4点　　　　　　（文献3より引用）

身体所見で重要な点は何でしょうか？

軽症である場合，身体所見から診断することは困難です．頻呼吸，頻脈といった一般的な症状を認めたときは，心音のⅡp亢進がないか，**頸静脈怒張**がないか，意識して診察してみてください．肺血栓塞栓症の原因である深部静脈血栓症の所見として，片側性の下肢浮腫，色調変化，calf tenderness，Homans徴候などがありますが，感度も特異度も高くはありません．ショック，低血圧を突然きたしたときも肺血栓塞栓症を疑って対応してください．

緊急でまず行うべき検査は何でしょうか？

一般的検査で特異的な所見を呈することはないのですが，急性肺血栓塞栓症を疑った場合に心エコーでの**右心負荷所見**は有力な手掛かりとなります．逆に低血圧やショックを呈していて心エコーで右心負荷がなければ，他の原因を探る必要があります．血行動態が安定している症例には，他の疾患の存在の有無を評価するためにも，胸部X線，心電図，血液ガス分析，心エコーなどを迅速に確認し，採血項目としては**Dダイマー**の測定を追加しておくとよいでしょう．

Q 胸部X線写真の見方を教えてください

A パッと見てわかるような所見はありません．しかし肺血栓塞栓症を意識して読影すると，7割に心拡大，右肺動脈下行脚の拡張があるとされています．他には肺血管陰影の途絶所見や肺野の透過性亢進などがありますが，むしろ，下記のような肺血栓塞栓症以外の所見がないかを確認するほうが重要といえるでしょう．①循環血液量減少性ショック，閉塞性ショック，心原性ショックなどを示唆する**大量血胸，縦隔拡大，緊張性気胸**（身体所見で気付くべきですが），**心拡大，肺血管陰影増強**，②酸素化が低下していることを示唆する肺炎，そして③右心負荷増大にもつながりかねない**無気肺**（シルエットサイン陽性の胸腔内陰影）を確認することが必要と思われます．どれもが否定的なときに，肺血栓塞栓症の可能性が上がってきます．

Q 心電図で特徴的な変化はありますか？

A 残念ながら特異的な所見はありません．洞性頻脈，**広範なST低下，SIQⅢTⅢ**といわれるそれぞれの誘導でのS波，異常Q波，Ⅲ誘導の陰性T波，右側前胸部誘導での陰性T波，**右脚ブロック**，肺性P，右軸偏位時計方向回転などを認めることがあります．これらの所見を意識して判読する必要性があります．

Q 血液ガスで特徴的な変化はありますか？

広範囲の肺血栓塞栓症をきたすと，低酸素血症になります．また頻呼吸になり，**低二酸化炭素血症や呼吸性アルカローシ**スになります．ただし，低酸素血症がないからといって肺血栓塞栓症を否定できるわけではありません．

Q 心エコーで見るポイントを教えてください

重症度を判定するにも心エコーでの右心負荷所見は重要です（図1，2）．右心負荷があるかどうかについては，形状的評価では四腔像で**右室の大きさが左室と同等以上**であること，短軸像で**中隔が扁平化**していることが有用な所見となります．急性発症の場合は右室心尖部のみ収縮が保たれて，その他の右室壁は収縮していないことがあります（McConnell sign）．カラードップラーや流速測定ができるなら，三尖弁での逆流を見つけて**圧較差が30 mmHg以上**になると急性肺血栓塞栓症の可能性があります．しかし，心不全でも上昇するので総合的な判断が必要です．また，稀に**右心内血栓**が見られることが

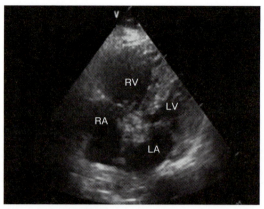

図1 心エコー四腔像
- **McConnell sign**：右室自由壁は収縮せず，心尖部のみ収縮する運動．
- **右心内血栓**：右房内に血栓を認める．
- **右心負荷所見**：四腔像で右室が左室より拡大している．

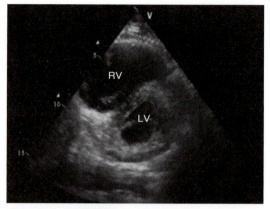

図2 心エコー短軸像
- **右心負荷所見**：中隔が右室から圧排されて平坦化している．拡張期にわかりやすい．

あり，注意が必要です．

Dダイマーで急性肺血栓塞栓症の除外は可能ですか？ また，本症と考えるべき基準値はありますか？

A Dダイマーが正常値であれば，基本的に急性肺血栓塞栓症を否定できます．しかし，Dダイマーは血栓の最終分解産物の一つであるため，肺血栓塞栓症に対する特異性は低く，それ以外でも体内でフィブリン血栓を生じる病態，例えば，手術後，外傷，腫瘍，感染，妊娠，血管炎，急性心筋梗塞，脳血管障害などでも上昇します．すなわち，Dダイマーの高値をもって急性肺血栓塞栓症の診断にはつながりません．

Dダイマー以外に，血液検査で有用な指標はありますか？

A 残念ながら診断のための指標はありません．しかし，BNP，NT-proBNPやTnTは重症のときに高値になりやすい数値ですので，治療していくうえで参考になるかもしれません[4]．

Q 確定診断はどのように行われますか？

A 以前は，肺血流・換気シンチグラム，肺動脈造影で診断することが多かったのですが，現在，CT装置の発展は著しく，造影CTで確定診断することができます（図3）．撮像のポイントは，タイミングとしては造影剤を注入して左房が造影され始めるころに，可能であれば呼吸を止めてできる限り2mm以下のスライスで行うことです．時間がかかる場合は，横隔膜側から肺尖部に向かってスキャンするときれいに撮像できます．また，**静脈相（造影剤注入から2分以上経過してから）で腹部から膝窩までの撮像を**すると，急性肺血栓塞栓症をきたす中枢性の深部静脈血栓症を見つけることができるので，忘れず撮像しましょう．

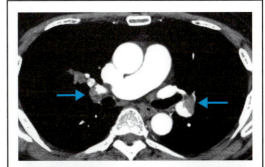

図3 胸部造影CT
矢印で指した部位に，造影されない血栓を認める．

Q 非特異的な症状の軽症患者において，急性肺血栓塞栓症を否定するには，どうしたらよいですか？

A 各種スコアでも低リスクになること，また一般的な深部静脈血栓症のリスクを認めないことで，可能であれば**Dダイマー陰性**であることが証明できると否定できます[2]．急性肺血栓塞栓症や深部静脈血栓症以外でもDダイマー陽性のことは多く，各種スコア，心エコー，必要に応じて造影CTを施行して否定するしかない場合もあります．

Q 深部静脈血栓症を検索する方法を教えてください

A **下肢静脈エコー**での検索が最も重要です．少なくとも**膝窩静脈から総大腿静脈**までは，中枢性血栓として血行動態に影響を及ぼす可能性があるので確認する必要性があります．エコープローブを軽く当てたときと，圧迫したときで静脈が虚脱するかどうかを確認できれば血栓がないと判断できます（図4）．骨盤内から下大静脈の評価はエコーでは困難なことが多く，腹部骨盤内臓器腫瘍などで血栓を疑うときは造影CT施行時に静

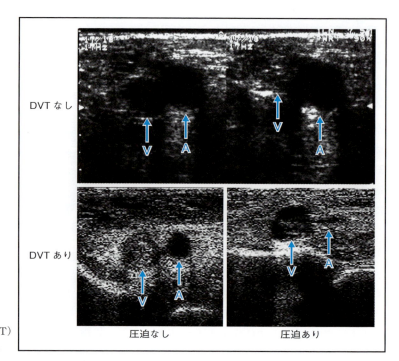

図4 下肢静脈エコー
上段が正常〔血栓（DVT）なし〕，下段がDVTあり．

脈相で評価することが必要です．外腸骨静脈は血流を評価することはできますが，圧迫ができないのでおよその評価しかできません．

Q 検査所見から急性肺血栓塞栓症の増悪を予測することはできますか？

 すでに血行動態が不安定になっている場合や，右心負荷所見がある場合は特に注意が必要です．残存している血栓があるかどうかもポイントになりますので，下大静脈から膝窩静脈までの血栓の有無と大きさ（長径2cm以上），右心房・右心室内血栓の有無を必ず確認してください．

[文　献]

1) Yamada N, Nakamura M, Ishikura K et al：Triggers of acute pulmonary thromboembolism developed in hospital, with focusing on toilet activities as triggering acts. Int J Caldiol 98：409-411, 2005
2) 肺血栓塞栓症および深部静脈血栓症の診断，治療，予防に関するガイドライン（2009年改訂版）
3) Barbar S, Noventa F, Rossetto V et al：A risk assessment model for the identification of hospitalized medical patients at risk for venous thromboembolism：the Padua Prediction Score. J Thromb Haemost 8：2450-2457, 2010
4) Bajaj A, Rathor P, Sehgal V et al：Prognostic Value of Biomarkers in Acute Non-massive Pulmonary Embolism：A Systematic Review and Meta-analysis. Lung 193：639-651, 2015

VIII 肺血栓塞栓症

Q39 治療

回答：三重大学医学部附属病院 救命救急・総合集中治療センター　石倉　健，三重大学大学院 循環器・腎臓内科学　山田典一

ポイント

- 疑った時点でヘパリン投与することを躊躇しない.
- 抗凝固療法が第一選択となるが，血行動態不安定のときは血栓溶解療法を行う.
- 増悪につながる残存する深部静脈血栓の有無を評価する.
- 抗凝固できないときや，遊離する可能性のある膝窩より中枢側の深部静脈血栓を認めるときは，回収型や一時留置型の下大静脈フィルターを考慮する.

Q 治療法には，どのようなものがありますか？

 急性肺血栓塞栓症の治療でもっとも一般的で重要なのは，**抗凝固療法**です. 血行動態が不安定になると血栓溶解療法，カテーテル血栓除去術，カテーテル血栓溶解療法，外科的血栓除去術なども考慮されます. また，心肺停止になってしまうような状態では，体外式人工心肺補助装置の使用も考慮されます. 再発予防のための下大静脈フィルターも状況に応じて検討していくことになります[1].

Q いつから治療を開始するのですか？

 急性肺血栓塞栓症を疑った時点で**ヘパリン5,000単位を投与**します. その後，速やかに確定診断をして治療方針を決定していきます. 特に出血のリスクの有無については，確実に評価する必要性があります.

Q 抗凝固療法の適応と，抗凝固薬の使い方を教えてください

 急性期で一般的に投与可能な薬剤としては，ヘパリンがもっとも使用しやすいです. 拮抗薬もあります. 疑診の段階でヘパリン5,000単位を静注し，確定診断ができたら6〜10単位/kg/hrで持続投与します. 急性期は貧血進行などの評価もするために，原則として**6時間ごとにCBCやAPTTを評価**してください. APTTはコントロール値

の1.5〜2.5倍になるよう100〜200単位/hrの増減で調整してください．効果が不十分のときは持続投与の増量だけでなく，ヘパリン2,000単位の静注も追加してください．ヘパリンの代わりに**フォンダパリヌクス**（商品名：アリクストラ）を1日1回投与する方法もあります．体重で分けられており，50 kgまでは5 mg，50〜100 kgまでは7.5 mg，100 kg以上は10 mg皮下注してください．また，最近では血栓溶解療法，手術の適応になるような重症例以外はDOAC（直接作用型経口抗凝固薬）による治療も可能となりました．

Q DOACとワルファリンの使い分けはありますか？ 目標値はありますか？

どちらも正しく使用すれば十分効果があります．ワルファリンは効果発現まで少なくとも4〜5日かかること，投与初期には頻回の採血により用量調節が必要なこと，食事や他の薬剤の影響を受けやすいといったデメリットがありましたが，DOACは用量調節が不要で即効性を有することより治療が行いやすくなりました．ただし，DOACは腎機能障害がある場合（**リバーロキサバン，アピキサバン**：Ccr 30 mL/min未満，**エドキサバン**：Ccr 15 mL/min未満）には禁忌ですからご注意ください．ワルファリンで治療する場合の目標値としては，**PT-INR 1.5〜2.5**になるように調整をしていきます．

Q いったん始めた抗凝固療法はいつまで続けるのですか？

可逆的な血栓リスクである場合は，**3ヵ月間投与**して終了となります．特発性の深部静脈血栓症や先天性凝固異常の場合は少なくとも3ヵ月間投与します．活動性がんや抗凝固療法中止後の再発を認めた場合は，より長期継続が必要になります．抗凝固療法1ヵ月後の**Dダイマー測定**で高値を示したときは，抗凝固療法を再開するほうがよいでしょう[2]．

Q 急性期の血栓溶解療法の適応と，その方法を教えてください

抗凝固療法で多くの場合は対応できますが，血行動態が不安定になったときに血栓溶解療法を行います（**表1，図1**）[3]．以前は右心負荷を認める症例でも血栓溶解療法を行って効果を認めていましたが，最近は出血の合併症を考えると抗凝固療法で十分効果的であるとされています．**血行動態不安定**の症例ではモンテプラーゼ（商品名：クリアクター）を，通常成人には体重kgあたり13,750〜27,500単位を静脈内投与します．投与に際しては，1 mLあたり8万単位となるように生理食塩液で溶解し，1分間あたり約10 mL（80万単位）の注入速度で投与することになります．出血の合併症が大きな問題となりますので，十分注意してください．

表1 急性肺血栓塞栓症のリスク分類 (original and simplified PESI)

parameter	original version	simplified version
age	age in years	1 point (if age＞80 years)
male sex	＋10 points	—
cancer	＋30 points	1 point
chronic heart failure	＋10 points	1 point
chronic pulmonary disease	＋10 points	
pulse rate≧110 b.p.m.	＋20 points	1 point
systolic blood pressure＜100 mmHg	＋30 points	1 point
respiratory rate＞30 breaths per minute	＋20 points	—
temperature＜36℃	＋20 points	—
altered mental status	＋60 points	—
arterial oxyhaemoglobin saturation＜90 %	＋20 points	1 point
	risk strata	
	Class Ⅰ：≦65 points very low 30-day mortality risk (0〜1.6 %) Class Ⅱ：66〜85 points low mortality risk (1.7〜3.5 %)	0 points＝30-day mortality risk 1.0 % (95%CI：0.0〜2.1 %)
	Class Ⅲ：86〜105 points moderate mortality risk (3.2〜7.1 %) Class Ⅳ：106〜125 points high mortality risk (4.0〜11.4 %) Class Ⅴ：＞125 points very high mortality risk (10.0〜24.5 %)	≧1 point(s)＝30-day mortality risk 10.9 % (95%CI：8.5〜13.2 %)

PESI＝pulmonary embolism severity index

(文献3より引用)

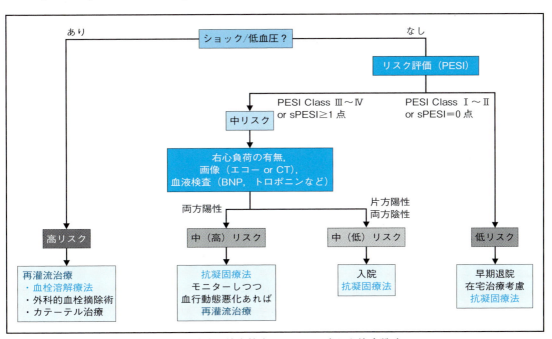

図1 急性肺血栓塞栓症のリスクに応じた治療戦略

sPESI＝pulmonary embolism severity index (simplified version)

(文献3を参照して作成)

Q 急性期のカテーテル治療について教えてください

A 血栓溶解療法と同じく，血行動態が不安定な症例で適応になります．また，抗凝固療法を開始した後24〜48時間で血行動態や右心負荷所見が増悪する場合も適応です．カテーテルによる血栓破砕，血栓吸引，血栓溶解などの方法があります．

Q 緊急手術の適応はどう決定しますか？

A 血栓溶解療法と同じく，血行動態が不安定な症例で適応になります．しかし緊急手術が可能な施設は少なく，また術後に十分な抗凝固療法が必要になることから，自施設の状況を考慮して適応を検討する必要性があると思われます．

Q 専門医がいない施設での転送基準はありますか？　転送するときの注意点は何でしょうか？

A 抗凝固療法が困難で血行動態が不安定な場合，状態が増悪する場合は転送を考慮してください．転送中に残存している深部静脈血栓により肺血栓塞栓症を増悪させる可能性があります．膝窩より中枢の静脈内に血栓が残存しているとき，可能であれば**下大静脈フィルター**を留置してください．

Q 治療を行う際に，注意しなければならないことは何ですか？

A 急性肺血栓塞栓症は発症早期に再発率が高いことがわかっており，未分画ヘパリンを選択する場合には急性期にできるだけ早く治療域にコントロールすることが重要です．抗凝固療法でもそうですが，特に血栓溶解療法を選択する前には，十分に出血のリスクを評価したうえで使用し，使用中や使用直後には出血性合併症の発生に留意する必要があります．再発による急変を避けるために，肺血栓塞栓症の診断とともに残存深部静脈血栓症の有無の評価も忘れてはなりません．

Q 発症急性期の下大静脈血栓に対する下大静脈フィルターの適応，および治療法について教えてください

A 肺血栓塞栓症の再発を防ぐために，下大静脈フィルターを留置します．抗凝固療法が施行できない禁忌例や，十分な抗凝固療法を行っているにもかかわらず肺血栓塞栓症を再発する症例に用いられます．その他の相対的適応についてはいまだに確立してい

ませんが，心肺予備能が低下した肺血栓塞栓症で近位側に深部静脈血栓症が残存している症例，肺血栓塞栓症の重症度にかかわらず浮遊型の巨大静脈血栓を有する例などに使用されています．下大静脈フィルターは，永久留置した場合には慢性期の深部静脈血栓症の再発やフィルター閉塞の頻度が増えますので，下肢深部静脈血栓が遊離しやすい時期に可能な限り**一時留置型**や**回収可能型**の下大静脈フィルターを使用し，不要となった段階で抜去回収することが望まれます．

[文　献]

1) 肺血栓塞栓症および深部静脈血栓症の診断，治療，予防に関するガイドライン（2009年改訂版）
2) Palareti G, Cosmi B, Legnani C et al：D-dimer testing to determine the duration of anticoagulation therapy. N Engl J Med 355：1780-1789, 2006
3) ESCガイドライン 2014. Eur Heart J 35：3033-3080, 2014

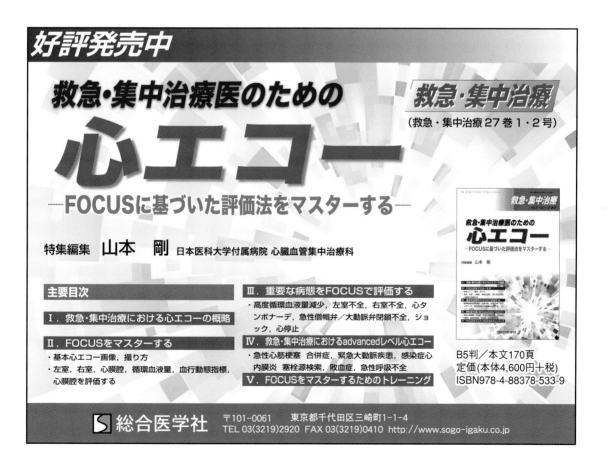

IX 心タンポナーデ

Q40 心タンポナーデ

回答：岐阜大学大学院医学系研究科
循環病態学・呼吸病態学・第二内科　西垣和彦（にしがき かずひこ）

ポイント

- 心タンポナーデは循環動態に影響することから，その徴候や身体所見を的確につかむことは非常に有用であり，そこから画像診断につなげることができるかが，予後を左右する．
- 理学的所見では，中心静脈圧上昇，心音微弱，血圧低下の"Beckの3徴"を認め，頻脈や頻呼吸，脈圧の減少，奇脈などを認める．
- 心タンポナーデを疑った場合にはできるだけ速やかに心エコーを施行し，心膜液貯留所見から診断する．
- 循環動態が破綻する前に，経皮的心膜腔穿刺によるドレナージを行う．

■ はじめに

心膜とは，心臓の外側を覆う臓側心膜（parietal pericardium）＝心外膜（epicardium）と，心膜腔を隔てて心臓全体を覆う壁側心膜（visceral pericardium）からなる厚さ数mmの線維性の膜です．その間の心膜腔には，**正常でも50 mL以下の心膜液が存在しています**．

この心膜液が何らかの原因により増量し，大量の心膜液が貯留すると，心内腔の内圧が上昇します．これにより**心室の拡張障害**をきたし，著しい静脈還流障害が出現，心拍出量が低下，血圧低下，ショック状態となる病態をきたします．これが**心タンポナーデ**です（図1）[1]．

Q 心タンポナーデの基礎疾患は？

急性に心膜液が貯留する疾患として，急性心膜炎，心破裂，外傷，解離性大動脈瘤などによる出血，慢性心膜液貯留をきたす結核性心膜炎などがあります．一方，**心タンポナーデに至る原因疾患は，悪性腫瘍の心膜転移によるものが58％と最も多く**，ついで14％が急性心膜炎によるものです．心膜腫瘍は，心膜液の大量貯留をきたすこともありますが，緩徐に貯留すると心タンポナーデにまで至らない場合もあります．また，脱水や血液量減少がある場合には，静脈圧が正常あるいは軽度の上昇にとどまるため，**より低い心内膜圧によっても心タンポナーデを生じることがあります**（low pressure cardiac tamponade）[2]．

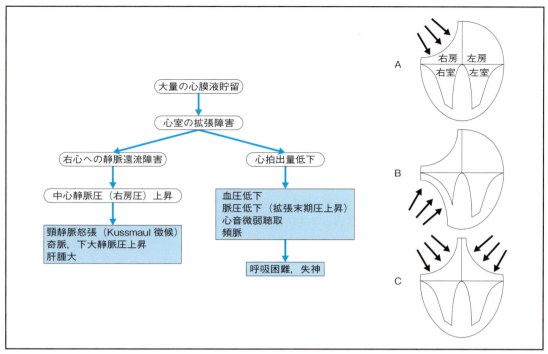

図1 心タンポナーデ病態生理
A：初期には，収縮早期に右房の虚脱が出現する．
B：さらに心膜腔内圧が上昇すると，拡張早期に右室前壁の虚脱が出現し，心タンポナーデをきたす．
C：さらに内圧が上昇すると，収縮早期に左房の虚脱が出現する．

Q 徴候や身体所見は診断に有用ですか？

A 心タンポナーデは循環動態に影響することから，その徴候や身体所見を的確につかむことは診断する上で非常に有用です．きちんと徴候や身体所見をとり，画像診断につなげることができるかが，予後を左右します．

急性の心タンポナーデは，意識消失，興奮，あるいは不安を示し，著明な呼吸困難や胸内苦悶を訴えます．しかし，亜急性または慢性に経過するものは呼吸困難のみが主症状であることも多く，一方，胸痛のみを訴えることもあります．したがって，以下を評価することが重要です．

理学的所見では，**中心静脈圧上昇，心音微弱，血圧低下**の"Beckの3徴"を認め，頻脈や頻呼吸，脈圧の減少，奇脈などを認めます．**奇脈とは，吸気時に呼気時よりその収縮期圧が10 mmHg以上低下するもの**であり，心タンポナーデの80％に認められる特徴的な所見ですが，吸気時に右室の拡張が制限され静脈の還流障害がある場合や，収縮性心膜炎，気管閉塞，重症喘息時などでもみられることから，鑑別診断が必要となります．一方，左室拡張末期圧が心内膜圧より高いと奇脈を生じないので，心タンポナーデがあっても左室肥大や左室機能障害のため左室拡張末

期圧が上昇している場合や，心房中隔欠損症や高度の大動脈閉鎖不全が合併している場合には注意が必要です．さらに，心タンポナーデでは，一般的に吸気時には胸腔内圧が下降し，静脈還流が容易になるため頸静脈怒張が軽減されます．しかし，これと反対に**吸気時に頸静脈怒張が増強する**ことがあり，これを**Kussmaul徴候**といいます．

Q 心エコーでどう診断しますか？

A 心タンポナーデを疑った場合には，できるだけ速やかに心エコーを施行します．心エコーでの**心膜液貯留所見（echo free space）**は，心タンポナーデの診断において，最も重要な所見です（**図2**）．心膜液貯留の程度が重度となるにつれ，拡張早期に右室前壁，右房の虚脱（diastolic collapse）が出現するようになり，右室拡張末期容積も減少します．パルス・ドプラー法では，上大静脈や肝静脈での拡張期血流速波D波は減高ないしは消失，両室の急速流入血流速波であるR波の減高が認められますが，残念ながら，心タンポナーデに特異的な所見ではありません．

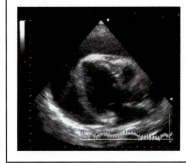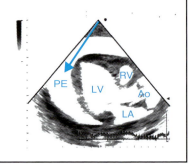

図2 心エコー図における心膜液貯留
顕著なecho free spaceを認め，大量の心膜液が貯留している．心エコーガイド下経皮的心膜腔穿刺の際には，青色の矢印の方向に穿刺針を進めると，心臓の後面にカテーテルが留置できる．
LV：左室，RV：右室，LA：左房，Ao：大動脈，PE：心膜液

Q 心エコー以外の検査所見は何ですか？

A 心タンポナーデを示唆する所見は，他にも多くあります．まず聴診ですが，当然のことながら**心音が低下し，心音微弱**となります．次に胸部X線写真ですが，心膜液が250 mL以上貯留した時に**水瓶型（きんちゃく型）心拡大**を認めます．心電図所見は，**全誘導で低電位**を示し，また収縮性心膜炎，緊張性気胸，心筋梗塞や重症心筋障害でも認められる所見ですが，心タンポナーデでも**電気的交互脈**（1拍ごとにQRS波形が変わること）が特異的に認められます．これは，心振子様運動（pendular swinging），あるいは両室の充満が拍動ごとに変化することを反映した所見です．また，胸部CT画像（**図3**）や心臓MRI画像では，心膜液の貯留所見も当然認められますが，心膜肥厚や心膜周囲の

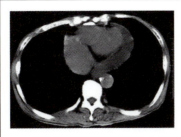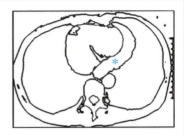

図3　胸部CT画像における心膜液貯留
心周囲に顕著な心膜液貯留を認める（図中＊部）．

腫瘍や結節病変，大動脈解離などでも認めることがあり，原因疾患の検索には非常に重要な検査で有益です．心臓カテーテル検査でのSwan-Ganzカテーテルを用いた右心系心内圧測定は，重症度把握の観点から重要です．所見としては，右房圧（中心静脈圧）が上昇し，x'谷が著明となり，y谷は消失あるいは減弱します．また，**右房平均圧，右室拡張期圧，肺動脈拡張期圧，平均肺動脈楔入圧（≒左房圧）**の4者がいずれもほぼ等しくなるため（2 mmHg以内），dip and plateauを示しません．

以上より，心尖拍動の減弱，心電図の変化，心エコー図や胸部CT画像あるいは心臓MRI画像で心膜液貯留の所見をみれば，心タンポナーデの診断は非常に容易です．さらに心膜穿刺によって貯留液を証明すれば診断は確定します．

心タンポナーデの治療は何ですか？

心タンポナーデの治療は，原因となっている疾患の治療も重要ですが，**循環動態が破綻する前に経皮的心膜腔穿刺によるドレナージを行います**[3]．心エコーにて心タンポナーデを疑う所見を認めた場合，動脈圧の低下，奇脈の出現，静脈圧の上昇など，血行動態に異常を確認したら，速やかに行うのが原則です．血行動態が安定していても，心エコーにて20 mm以上の大量の心膜液が貯留している場合，あるいは拡張早期の右室前壁，右房の虚脱を認める症例は，急激に血行動態が破綻する可能性が高いため，早期の経皮的心膜腔穿刺が必要です．なお，大動脈解離に伴う心膜液貯留症例において，手術待機中に経皮的心膜腔穿刺により心タンポナーデを解除することは，血圧を上昇させ解離を進行させる危険性があり禁忌とされてきましたが，状況に応じて経皮的心膜腔穿刺も考慮に入れるべきです[4]．

心タンポナーデは，**心膜液が十分に排液されるまでは血行動態の維持に努めることが肝要であり，補液や輸血などで循環血漿量を増量させる**ようにします．また，対症的に強心薬やステロイドを使用することもありますが，一般的にカテコラミン製剤の投与は無効である場合が多いといえます．血管拡張薬（ヒドララジン），サイアザイドやフロセミドなどの利尿薬の投与は，前述のlow pressure cardiac tamponadeを誘発するので禁忌です．また，陽圧換気は静脈還流量を低下させ，心拍出量をさらに減少させて心停止を助長する危険性があるため，これも禁忌です．

急性大動脈解離に伴う重篤な心タンポナーデに対する, 控えめな経皮的心膜腔穿刺によるドレナージ

　心タンポナーデは, A型急性大動脈解離症例に致死的な結果をもたらすため, 迅速な緊急手術をすべきである. しかし, 手術まで待てない重篤な心タンポナーデ患者に対して, 経皮的心膜腔穿刺による控えめなドレナージを行うことは有効であるか, これまで不明であった. Hayashiらは, 175例のA型急性大動脈解離症例のうち43例 (24.6 %) に心タンポナーデを認め, そのうち18例が急速補液に反応がなかったため, 血圧90 mmHgを維持できる程度に, 平均40 mLほど控えめにドレナージを行い, 大動脈修復の緊急手術に搬送した結果, 全例で緊急手術は成功し, 院内死亡は16.7 %と良好であったと報告している. また, ドレナージによる合併症も特に認めなかったことから, 救命のためには有効な手段と考えられる[4].

経皮的心膜腔穿刺はどう行いますか？

A 経皮的心膜腔穿刺は緊急に行う場合が多いため, 日頃から習熟しておく必要性のある手技です. アプローチには, 剣状突起下からの穿刺と前胸壁からの穿刺の2つがありますが, どちらにも長所と短所があり, 使い分けられることが必要です. いずれにおいても, 一般的に安全性と確実性を担保するため, **エコーガイド下で手技を行います** (図2). また, **必ず心電図をモニターし, 除細動器も準備**するなど, 不測の事態に備えることが肝要です.

　剣状突起下からの穿刺は, 体位は仰臥位, できれば**30°程度の半坐位**とします. 剣状突起左縁と左肋骨弓との交点 (**Larry's point**) から左肩に向け, 腹壁と45°の角度で穿刺します. 心膜穿刺は陰圧をかけつつ行いますが, 針内に脂肪等が詰まることがあります. また穿刺中, 吸引した血液が凝固した場合は, 心内腔や冠動脈などを穿刺したことを意味します. しかし, その場合でも開胸手術に至らないことが多いので, 落ち着いて対処します.

　剣状突起下からの穿刺は, 誤って肺を穿刺し気胸となる可能性が少ないことや, 冠動脈損傷の危険性が少ないメリットはありますが, 肝左葉が穿刺針通過部に存在することが多くあり, その場合は肝損傷の危険性が高くなります. そのため, エコーガイド下で肝左葉を避けることができない場合は, 迷わず前胸壁からの穿刺に切り替えるべきです.

　前胸壁からのアプローチでは, 前胸壁にエコープローベを当て, その直下の最も近くに心膜液が観察され, かつ肺を避けて到達できる穿刺点を探します. できれば, 穿刺針が心膜腔に到達した後さらに進めてもずっと心筋に当たらず, 心膜腔内である方向が最も推奨されます (図2の青い矢印). 穿刺部位を決定したら, 穿刺点だけでなくプローベの向き

に一致させて穿刺の方向を確認し，エコー画像から心膜腔までの到達距離と，さらに心筋に到達するまでの距離も測定します．皮下を局所麻酔した後，試験穿刺で方向と深さを確認しつつ，スムーズに心膜液を吸引できれば本穿刺を行います．本穿刺で心膜液を吸引できたら，まず20〜50 mL程度吸引し，その性状と血行動態の改善，さらに症状の増悪がないことも確認します．内針を抜き，ガイドワイヤーを挿入し，ガイドワイヤーを奥に進めて心臓の背面から心陰影をガイドワイヤーが越えることを，できればX線透視装置で確認します．その後，ガイドワイヤーに沿ってドレナージ用カテーテルを挿入して，排液用バッグと専用チューブ（ドレーン）を連結して排液します．なお，**ドレナージ用には，多孔のピッグテール型のものが閉塞し難いため使いやすいと思います**．

ここだけは気をつけたい ピットフォール

経皮的心膜腔穿刺法を行う際，血圧の上昇に十分に注意してください．**心膜液の吸引により心圧迫が解除されると急激に血圧が回復し，カテコラミンなどの昇圧薬が投与されていると予想以上に上昇し**てしまいます．このため，ゆっくりと心膜液を吸引するとともに，直前に昇圧薬を中止するなど事前に対処してください．また，心エコーなどの所見から事前に心破裂が疑われる場合は，心膜液の吸引で再出血を認めることがあるため，できれば心臓血管外科医待機の上，さらにゆっくりと心膜液を吸引し，血圧のわずかな上昇を認める程度の少量の心膜液の吸引にとどめるようにしてください．

心膜切開術や心膜開窓術の適応は何ですか？

心膜切開術や**心膜開窓術**の適応は，経皮的心膜腔穿刺が心膜液の貯留部位や量などの理由により困難と判断された場合や，心膜液が血性で凝血しているため吸引が十分にできない場合，確定診断のため心膜生検が必要な場合，化膿性心外膜炎の場合などです．これらの場合には，外科的に剣状突起下に心膜を切開しドレナージチューブを挿入する**剣状突起下心膜切開術**を行います．また，心膜液貯留が再発性で急速かつ大量の場合，剣状突起より下方に約5 cmを切開し，胸骨裏面を剥離して心嚢に達し，心嚢を切開してドレナージする**心膜開窓術**を施行します．なお，剣状突起下から心膜腔内に先端にバルーンのついたカテーテルを皮膚から挿入し，バルーンを膨らませて心膜に穴を開けて心膜から心膜液を排出させる**経皮的バルーン心膜切開術**もあり，がんやその再発による滲出液がみられる場合にも有効です．さらに，**胸腔鏡下心膜切除術**も試みられており，その有効性が注目されています[5]．

悪性の心膜液貯留に対する胸腔鏡下心膜切除術　TOPICS

　Uramotoらは，胸腔鏡下心膜切除術が悪性の心膜液貯留症例に有効であるか検討した．11例の悪性の心膜液貯留症例に対し，全身麻酔下，片側換気で3本のトロッカーを用いて胸腔鏡下心膜切除術を行った．その結果，全例で成功し，手技は容易で周術期に合併症を認めなかった．ドレナージチューブは平均7日間留置し，その期間に心膜液が再貯留することはなかった．以上より，胸腔鏡下心膜切除術は，悪性の心膜液貯留症例に対し最小限の侵襲で，安全に十分な量の心膜を切除することができ，外科的にも十分な視野が確保できる有用な方法であった．

Q　ドレナージ用カテーテルを挿入した時の管理はどうしますか？

A　経皮的心膜腔穿刺術直後は穿刺部の出血，血腫の有無に注意しながら観察を行います．穿刺部やその周囲に腫脹，発赤などの感染徴候がないか，症状も併せて観察します．なお，心膜内での長期ドレナージ用カテーテルの挿入は，感染の観点から勧められません．

　経皮的心膜腔穿刺時に起こる合併症の1つに，**冠動静脈損傷や心筋損傷**が挙げられます．バイタルサインや心電図とともに，一般状態や動悸，胸痛などの症状も注意深く観察し，異常の早期発見に努めます．その他，経皮的心膜腔穿刺の合併症として，**穿刺時の肺損傷，血胸，気胸**などもあります．息切れ，呼吸促迫や頭痛，嗜眠傾向など呼吸不全を疑うような症状がないかの観察も必要であり，動脈血ガス分析などで評価します．また，**消化管穿孔，肝損傷，迷走神経反射による心拍数の低下や血圧低下**なども起こる可能性がありますので，バイタルサインとともに一般状態の観察も注意深く行う必要があります．

［文　献］

1) Imazio M, Adler Y：Management of pericardial effusion. Eur Heart J 34：1186-1197, 2013
2) Antman EM, Cargill V, Grossman W：Low-pressure cardiac tamponade. Ann Intern Med 91：403-406, 1979
3) Tsang TS, Oh JK, Seward JB：Diagnosis and management of cardiac tamponade in the era of echocardiography. Clin Cardiol 22：446, 1999
4) Hayashi T, Tsukube T, Yamashita T et al：Impact of controlled pericardial drainage on critical cardiac tamponade with acute type A aortic dissection. Circulation 126(11 suppl 1)：S97-S101, 2012
5) Uramoto H, Hanagiri T：Video-assisted thoracoscopic pericardiectomy for malignant pericardial effusion. Anticancer Res 30：4691-4694, 2010

X 薬物療法

Q41 気をつけるべき薬剤の副作用について

回答：東京都健康長寿医療センター 循環器内科　石山泰三

ポイント

- 循環器薬を使用する際には，その作用機序と副作用を念頭に置いて診療に携わることが必要となる．
- 副作用軽減のため，単剤での治療にこだわらず，疾患に対して複数の薬剤を少量ずつ併用することが肝心．
- 一方で，副作用やイオンチャネルに対する修飾作用を利用して薬剤選択をすることもある．

Q カルシウム拮抗薬の副作用について教えてください

カルシウム拮抗薬は，①ニフェジピン，ニカルジピンに代表されるジヒドロピリジン系と，②ベラパミル，ジルチアゼムに代表される徐脈性の大きく2種類に分けられます．前者の薬理作用は，主に抵抗血管となる動脈を拡張することによる降圧作用です．冠攣縮性狭心症に対する治療，発作の予防にも用いられます．一方，後者には主に房室伝導を抑制する作用があり，心房細動・粗動の心拍数の調整や，発作性上室頻拍（PSVT）の停止，右脚ブロック左軸偏位型の特殊な心室頻拍の停止，および再発予防によく使用されます．

カルシウム拮抗薬の副作用について，①は動脈の拡張に伴う血圧低下に対して圧受容体からの自律神経反射により，心拍数の上昇をきたします．症状としては動悸（頻脈）が挙げられます．特にジヒドロピリジン系カルシウム拮抗薬の注射薬を持続投与しているときによく経験します．その他，ときに臨床で遭遇する副作用に紅潮（flushing）があります[1,2]．これは末梢血管の拡張により血流が増加し，皮膚の発赤をきたします．この紅潮は血管の破綻が原因ではないため，圧迫により紅みが消退することが特徴です．その他，歯肉が腫脹することもあります．②の場合は，洞結節や房室結節の機能低下により徐脈をきたします．頻脈性の心房粗動に対してベラパミルを投薬し，心拍数をコントロールしている最中に，アブレーションや自然停止にて洞調律へ復帰した後，薬剤の効果が遷延し洞性徐脈となることは，ときに経験すると思います．半減期が5時間と比較的短い薬剤なので，血行動態が維持されているときには服用を中止しても経過観察のみで軽快します．

両薬剤に共通する副作用に血管浮腫があります．主に下腿に浮腫を呈しますが，この副作用は特に下肢筋力が減少し，ADLが低下した高齢者に起こることが多いようです．浮腫は利尿薬の投与により軽快することもあり

ますが，高齢者の場合はもともとの体水分量が減少しており，また潜在的に腎機能も低下しているため，対応には注意が必要です．

Q β遮断薬の副作用など，服用する際の注意点について教えてください

β遮断薬には，$β_1$受容体に対する選択性の有無により$β_1$選択性，非選択性のものや，交感神経α受容体に対する遮断作用も併せもつαβ型のもの，そのほか内因性交感神経刺激作用（ISA）の有無，脂溶性/水溶性といった分類があり，作用，副作用ともそれぞれに若干の差異があります[1,2]．

β遮断薬は，交感神経のβ受容体を遮断する薬剤なので，血圧や心拍数の上昇を抑える薬理作用をもちます．この薬剤の副作用は，低血圧と徐脈ですが，特に動脈硬化の進んだ高齢者においては，めまい，ふらつきといった脳虚血症状が出現することがあります．また，特に$β_1$選択性の高いβ遮断薬では起こりにくいとされていますが，気管支の痙攣から喘息発作となることもあるので，処方する際には注意が必要です．

糖尿病を患っている患者へのβ遮断薬の投与は，血糖コントロールの悪化や低血糖症状の遷延をきたすことがあります．$β_1$非選択性のβ遮断薬は，$β_2$遮断によりインスリン分泌を抑制し，血糖コントロールの悪化をひき起こす可能性があります．また，インスリンなど血糖降下薬を使用している患者においては，極度の低血糖状態に陥ったときの生態防御機構の一つとして副腎髄質ホルモン（カテコールアミン）が放出されます．このカテコールアミンの分泌や，筋グリコーゲン分解による血糖動員が抑制されるため，低血糖症状がマスクされたり，低血糖そのものが遷延する可能性があるので，注意しましょう．

その他，洞結節の興奮頻度を抑え，房室結節の伝導を抑制するため，洞性徐脈や洞不全症候群，2度以上の房室ブロックが出現すると，徐脈となることがあります．また，脂溶性のβ遮断薬で多いと考えられていますが，抑うつ状態，うつ病を発症することもあり，中枢神経に対する交感神経抑制がその原因と考えられています．

Q 亜硝酸薬の副作用には，どのようなものがありますか？

狭心症の治療には欠かすことのできない薬剤で，経口薬，貼付剤，発作時の舌下錠など状況に応じて使いやすくなっています．投与すると細胞内で一酸化窒素（NO）が発生し，グアニル酸シクラーゼを活性化することにより環状グアノシン一リン酸（cGMP）の産生が増大して，細胞内Ca濃度が低下します．結果として，心筋に血液を供給する冠動脈が拡張します．その他の部位では主に静脈系の血管が拡張しますが，動脈を拡張する作用もあるため，心臓にとっては前負荷，後負荷が低下し，心仕事量の低下につながります．

この薬剤の副作用は，血管拡張に伴い頭蓋内圧が亢進するために頭痛が発生し，ときに悪心，嘔吐を生じます．また，肺内シャントが増加し，SpO_2が低下（低酸素血症）する

こともあります．

　副作用ではないですが，薬剤耐性を生じることがあり，一定量を投与していても薬効が低下することがあるため，注意が必要です．

Q　ACE阻害薬の副作用には，どのようなものがありますか？

　咳，特に痰が絡まない空咳が特徴です．アンギオテンシン変換酵素はキニナーゼⅡとしてブラジキニンやサブスタンスPを分解する作用があり，ACE阻害薬はこの酵素を抑制するため，これらの物質が増えることが空咳の原因と考えられています．また，血管浮腫という副作用もあり，まぶたや唇が突然腫れ上がることがあります．

　軽度の腎機能障害例では，糸球体において輸入細動脈が拡張し，輸出細動脈が収縮することにより糸球体の内圧を高め，糸球体濾過量を維持するという代償機構がはたらいています．ACE阻害薬は，この輸出細動脈を拡張することにより糸球体内圧を低下させる作用があります[1,2]．このため，軽度の腎機能障害では腎保護的に作用しますが，血清クレアチニン値が3.0 mg/dLを超えて中等度以上に腎機能が障害している例では，この機能が逆にあだとなり，糸球体内圧が過度に低下し，乏尿をきたすことがあるため注意が必要です．高齢者など筋肉量が低下している例は見かけの腎機能は正常にみえることもあるので，採血結果だけで判断しないようにしましょう[3]．

Q　ループ利尿薬の副作用には，どのようなものがありますか？

　ループ利尿薬は，その薬理作用に尿細管でのNaの再吸収を抑制することで尿としての水分の排泄量を増やすという機序があるので，結果として血清Naが低下します．同時に，同じ一価の陽イオンであるKやHも喪失し，低K血症や代謝性アルカローシスをきたします．その他の副作用として，血管内volumeが低下するため，血圧が低下し，起立性低血圧の原因にもなります．耐糖能障害を起こすこともあり，この機序は，ループ利尿薬によって低K血症が生じると，膵臓のβ細胞のATP依存性K^+チャネルが有効に作動しなくなるため，インスリンの分泌が抑制されることが原因と考えられています．

Q　ジギタリス中毒の症状には，どのようなものがありますか？

　ジギタリス中毒について学ぶ前に，まず，ジギタリス中毒が起こりやすい状況について知る必要があります．

　ジギタリスの薬理作用は，①Na-K ATPaseポンプの抑制であるため，細胞内Naが増加しやすい傾向になります．すると，Na-Ca交換系が賦活化され，細胞内Caが上昇することで心筋細胞の収縮力が上昇します．血清K値が低下している場合は，もとよりNa-K ATPaseの活性が低下しているので，ジギタ

リスの薬理作用による細胞内Caの上昇が過剰に出やすくなります．低Mg血症においても，同じようにNa-K ATPaseが抑制されるため，細胞内Caが上昇しやすくなります．また，ジギタリスは，②自律神経のM2受容体のアゴニストとして副交感神経を賦活化するように作用します．この副交感神経刺激が洞結節，房室結節に作用することにより徐脈をひき起こします．ジギタリス中毒では，①により心筋細胞の静止膜電位が浅くなり，さらに活動電位持続時間も短縮します．心房筋においては不応期が短縮しますが，②により房室結節の伝導抑制がはたらくため，心房性の頻脈性不整脈および房室ブロック，いわゆる"PAT with block"が出現しやすくなります．

ジギタリス中毒を疑った際には，上記の起こりやすい状況を確認していただいた後，まず行う検査としてジギタリスの血中濃度測定があります．しかし，ジギタリス中毒を疑って血中濃度を測定しても，結果は正常範囲内ということはよく経験されると思います．ジギタリスの副作用や中毒を診断する場合，もっとも大事なことはその症状を発症しているかどうかです．血中濃度が適正範囲内でも中毒症状を発症していることもあり，患者の診察をしっかり行って中毒が疑わしい症状を見つけにいくことが必要です．物が青く見える症状，食思不振などの消化器症状，心電図所見ではPAT with blockやST部の盆状低下がみられます．こういった症状が出現していたらジギタリス中毒を疑い，ジギタリスの投与を中止します．

Q 頻脈をきたす薬剤について教えてください

A こういった臨床症状，身体所見を着眼点とした質問は非常に重要です．お話をする前に，ここで述べる頻脈とは多くの場合，「洞性頻脈」であることを覚えておいてください．

先に触れたジヒドロピリジン系のカルシウム拮抗薬は，使用により動脈性の血管拡張をきたすため反射性の心拍数上昇が起こります．現在は使用が禁止となった，血圧上昇時のアダラートカプセルの頓用は，使用した後に頻脈となることは常識でした．同じように，降圧目的で使用する注射薬のニカルジピンも5〜7 mg/hrを超えて使用すると，徐々に洞性頻脈が起きてきます．

同様な作用機序として，シロスタゾールも服用により頻脈をきたします[4]．この薬剤は，閉塞性動脈硬化症（ASO）に対する治療薬として広く知られている薬剤ですが，ときに徐脈に対する治療薬として用いられます．

洞機能を回復する薬剤として，Rubenstein分類ⅠもしくはⅡ型の洞不全症候群に対してペースメーカを植込む同意をいただくまでの期間に一時的に服用し，徐脈を回避することができます．洞不全症候群のなかでも，Rubenstein分類Ⅲ型に対するシロスタゾールの服用は，発作性心房細動の頻度を増やすことがあるため注意が必要です．また，潜在的に房室伝導能が低下している症例に対しては，洞機能の亢進に対して房室伝導能が追いつかず，房室ブロックとなり奇異性に徐脈となることがあるため，内服後も厳重に経過をみていきます[5]．

気管支拡張薬のテオフィリンも，副作用と

して洞性頻脈をきたします．この薬剤も一時期は洞不全症候群に対して有用といわれていた薬剤です．ラインアップとして貼付剤があり，経皮的に少量ずつ持続投与できるイメージがありますが，徐脈に対する効果としてはシロスタゾールほど確実性が感じられません．

その他，交感神経を賦活化する薬剤として，ドパミンやドブタミン，ノルアドレナリンがあります．また，副交感神経のブロックをきたすことにより相対的に交感神経活性が優位な状態となるため，アトロピンの投与でも頻脈となることはご理解いただけると思います．

同様に，シベンゾリンやジソピラミドなど抗コリン作用のある抗不整脈薬は，洞機能を賦活化して房室結節の伝導能も改善する薬理作用があり，頻脈を呈します．心房細動や心房粗動に対する停止目的に投与した場合，ベラパミルなどを用いて事前に房室伝導能を抑えておかないと，粗動周期の延長から頻脈性の心房細動や1：1伝導の心房粗動など奇異性の頻脈を生じることがあるので注意してください．

チラーヂンなど甲状腺薬は，血中の甲状腺ホルモン量を定量的に評価しながら投薬する薬剤ですが，過量投与をしてしまうと甲状腺機能亢進症状として頻脈をきたします．また，利尿薬の過量投与にて脱水症となった場合も洞性頻脈は起こります．

徐脈をきたす薬剤について教えてください

 前問同様，非常に重要な質問です．抗不整脈薬のうち，Vaughan Williams分類のⅡ～Ⅳに分類される薬剤は徐脈を生じます．気をつける病態の一つとして，頻脈性心房細動，2：1伝導の心房粗動，心房頻拍時にアブレーションを行って洞調律維持が可能となった場合があります．心拍数調整のための投薬がしっかり入っている状況で急に洞調律に復帰すると，投与していた抗不整脈薬により洞機能や房室伝導能が低下し，洞性徐脈や房室ブロックを呈することがあります．その他，致死性不整脈に対して投与するアミオダロンは，注射薬において徐脈の副作用が特に顕著です．ベラパミルやジルチアゼムは，その主作用そのものが徐拍化ですので，薬理作用として徐脈となります．

抗不整脈薬以外で徐脈をきたす薬剤に，認知症患者に投与するドネペジル（アリセプト）があります．高齢化社会となって久しい現在において，薬剤性の徐脈として経験する副作用です．患者の病状によりドネペジルの中止ができない場合には，ペースメーカ植込みの適応となることもあります．上述のシロスタゾールのように[4]，潜在的な房室伝導障害を原因とした奇異性の徐脈があることも記憶にとどめておきましょう．

QT時間を延長する薬剤について教えてください

QT時間は，主に抗不整脈薬の使用により延長しますが，薬理作用としてK^+チャネルのうちI_{Kr}チャネルを遮断する場合に特に顕著に延長します．Vaughan Williams分類にあてはめると，Ⅰa群とⅢ群，一部のⅠc群にその作用があります．一般名では，ジソピラミド，キニジン，シベンゾリン，フレカイニド，ピルジカイニド，アミオダロン，ソタロールなどがあてはまります．抗不整脈薬以外でもQT時間を延長させる薬剤があり，抗真菌薬のアムホテリシンB，ミコナゾールやフルコナゾール，イトラコナゾール，高脂血症薬のプロブコール，フェノチアジンや三環系抗うつ薬などの向精神薬などがあります．

Q Brugada症候群に注意すべき薬剤には，どのようなものがありますか？

A Ⅰ群の抗不整脈薬の投与は注意が必要です．すでにBrugada症候群と診断されている患者に投薬する機会はないと思いますが，provocation testの有用性がいわれているように，Brugada症候群でも致死性不整脈の発作時以外では特徴的なST変化をきたさない症例がいます．また，Brugada症候群のなかには発作性心房細動を併発する症例も一部存在するため，こういった症例に対する除細動目的のⅠ群薬投与は危険を伴います．救急外来や処置室などで心電図監視下に投薬する場合には問題となることはないと思いますが，初発の心房細動の患者に対し，外来で抗不整脈薬の"pill in the pocket"を勧める場合には，こういったリスクをはらんでいることを念頭に置いておきましょう．

交感神経を抑制するβ遮断薬も，投薬には注意が必要な薬剤です．副交感神経が賦活化するため，Brugada症候群における右胸部誘導の特徴的なST変化を誘導することがあるからです．

Q 高齢者を診療するとき，気をつけることは何ですか？

投薬加療で注意する点について，高齢の患者は第一に臓器予備能が低いため，経口投与された薬剤の吸収や，血中濃度が上昇するまでに時間がかかり，薬理作用が出現しにくいことが考えられます．さらに薬物の代謝能力も低下傾向にあるので，いったん上昇した血中濃度が低下しにくく，潜在的に薬剤の副作用が出現しやすい状況にあります[3]．

また，高齢の方は多くの疾病を併発していることがあるため服薬量も多く，内服がきちんと自己管理できているかどうかの把握が必要です．自分で管理できていた患者でも，認知度の悪化により突然服薬が管理できなくなることもあるため，注意しましょう．

心房細動患者に対して，ワルファリンを処方する機会は今でも多いです．ワルファリンは相互作用も多く，良好なコントロールを保つためには服薬コンプライアンスと併用薬に気をつけます．ワルファリンコントロールは患者の食事量にも影響を受けるので，特に最近の食事摂取量の変化を示すヒントになることも多く，体調管理のアドバイスを提案するように心がけています．

高齢者ほど，健康管理に真剣な方が多いと感じます．患者から質問を戴いたときには目

線を合わせて真摯に答え，不安をあおらないようにわかりやすい言葉を選んで丁寧に答えることが必要です．立場に寄り添って，孫になったつもりで明るく勇気づけると，その後も良好な医師患者関係が築けるように感じます．

Q 妊婦に比較的害の少ない降圧薬について教えてください

A 妊婦に投与する降圧薬については，その安全性を検討するための研究が倫理的見地より行えないため，確立されたデータとして安全性が証明されている薬剤はありません．反対に，ACE阻害薬など催奇性などが明らかとなり，安全性が否定されている薬剤はあります．日本産科婦人科学会では，メチルドーパを第一選択とし[6]，ヒドララジン，ニカルジピンはその降圧作用に有益性が考えられる場合，副作用に注意のうえで投与を勧めています．

[文　献]

1) Law MR, Morris JK, Wald NJ：Use of blood pressure lowering drugs in the prevention of cardiovascular disease：meta-analysis of 147 randomised trials in the context of expectations from prospective epidemiological studies. BMJ 338：b1665, 2009
2) Insua JT, Sacks HS, Lau TS et al：Drug treatment of hypertension in the elderly：a meta-analysis. Ann Intern Med 121：355-362, 1994
3) Beckett NS, Peters R, Fletcher AE et al；HYVET Study Group：Treatment of hypertension in patients 80 years of age or older. N Engl J Med 358：1887-1898, 2008
4) Atarashi H, Endoh Y, Saitoh H et al：Chronotropic effects of cilostazol, a new antithrombotic agent, in patients with bradyarrhythmias. J Cardiovasc Pharmacol 31(4)：534-549, 1998
5) Tsuchiya T, Ashikaga K, Honda T et al：Prevention of ventricular fibrillation by cilostazol, an oral phosphodiesterase inhibitor, in a patient with Brugada syndrome. J Cardiovasc Electrophysiol 13(7)：698-701, 2002
6) Briggs GG, Freeman RK, Yaffe SJ eds：Drugs in Pregnancy and Lactation (8th ed). Lippincott Williams & Wilkins, 2008

XI 検査・診断・モニタリング

Q42 動脈ライン

回答：日本医科大学付属病院 心臓血管集中治療科　小野寺健太，山本　剛

ポイント

- ICU，CCU領域では，血圧のなかでも平均血圧に着目する．
- 血圧波形から，一回心拍出量や前負荷など血行動態が推測可能である．
- 動脈穿刺が困難な症例では，血管超音波ガイド下穿刺が有用である．
- 圧波形から病態を推測できるが，病態と合致しない波形が見られた場合には，測定機材の問題によるoverdampingやunderdampingがないか確認する．

■ はじめに

ICUやCCUに入室する血行動態が不安定な患者に対して，観血的動脈圧モニタリングは不可欠であり，一般的な手技の一つです．このため，動脈圧ラインを正しく管理することと，圧波形を正しく理解することが重要です．本項では，基本的な動脈圧ラインの手技や管理から，圧波形の考え方について述べていきます．

Q 動脈ラインモニタリングが必要なのは，どういうときですか？

動脈圧を評価する最も重要な目的は，臓器灌流が適切であるかどうかを評価することです．動脈圧において，臓器灌流を決定するのは平均血圧（mean arterial pressure：MAP）であり，ICUやCCU領域ではMAPに注目する必要があります．動脈ラインモニタリングの適応を表1に示します．

表1　動脈ラインモニタリングの適応

- 血行動態が不安定な場合（重症心不全，強心薬や昇圧薬使用時など）
- 厳重な血圧管理を要する場合（大動脈解離など）
- 頻回に動脈血採血が必要な場合（体外循環装置や人工呼吸管理など）
- 非観血的血圧測定が不可能な場合（骨折など）

動脈圧波形は挿入部位によって様々に変化します．通常は，心臓から遠ざかるに従って収縮期血圧は上昇して拡張期血圧は低下します．一方で，MAPは変化しません．この点からも，動脈圧モニタリングを行う際に持続的にMAPを評価することの重要性がわかります．循環不全に対するMAPの管理としては，65 mmHg以上を維持することが目標となります[1]．

血圧のみでなく，波形そのものに着目することも重要です．正常動脈圧波形は図1に示した成分から構成されています．大動脈弁の開放とともに急峻に立ち上がり最大収縮期圧に到達し，大動脈弁閉鎖時にディクロティッ

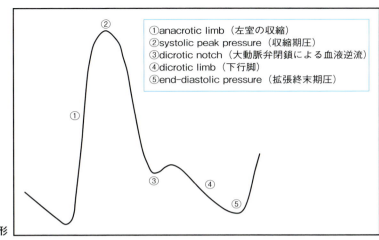

図1 動脈圧波形
①anacrotic limb（左室の収縮）
②systolic peak pressure（収縮期圧）
③dicrotic notch（大動脈弁閉鎖による血液逆流）
④dicrotic limb（下行脚）
⑤end-diastolic pressure（拡張終末期圧）

ク・ノッチ（dicrotic notch：重複切痕）が形成されます．その後，緩やかに下降していき拡張期圧を形成します．圧波形からは，収縮期圧や拡張期圧といった圧情報だけでなく，圧波形の立ち上がりから心収縮力や動脈コンプライアンス，収縮期面積から一回心拍出量を推定することが可能です．また，動脈圧波形の呼吸性変動はstroke volume variation（SVV）として，主に調節人工呼吸管理下における輸液管理指標の一つとして利用されます[2]．

Q 動脈ラインの挿入部位，挿入方法を教えてください

A 観血的動脈ラインの挿入部位としては，橈骨動脈，上腕動脈，腋窩動脈，大腿動脈，足背動脈があり，なかでも橈骨動脈と足背動脈が一般的に使用されます．これらの動脈は，いずれも末梢が二重血流支配となっており，万が一動脈閉塞を起こしても阻血による血流障害を回避することができます．橈骨動脈の穿刺が可能かどうか評価する方法としてAllen testがあります[3]（図2）．

穿刺部位として最も使用される橈骨動脈穿刺の方法について説明します．動脈穿刺の際に用意するものを図3に示しました．通常は22G穿刺針を使用しますが，高齢者や動脈硬化が著明でカニュレーションが困難な場合には，ガイドワイヤー付き穿刺針を用いると

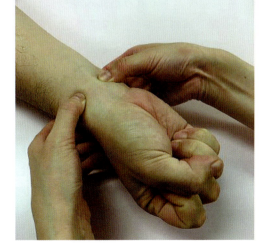

図2 Allen test
橈骨動脈と尺骨動脈を母指で圧迫し，側副血行の有無を確認する．側副血行を認めない場合，その上肢側での動脈穿刺は避ける．

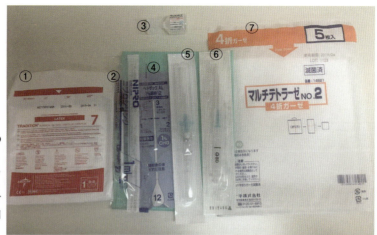

図3 動脈穿刺の際に用意するもの
①滅菌手袋，②26 G皮内針，③1％リドカイン，④1％クロルヘキシジン綿棒，⑤，⑥22 G穿刺針またはガイドワイヤー付き22 G穿刺針，⑦滅菌ガーゼ

有効です．それでも穿刺困難な場合や，肥満や血管径が細く拍動触知が困難な場合には，血管超音波ガイド下で橈骨動脈を確認しながら穿刺します．

橈骨動脈穿刺の手順

穿刺の前に橈骨動脈が使用可能かどうかAllen testを施行し，Allen test陽性であれば使用可能です．

①消毒

穿刺部周囲を1％クロルヘキシジンにより十分に消毒します．感染予防の観点から，滅菌手袋を着用して穴開きドレープを穿刺部にかけます．緊急の場合にはこの限りではありません．

②局所麻酔

患者の意識がある場合には，必要に応じて局所麻酔を行います．26 G皮内針に1％リドカインを吸って穿刺部周囲に注入します．このとき，注入する麻酔の量が多いと血管が触れにくくなるため注意が必要です．

③穿刺の準備

穿刺を成功させるうえで最も重要なことは，いかに自分が穿刺しやすい環境を整えるかという点にあります．穿刺する上肢側を，手背を上にして十分に伸展させ，手背の下にタオルなどを入れて背屈させてテープで固定します．穿刺する血管に対して正対することが重要です．

④穿刺

22 G穿刺針を用いて，穿刺する血管に対して30〜40°の角度で刺入して動脈壁を貫きます．穿刺針の内筒に血液の逆流を認めたら，穿刺針をやや寝かせます．逆流があることを確認して，穿刺針の外筒だけをゆっくりと進めてカニュレーションします．ガイドワイヤー付きインサイトの場合には，逆流を確認後にガイドワイヤーをゆっくり進め，抵抗がないことを確認してワイヤーに沿わせて外筒をカニュレーションします．穿刺針の刺入はなるべく早く行うことが重要で，ゆっくり刺入すると血管が逃げてしまうことがあります．また拍動を確認して穿刺位置を決める際，血管全体ではなく，血管の真ん中を意識して決めることも大事です．

⑤固定

カニュレーションした穿刺針の外筒と動脈圧ラインを接続し，固定用テープで固定

します．圧ラインに接続されているシリンジで抵抗なく血液が引けることを確認します．このとき，引いた血液をヘパリン加生理食塩水で十分にフラッシュしないと回路内で凝血してしまいます．

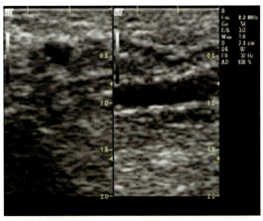

図4　血管超音波
　Bモードを用いて穿刺血管を確認し，エコーガイド下で動脈穿刺する．動脈の同定が困難な場合，カラードプラーを用いると有効である．

穿刺を成功させるためのポイント

●Allen test

橈骨動脈や足背動脈を穿刺するにあたり，側副血行を確認する必要があります．側副血行を認めない場合，カニュレーションによって手指や足趾の虚血をきたすことがあります．Allen testの手順は以下の通りです．

①穿刺部の高さで橈骨動脈と尺骨動脈を母指で圧迫し，患者の手掌を数回開閉させる．
②患者の指先の血色が低下したことを確認して，尺骨動脈の圧迫のみ解除する．
③手指の血色が改善した場合，側副血行があればAllen test陽性と判断します．15秒以上経過しても血色が改善しない場合にはAllen test陰性であり，その上肢での穿刺は避けるべきです．

足背動脈の場合には，足背動脈を圧迫閉塞し，第1趾の爪を圧迫して解放します．数秒以内に爪先に血色が戻れば側副血行があると判断します．

●血管超音波ガイド下穿刺（図4）

血管超音波のBモードまたはカラードプラーを用いて，水平断と矢状断で穿刺する動脈血管を特定します．通常はBモードでアーチファクトが少なく，穿刺針の位置がより鮮明に描出できます．血管超音波ガイド下動脈穿刺に関するトライアルがいくつか報告されており，初回穿刺において通常の動脈穿刺は成功率が50％だったのに対し，超音波ガイド下穿刺では87％であったとの報告があります[4]．また，小児の動脈穿刺でも通常の穿刺と比較して有効とされています[5]．血管超音波ガイド下穿刺は動脈穿刺が困難な症例において非常に有用です．

Q 動脈ラインの測定機材と，実際の測定方法を教えてください

動脈圧は，穿刺部位から点滴ラインとトランスデューサを介してベッドモニターに表示されます．動脈圧を正しく評価するためには，トランスデューサを適切な位置に設定することと，測定システムについて理解する必要があります．動脈ラインの測定機材としては，トランスデューサとフラッシュ用デバイスとしてのヘパリン加生理食塩水，加圧バッグがあります．留置した動脈ラインを介して，ベッドサイドに図5のように配置します．加圧バッグの圧不足は血液の逆流を招くため，300 mmHg以上の圧をかけるよう

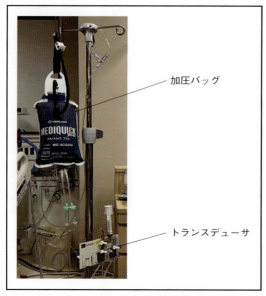

図5　動脈ラインの測定機材

にします．

　実際に測定する際には，まずゼロ点を決めます．ゼロ点は患者のLouis角（第4肋間）の高さで，患者の胸郭前後径の中間点として定義されます．この点は右房の推定位置であり，これを目安にトランスデューサの高さを設定します．トランスデューサの位置が高いと血圧は低く表示され，逆に位置が低いと血圧は高く表示されます．不適切なゼロ点合わせによって生じるわずかな圧の変化でも診断に誤りをもたらし，不適切な治療に導く可能性があるため注意が必要です．次にゼロ較正を行います．トランスデューサに接続されている活栓を大気圧に開放し，ベッドモニターのゼロ較正を押すことで較正が完了します．

　測定システムについて，トランスデューサは感度が高くわずかな動脈壁の振動もとらえるため，ある程度信号を減衰（damping）させて表示するようになっています．図6はそれぞれ正常波形，不足減衰（underdamping），過減衰（overdamping）を示しています．正常波形が得られない場合には，ライン内の気泡や動脈ラインの屈曲，長さなど様々な問題が生じており，原因を除去することで正常波形が描出可能です．加圧バッグからヘパリン加生理食塩水を急速フラッシュすることで，波形の種類を評価できます．

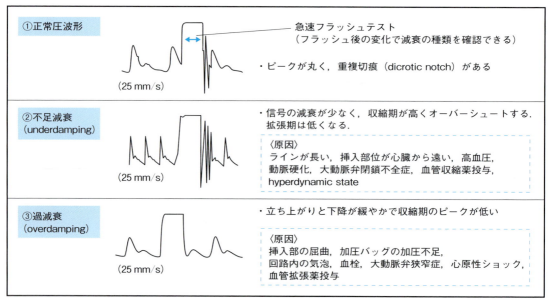

図6　ダンピングの種類と原因

Q 動脈ラインの固定方法を教えてください

A 動脈ラインは，想定外の抜去を予防するためにしっかりとラインを固定します．また，シーネを用いて手首を固定し，少し手首を動かしても動脈ラインが抜けないようにします．当院では，テガダーム™ I.V. トランスペアレントドレッシングを用いています（図7-A）．テガダームの切れ目が入っている部分にラインを包み込む形で貼った後に，固定用テープをラインの下から巻き込んで固定し，さらにもう一枚の固定用テープで上から固定しています（図7-B）．固定のテープは4日間で新しいものに交換しています．

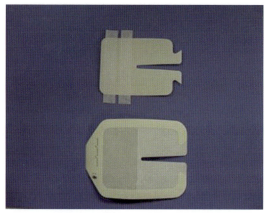

図7-A テガダーム™ I.V. トランスペアレントドレッシング

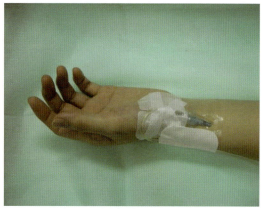

図7-B 動脈ラインの固定
テガダームを動脈ラインを包み込む形で貼った後に，固定用テープで下から巻き込んで固定する．最後にもう一枚のテープで上から固定する．

Q 動脈ラインモニタの合併症，注意点について教えてください

A 動脈ラインモニタリングは観血的手技であり，患者が重症な場合も多く，手技や管理に際して十分な配慮が必要です．表2に動脈ラインに伴う主な合併症を示しま

表2 動脈ラインに伴う主な合併症

すべての穿刺部位に共通	穿刺部位別
・感染 ・出血，血腫 ・血栓，空気塞栓 ・指，手，大腿，足の虚血 ・動静脈瘻	・橈骨動脈：末梢神経障害 ・上腕動脈：正中神経損傷 ・腋窩動脈：上腕神経叢障害 ・大腿動脈：後腹膜血腫

た．CDC ガイドライン 2016 に末梢動脈カテーテルの感染症予防に関する指針が記載されており，感染リスクを減らすために橈骨，上腕，足背動脈を穿刺部位として選択することが望ましく，大腿動脈穿刺では橈骨動脈穿刺と比較して約 8 倍，カテーテル由来血流感染症（catheter-related blood stream infection：CRBSI）が高くなります[6]．また，CRBSI を発症するリスクはカテーテル留置期間に比例して高くなりますが，定期的な動脈カテーテルの交換はカテーテル関連感染の減少をもたらすわけではなく，5 日を超えて留置する場合でもルーチンで交換を行うことは推奨されていません[7]．一方で，トランスデューサについては，4 日程度での交換が望ましいとされています．

血栓症に関しては，臨床的に問題となるのはわずか 1％以下です．留置期間が 3 日以上に及ぶ場合，Raynaud 現象などの血管攣縮，低心拍出による末梢血流低下などで血栓症のリスクが高くなります[8]．血栓症予防には，生理食塩水よりもヘパリン加生理食塩水のほうが望ましく，当院では動脈ラインフラッシュデバイスとして生理食塩水 500 mL にヘパリン 2,500 単位を混注したものを用いています．ヘパリン起因性血小板減少症を疑う場合には，ヘパリンに代えてノバスタン®（5 mg/1 A）を混注したものを使用します．

［文　献］

1) Rivers E, Nguyen B, Havstad S et al；Early Goal-Directed Therapy Collaborative Group：Early goal-directed therapy in the treatment of severe sepsis and septic shock. N Engl J Med 345：1368-1377, 2001
2) Cannesson M, Tran NP, Cho M et al：Predicting fluid responsiveness with stroke volume variation despite multiple extrasystoles. Crit Care Med 40：193-198, 2012
3) Tegtmeyer K, Brady G, Lai S et al：Videos in Clinical Medicine. Placement of an arterial line. N Engl J Med 354：e13, 2006
4) Shiver S, Blaivas M, Lyon M et al：A prospective comparison of ultrasoundguided and blindly placed radial arterial catheters. Acad Emerg Med 13：1275-1279, 2006
5) Schwemmer U, Arzet HA, Trautner H et al：Ultrasound-guided arterial cannulation in infants improves success rate. Eur J Anaesthesiol 23：476-480, 2006
6) Lorente L, Santacreu R, Martin MM et al：Arterial catheter-related infection of 2,949 catheters. Crit Care Med 10：R83, 2006
7) Eyer S, Brummitt C, Crossley K et al：Catheter-related sepsis：prospective, randomized study of three methods of long-term catheter maintenance. Crit Care Med 18：1073-1079, 1990
8) Jones RM, Hill AB, Nahrwold ML et al：The effect of methods of radial artery cannulation on postcannulation blood flow and thrombus formation. Anesthesiology 55：76, 1981

XI 検査・診断・モニタリング

Q43 心電図モニタリング

回答：日本医科大学付属病院 心臓血管集中治療科　髙橋健太，山本　剛

ポイント

- モニター心電図は救急領域において，多くの有用な情報が得られる．
- モニター心電図を正しく活用するために，適切な位置に電極を装着する．
- アーチファクトを不整脈と誤って認識することがあるため，アーチファクトへの対策を行う．
- 虚血性ST変化との鑑別において，体位変換や不適切な感度設定によるST変化に注意する．
- モニター心電図の有用性と限界を知り，心電図所見だけでなく，患者の状態と併せ総合的に判断する．

Q 心電図モニタリングの誘導法について教えてください

　心電図モニターの目的は，心拍数の測定，不整脈の診断，ST変化による心筋虚血の診断です．長時間波形を記録し，事後にレビューすることも可能であり，不整脈のある患者管理に有用です．

モニター心電図は2つの電極間の電位差からつくられます（図1）．電極の貼付位置は，右鎖骨下窩に赤，左鎖骨下窩に黄，左前腋窩線上で最下肋骨上に緑を貼ります．基本的に足優先，左優先で＋になるように装着してく

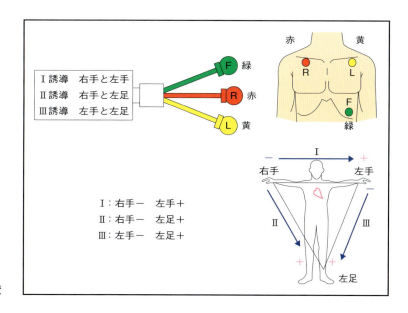

図1　基本的な電極の貼付位置

ださい．モニター心電図はRR間隔から心拍数を計算するため，QRSがはっきり認識できる必要があります．そのためには＋と－の電極間の心臓の電気活動を検出することが大事であり，2つの電極でしっかりと心臓をはさむようにします．

モニター心電図はⅡ誘導が基本です．しかし，QRS波形がはっきりしない場合には，12誘導心電図のⅠ，Ⅱ，Ⅲ，V_5誘導波形を参考に，もっともQRSがわかりやすい誘導を選択します（図2）．

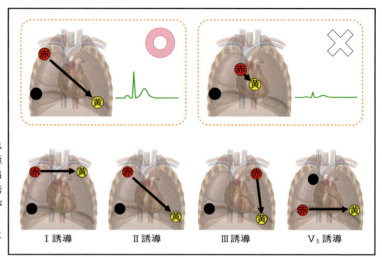

図2 電極の貼付位置で適切な誘導を選択する
モニター心電図は黄色（＋）と赤色（－）の電極間の心臓の電気活動を検出する（上）．モニターの誘導を変えてもQRS波形がはっきりとしない場合は，12誘導心電図波形を参考に電極位置を変更してみる．

Q アーチファクトを減らす工夫は？

A 人工的に混入した心電図の波形をアーチファクトとよびます．モニター心電図でより良い波形を得るためには，電極を正しく装着するだけでなくアーチファクトへの対策が重要です．

一般的にモニター心電図は3個の電極で心電図を記録するため，検出したい目的によって誘導法を使い分けます．虚血変化（ST変化）を検出したい場合にはCM5誘導（胸骨上端に赤，左胸部V_5誘導の位置に緑）や，CC5誘導（左胸部V_5誘導の位置に緑，対側の右胸部に赤）を，不整脈を監視したい場合にはNASA誘導（胸骨上端に赤，剣状突起上に緑）を用います．NASA誘導はV_1誘導の波形に近似し，さらに筋電図や基線動揺が少なく，P波が他の誘導に比べて大きく記録できます．

アーチファクトは，主に交流障害，筋電図，呼吸運動，発汗などが原因となります（表1）．臨床でよく遭遇するのは電極の接触不良です．電極が途中ではがれないように，アルコール綿で皮脂を取ってから電極を装着させるのも工夫の一つです．また，集中治療室などではベッドサイドのコンセントの電流の影響で，心電図にノイズが混入することもあります．持続血液濾過透析装置のポンプ回転に伴うアーチファクト波形も，ときに経験されます．ポンプ回転に伴う血液チューブの

表1 モニター心電図のアーチファクト：由来と対策

アーチファクトの由来	原因	対策
電極の接触状況 ・基線動揺	①電極と皮膚の接触不良，電極がはずれかかっている ②電極コードが張りすぎている	①電極をサージカルテープでしっかり固定する ②電極コードに適度の緩みを与える
患者の身体 ・筋電図 ・基線動揺	①体のどこかに力が入っている ②病的筋電図混入 ③体動，呼吸運動，発汗など ④静電気の入りやすい衣服の着用 ⑤寒さのための震え	①不安やベッドの傾きなどを取り去る ②筋電図となる原因を治療する ③呼吸を一時止める ④静電気の発生しやすい衣服は避ける ⑤室温を適当に調整する
ベッドサイドの環境 ・電流（交流障害） 　東日本：50 Hz 　西日本：60 Hz	①ベッド上でラジオなど家電装置を使用している ②ベッドが壁やカーテンなどに接触している ③モーターなど誘導障害の原因となる装置に近い	①家電装置をベッドから離す ②ベッドを壁，カーテンから離す ③ベッドの位置を変える．原因となる装置の電源を切る

（文献1を参照して作成）

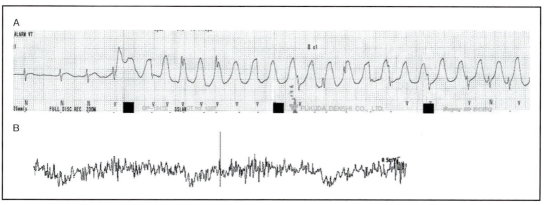

図3　アーチファクトによる2つの波形
　A：ベッド柵を揺らしていた際のモニター心電図
　B：痙攣発作時のモニター心電図

伸び縮みから発生する静電気が原因と考えられています[2]．

アーチファクトを不整脈と誤って認識することがあります．図3-Aは心室頻拍のようにみえますが，実際はベッド柵を揺らしていた際の体動によるアーチファクトでした．図3-Bは痙攣発作時の心電図です．電極が肩や腕についている際には基線の動揺が生じてしまうため，このような場合には電極の位置を胸骨近傍に移すことで，アーチファクトの発生を抑えることができます．

ペースメーカが植込まれている患者は，モニター心電図上もペーシングスパイクを認めます．しかし，必ずしも適切なペーシングスパイクとは限りません．図4のように，ノイズがあたかもペーシングスパイクのようにみえることがあります．また，ペーシングスパイクがモニター心電図では認められないこと

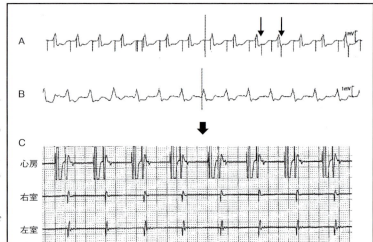

図4　ペースメーカ植込み後のアーチファクト波形
　A：ペーシングスパイクのノイズを認める（↓）．
　B：モニター心電図でペーシングスパイクを認めない．
　C：実際の心内電位では，心房ペーシングおよび両心室ペーシングがされている．

もあります．その場合は，12誘導心電図にて他の誘導で確認します．より確実には，ペースメーカのプログラマーから心内電位を確認する方法があります．

Q 適切なアラーム設定について教えてください

A　モニター心電図は，心拍数の上・下限値の設定などアラーム設定を行う必要があります．心室頻拍・細動などの致死的な不整脈や心静止は，いかなる場合でもアラームが作動するように設定します．よくある報告としては，心室期外収縮（PVC）の出現です．基礎心疾患に心筋梗塞がある場合のPVCで，連発や多形性などLown分類3以上のタイプを観察した場合には特に注意が必要です．また，非持続性心室頻拍を認めた場合も，基礎心疾患に心筋梗塞後，肥大型心筋症，拡張型心筋症，低心機能があると突然死リスクが高くなるため，専門医へ相談が必要です[3]．

モニター心電図ではP波がはっきりと見えるⅡ誘導を用いることが一般的ですが，QRS波形を誤認識する場合があります．図5はP波をQRS波と誤認識し，心拍数上限のアラームが作動しました．この場合は，電極の位置調節，誘導や感度を変更して対応します．また，アーチファクトを不整脈と認識する場合もあります．図6はいずれも歯磨き中のモニター心電図です．歯磨き中に基線が変動して心室頻拍と誤認識されることがあります．アラーム設定で大事なことは，画一でなく患者個々の状態を把握して設定することです．また，モニター心電図のみで判断するのではなく，必ずベッドサイドに行き，バイタルサインや患者の症状，所見をもとに総合的に判断する必要があります．

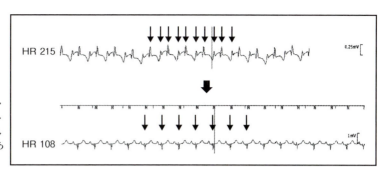

図5 QRS波の2重カウント
P波をQRS波と誤認識し，2重にカウントしている．心電図電極の位置の変更や，感度の調節を行う必要がある．

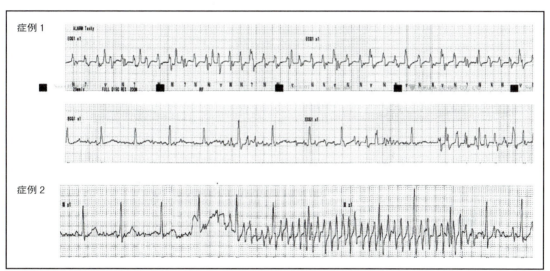

図6 歯磨き中のモニター心電図

Q モニター心電図でのST-T変化で注意するべきことは何ですか？

A 心電図モニターは不整脈だけでなく，ST-T変化が記録できます．モニター心電図でのST-T変化は症候性だけではなく，無症候性心筋虚血の検出にも役立ちます．しかし，体位変換や基線の動揺などでもST-T変化がしばしば認められ，評価が困難となる場合があります．特に，体位変換に伴うST-T変化は無症候性心筋虚血のST-T変化とまぎらわしいことが少なくありません．図7では左側臥位と臥位でST-T変化を認めます．体位変換によるST-T変化は，心臓の位置が偏位する影響といわれています．無症候性心筋虚血との鑑別には，心拍数増加を伴うか否かが体位変換との鑑別に重要な指標になると報告されています[4]．

ST変化を評価するときは，心電図の振幅感度（ゲイン）を確認することも重要です．図8は同じモニター心電図ですが，ゲインが異なります．0.5 mVのST低下でも，ゲインによっては2 mV以上低下しているように見えるため注意が必要です．モニター心電図によるST-T変化は，虚血評価において非常

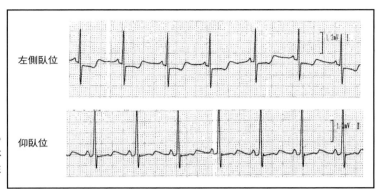

図7 体位変換によるST-T変化
左側臥位でST低下を認める．心電図のST部分は体の向きで変化するため，注意が必要である．

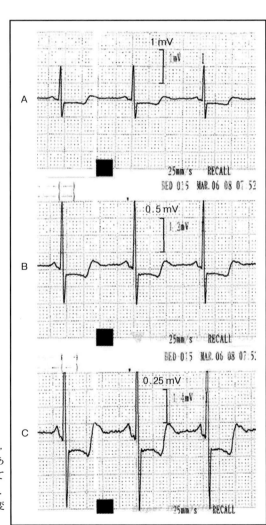

図8 振幅感度（ゲイン）によるST変化
A（10 mm/mV，基本設定），B（10 mm/0.5 mV），C（10 mm/0.25 mV）はすべて同じ心電図である．1 mmのST低下（A）でも，ゲインによっては4 mm以上低下（C）しているように見える．ゲインによりST変化の見え方が変わるため，ST変化の程度を評価するときはゲインを必ず確認する．

に重要ですが，鑑別に迷うこともあります．判読に迷った場合には，12誘導心電図を記録するなど，患者にとって不利益とならない判断を選択してください．

Q 心電図テレメータの問題点について教えてください

心電図モニターは，体表の電極から直接電線でモニター機器へと接続する方法が一般的です．近年，小型の無線発信機に電線をつなぎ，そこから電波でモニター本体に表示する心電図テレメータが多くの病院で導入されています．心電図テレメータの利点は，患者データやアラーム設定等をベッドサイドと共有でき，担当患者をベッドサイド以外でも確認ができることです．また，技術進歩に伴い，現在は心電図以外の生体信号の伝送を行うなど高機能化が進んできており，医療サービスの向上や医療従事者の負担軽減に大きく寄与しています．そのため，患者の生体信号に異常が検出された場合には，アラームによりベッドサイドから離れていてもただちに医師・看護師へと異常を知らせることができます．

しかし，受信不良により心電図テレメータを使用する患者の心電図異常の発見が遅れるなど，心電図テレメータの問題点として無線による障害も報告されています．心電図テレメータで使用している周波数帯の近くに，他の無線局が使用している帯域がある場合なども影響を受けることがあります．また，設置されたアンテナ近くに携帯電話やパソコンなどが置かれている場合，機器が発生する放射ノイズが原因で，テレメータに障害を与えることもあります．CCUでは様々な医療機械がベッドサイドで使用されるため，特に放射ノイズによる障害を認めます．このような場合は，アンテナと他の機器の設置場所の見直しや，使用するチャネルの変更なども検討してください．

［文　献］
1) 西山佳考, 菊地　研, 井上晃男：ICU/CCUでのモニター管理. Heart View 18(13)：1192-1199, 2014
2) Yamamoto T, Takayama M, Sato N et al：Inappropriate analyses of automated external defibrillators used during in-hospital ventricular fibrillation. Circ J 72(4)：679-681, 2008
3) 心臓突然死の予知と予防法のガイドライン（2009）. 日本循環器学会
4) 田辺晃久, 本間康彦, 五島雄一郎：ホルター心電図法における虚血ST-T変化と体位変換ST-T変化の鑑別に関する研究. 日本内科学会雑誌 73：323-331, 1984

XII 救急患者

Q44 救急患者への対応（BLS/ALS）

回答：東京医科大学病院 救急・災害医学分野　三島史朗

ポイント

- 救急患者の対応は，ガイドラインとトレーニングコースで学ぶ．
- もっとも大事なのは心停止（特に無脈性電気活動）を見逃さないことである．
- 外科的気道確保は皮膚を縦切開し，正中での操作を心がける．
- 末梢静脈が難しければ，骨髄路を確保する．
- 蘇生中止の基準には妥当なものがない．

Q 救急患者への対応を学ぶには，どうしたら良いでしょう？

救急患者，特に心停止への対応は国際ガイドラインが整備されており，これを理解する必要があります．とはいえ，ガイドラインを盲目的に遵守する必要はなく，求められた場合に説明できれば逸脱して構いません．実際，ガイドラインの推奨には強弱があり，また患者は個々に異なります．一律の対応は逆に問題でしょう．しかし，その分野のガイドラインに通じておくことは，私たち職業人のつとめです．医師は博覧強記でなければなりません．さて，心停止の診療ガイドラインは，国際組織であるinternational liaison committee on resuscitation（ILCOR）が策定する国際コンセンサス：international consensus on cardiopulmonary resuscitation（CPR）and emergency cardiovascular care（ECC）science with treatment recommendations（CoSTR）が標準的です．欧州蘇生協議会および米国心臓協会の機関誌で閲覧できます[1,2]．邦文では日本蘇生協議会が監修する成書が刊行されています[3]．またインターネット上では，eccguidelines.heart.orgで米国心臓協会の，包括的なガイドラインが閲覧可能です．

　救急患者への対応，特に心肺蘇生は本で学ぶより実技が重要であるともいえます．心肺蘇生の実技は，一次救命処置：basic life support（BLS），二次救命処置：advanced life support（ALS），advanced cardiovascular life support（ACLS），ALCS基礎コース：immediate cardiac life support（ICLS）などのトレーニングコースで学べます．用語の説明をします．BLSは一般市民が家庭や地域で行います．特別な器具や薬剤を使わない応急処置法です．自動体外式除細動器：automated external defibrillator（AED）はBLSに含まれ，BLSコースは都道府県各地域の消防署や日本赤十字支部で開催されます．一方，ALSは器具や薬剤を用いる蘇生法で，救急救命士や病院で医療従事者が行います．さら

に，心停止のみならず重症不整脈，急性冠症候群，脳卒中の初期診療までを網羅した処置法がACLSで，米国心臓協会や本邦では日本ACLS協会が普及につとめています．

ACLSは包括的ですが，より基礎的で卒後臨床研修での習得を目指すコースが求められるようになりました．そのために，突然の心停止に対する蘇生に焦点を絞った講習をICLSコースとよびます．日本救急医学会が開催しており（http://www.icls-web.com），ウェブサイトには各地区担当委員の連絡先も掲載されています．日本医師会もALSの研修を行っています（http://www.med.or.jp/doctor/training/000221.html）．こちらは「日本医師会ACLS」と称しますが，内容はICLSです．このようにガイドラインやトレーニングコースを利用するのが良いでしょう．

Q 救急患者の対応でもっとも大事なことは何ですか？

A 「救急の末期における英雄的行為は無意味である」という警句があります．急変や救急の現場に臨んで，初期対応の重要性を説く言葉です．急変や救急の初期対応は，手持ちの資源を初動時から集中的に投入するのが鉄則です．もちろんその必要性の見極めを，限られた時間で行うことが前提ですが，一番良くないのは「戦力の逐次投入」です．不慣れな医師は急変や緊急の現場に遭遇しても，その重要性に気づきません．場当たり的対応に終始すれば，患者は応えず状況は悪化します．ようやく慌て始めても，無効な処置をさらに繰返す愚を，なぜか犯しがちです．例えば血圧低下に昇圧薬を使いますが，血圧が上がらず，または末梢循環不全の徴候が悪化するとします．すると前負荷や心機能の評価をすべきですが，さらに昇圧薬を増やしてしまうのです．患者は具合が悪くなります．気がつくと汗水垂らして胸骨圧迫を行うはめに陥っています．懸命に胸を押す仕草は英雄的ですが，勝機を逃しているのです．

心停止の対応に限れば，もっとも大事なのは心停止を見逃さないことです．院内心停止の話です．意外に思われるかもしれませんが，心肺蘇生の上手下手や過不足はさほどの違いを結果に及ぼしません．これは実証的裏付けのない私見ですが，心停止の予後に大きく影響するのは発見のタイミングでしょう．言葉を変えれば，医療者が急変や心停止を〔特に無脈性電気活動：pulseless electrical activity（PEA）〕を見逃している例があると思います．例えば振り返って診療記録を見たときに，患者が急変して「（刺激に対し）反応がない」とか「あえぎ呼吸である」と記載されていれば，既に心停止です．しかし現場では昏睡や呼吸不全とみなされている瞬間がないでしょうか？　わずか数分のことでしょうが，予後に影響するには十分な遅れです．

院外心停止や心停止発覚後で重要なのは，深く早く絶え間ない胸骨圧迫と，適応があれば電気的治療（除細動）を行うことの二つだけです．電気的治療は本誌の他項に解説されているので，ここでは胸骨圧迫を述べます．胸骨圧迫に必要な「早く押す」と「絶え間なく押す」ことについては，現場の工夫で改善可能です．問題は十分「深く」押せているか否かで，これを現場で評価するのは困難です．適切な深さは予後を改善しますが[4]，その一方でプロを対象とした観察研究でも，深さが浅かったとする報告があります[5]．しっ

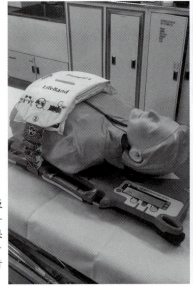
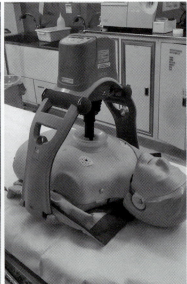

図1 機械的CPR装置
右はピストン式．先端が吸盤でactive compression-decompression CPRの効果がある．左は負荷分散バンド式．胸郭全体を締め付け，胸腔ポンプを活かす．

かり深く押すことは実は難しいのです．この対策として，リアルタイムフィードバック装置や機械的CPR装置の導入が挙げられます．前者は，胸骨と手の間に置くコンパクトな機種から，AEDに組み込まれて加速度センサや胸壁インピーダンスで胸骨圧迫をモニタするタイプなど様々あり，CPRの質向上に貢献できます．機械的CPR装置には，ピストン式（LUCAS™2/Physio Control）や負荷分散バンド式（Auto Pulse®/ZOLL medical）があります（図1）．

機械的CPR装置は，用手的胸骨圧迫に比べて優れた結果を示しておらず，そのためにガイドラインはルーチンの使用を推奨していません[1,2]．また少なからぬ初期投資が必要です．しかし，疲労による質の低下がありませんし，最近の研究は院内心停止で生存率の改善を示しています[6]．今後現場での利用拡大が期待されるツールです．

Q 緊急薬剤の投与経路について教えてください

第一選択は上肢の末梢静脈です．しかし，心停止では駆血が無効なので困難です．難しい場合は骨髄針を用いて骨髄路を確保しましょう[7]．骨髄輸液に用いられる骨髄針が市販されています（イリノイ骨髄穿刺針/富士システムズ，ディックマン骨髄内インフュージョンニードル/Cook medical）．スプリングで針を打ち込む器具（Bone injection gun/日本光電）や電動ドライバを使うデバイス（EZ-IO®/テレフレックスメディカルジャパン）もあります（図2）．穿刺部位は脛骨近位内側が一般的ですが，骨に厚みがあり胸骨圧迫の邪魔をしない場所ならどこでも利用できます．筆者は上腕骨頭を好んで用います．大結節の1cm中枢側から，先端を45°ほど尾側に向けて打ち込みます．点滴ラ

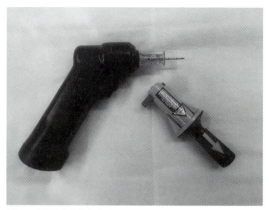

図2　骨髄穿刺デバイス
　　　右はスプリング射出式．左は電動ドライバ．

インをつけて，数 mL フラッシュすると抵抗が減って点滴が滴下できるようになりますが，滴下不良の場合は，動脈ラインに用いる加圧バッグを利用すれば大量輸液も可能です．緊急薬剤はもちろん，輸血にも利用できますが，蘇生した場合には 24 時間以内に，末梢静脈など通常のラインへの変更が推奨されます．

　中心静脈路，特に鎖骨下静脈や内頸静脈穿刺は，手技中に胸骨圧迫の中断が求められることがあるので推奨されません．応急処置での薬剤投与路には，カテーテルイントロデューサー（シース）を大腿静脈へ挿入してはいかがでしょうか．中心静脈路が末梢静脈に劣るのは，急速・大量輸液に対応できないところです．しかしシースなら可能です．ただし，心停止下で穿刺する時には注意が必要です．というのは大腿静脈の穿刺は，普通は大腿動脈を触知してその内側で行います．しかし，胸骨圧迫の最中には，触れる拍動が静脈であることも考えられます．超音波装置が使用可能であれば，位置関係をつかみやすいでしょう．ただ大腿静脈は，血栓形成や感染のリスクが高い部位です．心拍再開後は，他のラインへ変更するのが良いでしょう．気管挿管後は気管内投与も可能です[8]．アドレナリン以外にも，アトロピン，ナロキソン，バソプレシンが気管粘膜から吸収されると報告されています．通常使用量の 2 倍程度を蒸留水または生食 5〜10 mL で希釈して，注射器の先に吸引チューブなどを付けて，気管チューブの先から注入します．

Q　いつ蘇生を中止すべきでしょうか？

A　この質問に対し，信頼に足る答えは一切ありません．私たちは日常診療を，できるだけエビデンスに基づいて判断することで，その質を高めようと心がけます．しかし，蘇生中止の判断だけは，エビデンスが全く役に立ちません．私たちは何の根拠もなく蘇生を諦めているのです．とはいえ，蘇生中止の周辺では，何とかこの難問に妥当な根拠を示すべく，多くの研究がなされています．

　CPR は時間との勝負です．古典的なドリンカーの生存曲線やカーラーの救命曲線が示すように，時間が経つほど救命の可能性は低下します．米国心臓協会のガイドラインには，CPR の継続時間についての記載があります．いくつかの臨床研究が紹介され，生存退院例の多くは 5 分以内に心拍再開しています．一方，本邦の院外心停止を対象にした検討では，生存退院例の 99 % は CPR 時間が 35 分以下でした[9]．救急隊が現着して CPR を開始してから病着までの時間を 30 分とすると，私たちには 5 分しか残されていません．院外心停止の蘇生がいかに厳しいか，改めて思い

知らされます．院内心停止例に限っても，CPRを20分以上続けた症例は生存退院例の5％以下にすぎません．これらのデータは参考になるでしょう．しかし，一律に経過時間で決めるのも芸がない話です．CPRに対する手応えを反映させることはできないでしょうか？　CPRの有効性は，ガイドラインではリアルタイムフィードバックや生物学的モニタリングの項目で解説されます．ここで有望視されるのが，呼気終末炭酸ガス分圧：end-tidal CO_2（Et-CO_2）です．米国心臓協会のガイドラインは，院内心停止で20分間のCPRに対して，Et-CO_2＜10 mmHgは蘇生中止を考慮する，目安の一つになるだろうと述べています．

外科的気道確保

治療を成功させるための秘訣(コツ)

　CPRで，バッグバルブマスクによる人工呼吸がうまくいかない場合は気管挿管します．稀に浮腫や外傷，腫瘍，異物などで，声門が閉塞して気管挿管が困難なことがあります．その時は輪状甲状軟骨間膜（靱帯）切開で外科的に気道確保します．しかし，声門が閉塞するような状況では，しばしば頸部も腫れて操作も難しくなりがちです．オリエンテーションを失って，甲状軟骨の頭側へ切り込んでしまうこともあります．そこで外科的気道確保のコツは，①甲状軟骨を押さえて正中を確認することと（図3），②皮膚に縦切開を試みること，です．操作が正中を外れると，出血しやすくなります．片手で甲状軟骨を押さえて，常に正中を意識して操作します．また皮膚を縦切開することでオリエンテーションがつきやすくなります．間膜は横に切開します．

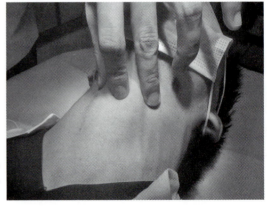

図3　外科的気道確保
母指と中指で甲状軟骨の外縁を押さえる．示指で正中を示し，ここから外れないように誘導する．

［文　献］

1) Nolan JP, Hazinski MF, Aickin R et al：Part 1：Executive Summary：2015 International Consensus on Cardiopulmonary Resuscitation and Emergency Cardiovascular Care Science with Treatment Recommendations. Resuscitation 95：e1-e31, 2015
2) Hazinski MF, Nolan JP, Aickin R et al：Part 1：Executive Summary：2015 International Consensus on Cardiopulmonary Resuscitation and Emergency Cardiovascular Care Science with Treatment Recommendations. Circulation 132：S2-39, 2015
3) 日本蘇生協議会 監：JRC蘇生ガイドライン2015. 医学書院，2016
4) Vadeboncoeur T, Stolz U, Pencha A et al：Chest compression depth and survival in out-of-hospital cardiac arrest. Resuscitation 85：182-188, 2014
5) Stiell IG, Brown SP, Christenson J et al：What is the role of chest compression depth during out-of-hospital cardiac arrest resuscitation? Crit Care Med 40：1192-1198, 2012
6) Couper K, Yeung J, Nicholson T et al：Mechanical chest compression devices at in-hospital cardiac arrest：a systematic review and meta-analysis. Resuscitation 103：24-31, 2016
7) Reades R, Studnek JR, Vandeventer S et al：Intraosseous versus intravenous vascular access during out-of-hospital cardiac arrest：a randomized controlled trial. Ann Emerg Med 58：509-516, 2011
8) Niemann JT, Stratton SJ, Cruz B et al：Endotracheal drug administration during out-of-hospital resuscitation：where are the survivors? Resuscitation 53：153-157, 2002
9) Goto Y, Funada A, Goto Y：Relationship Between the Duration of Cardiopulmonary Resuscitation and Favorable Neurological Outcomes After Out-of-Hospital Cardiac Arrest：A Prospective, Nationwide, Population-Based Cohort Study. J Am Heart Assoc 5：e002819, 2016

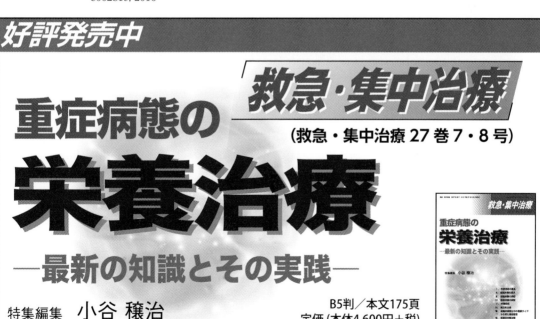

索引

― 和文 ―

あ
アーチファクト　e271, e272
あえぎ呼吸　e279
悪性高血圧　e219
アセチルコリン　e74
アダムス・ストークス発作　e84
アダラート® カプセル　e227
アピキサバン　e246
アミオダロン　e50, e51, e58, e113
アラーム設定　e274
アリクストラ　e246
安静度　e18
アンダーセンシング　e82

い
一時的ペーシング　e80
一時留置型　e249
一回拍出量　e149

う
植込み型除細動器　e110, e125
植込み型ループレコーダ　e127

右冠動脈　e28
右脚ブロック　e101
右室拡大　e44
右室梗塞　e25, e42
右室枝　e28
右心内血栓　e241
右心負荷　e240
右心不全　e135
右側胸部誘導　e25, e42
右房圧　e45

え
エドキサバン　e246
エルゴノビン　e75

お
オーバーセンシング　e82

か
回収可能型　e249
回路内血栓　e215
拡張機能　e149
下肢静脈エコー　e243
加速型-悪性高血圧　e227
加速型高血圧　e219
下大静脈フィルター　e248
褐色細胞腫クリーゼ　e225
活性化全血凝固時間　e210
カテーテルアブレーション　e86, e111
カテーテル血栓除去術　e245
カテーテル血栓溶解療法　e245
カテーテル由来血流感染症　e270
カテコールアミンβ受容体　e84
下壁梗塞　e63

カルシウム拮抗薬　e86
カルディオバージョン　e103
カルペリチド　e176
冠血流予備量比　e71
間質性肺水腫　e142, e144
完全右脚ブロック　e27
完全皮下植込み型除細動器　e61
冠動静脈損傷　e256
冠動脈造影　e199
冠攣縮　e73
冠攣縮性狭心症　e73

き
気管挿管　e185
偽腔開存型解離　e231
偽腔閉塞型解離　e231
偽性心室頻拍　e99
奇脈　e251
脚ブロック　e66
急性下壁梗塞　e28
急性冠症候群　e208, e225, e227
急性後壁梗塞　e26
急性左心不全　e225, e226
急性心筋梗塞　e36, e55
急性心不全　e208
急性僧帽弁逆流　e200
急性大動脈解離　e225, e227, e231
急性非代償性心不全　e172
胸腔鏡下心膜切除術　e255
胸水　e146
胸部単純X線写真　e140
巨細胞性心筋炎　e206

く
クリニカルシナリオ　e135

クリニカルシナリオ1　e141

け

頸静脈怒張　e134, e240
経静脈ペーシング　e64, e80
経食道心エコー　e153
経皮的酸素モニター　e160
経皮的心肺補助（法，装置）　e82, e206, e213
経皮的心膜腔穿刺　e253
経皮ペーシング　e83
外科的血栓除去術　e245
血管脚幅　e146
血管超音波ガイド下穿刺　e267
血管内超音波　e33
血行動態変化　e148
血漿リーク　e215
血清Dダイマー　e232
血栓吸引　e248
血栓破砕　e248
血栓溶解　e248
血栓溶解療法　e245
血流再分布　e143

こ

交感神経の再支配　e60
高感度トロポニン　e39
抗凝固療法　e245
高血圧緊急症　e222
高血圧性脳症　e218, e220, e225
抗血小板薬　e12
好酸球性心筋炎　e206
高周波カテーテルアブレーション　e97
梗塞責任部位　e27

後天性QT延長症候群　e123
呼気終末炭酸ガス分圧　e282
呼気終末陽圧　e181
骨髄輸液　e280
コレステロール塞栓症　e210
混合静脈血酸素飽和度　e166

さ

在宅酸素療法　e191
サイトカイン　e197
左回旋枝　e26
左脚ブロック　e101
左室拡張能　e151
左室駆出率　e149
左室リモデリング　e158
左室流出路　e149
左心不全　e138
左星状神経節ブロック　e114
三尖弁逆流　e152
酸素　e8

し

シアン中毒　e223
子癇　e225, e227
ジギタリス（製剤）　e86, e100
持続性心房細動　e86
収縮機能　e149
収縮性心膜炎　e157
重症　e24
肢誘導　e29
終夜睡眠ポリグラフ検査　e188
硝酸薬　e9, e176

上室頻拍　e101
静注β遮断薬　e86
静注アミオダロン　e52
静注降圧薬　e222
除細動　e279
ショック　e196
ジルチアゼム　e223
心エコー図　e148
心エコードプラ法　e150
心機能評価　e148
心筋梗塞の既往　e24
神経調節性反射性失神　e126
心原性失神　e126
心原性ショック　e42, e208, e213
人工肺不全　e215
心室細動　e55, e113
心室中隔穿孔　e209
心室内伝導異常　e101
心室頻拍　e101, e106, e273, e274
心臓電気生理学検査　e107
心タンポナーデ　e157, e237, e250
心停止　e278
心電図テレメータ　e277
心電図モニター　e271
心拍出量　e149, e150, e166
心破裂　e200
深部静脈血栓　e239
深部静脈血栓症　e81, e246
心不全　e38, e134, e167
心房細動　e86
心房粗動　e95
心膜液　e250
心膜液貯留所見　e252

心膜開窓術　　e255
心膜切開術　　e255

す

睡眠時無呼吸症候群　　e188
ステージ B　　e158
ステップワイズアプローチ
　　e104
スワン・ガンツ・カテーテル
　　e165

せ

セロトニン受容体　　e75
センシング不全　　e82
先天性 QT 延長症候群
　　e123
先天性凝固異常　　e246
前壁中隔梗塞　　e66
せん妄　　e20

そ

造影 CT　　e243
早期再分極異常　　e116
臓器障害　　e196
僧帽弁逆流　　e149
僧帽弁閉鎖不全症　　e209
促進性心室固有調律　　e56

た

体外式人工心肺補助装置
　　e245
代謝性アシドーシス　　e198
大動脈石灰化　　e140
大動脈内バルーンパンピング
　　e45, e206, e208
体表面心電図　　e107
多形性心室頻拍　　e121
単純酸素マスク　　e180

ち

チェーン・ストークス呼吸
　　e190
着用型自動除細動器　　e59
中心静脈　　e281
中心静脈圧　　e152
重複切痕　　e265
チラミン中毒　　e223

て

低カリウム血症　　e123
ディクロティック・ノッチ
　　e264
低体温療法　　e115
低拍出状態　　e149
低マグネシウム血症　　e123
電気生理検査　　e128
電気的交互脈　　e252
電気的除細動　　e50, e102, e113

と

同期下カルディオバージョン
　　e102
導尿カテーテル　　e18
洞不全症候群　　e80
動脈圧ライン　　e17
ドブタミン　　e177, e178, e198
ドプラ法　　e149
トランスデューサ　　e267
トルバプタン　　e176
トロポニン　　e36

に

ニカルジピン　　e222
ニコランジル　　e177
ニトログリセリン　　e178, e223

ニトロプルシド・ナトリウム
　　e223
ニフェカラント　　e58, e113
妊娠高血圧症候群　　e225, e227

ね

ネシリチド　　e177
熱希釈法　　e170

の

脳血管障害　　e224, e226
ノルアドレナリン　　e198

は

肺血管陰影　　e142
敗血症　　e157, e197
肺血栓塞栓症　　e147
肺血流・換気シンチグラム
　　e243
肺高血圧　　e152
肺性 P　　e241
背側部誘導　　e25
肺動脈楔入圧　　e166
肺動脈造影　　e243
肺胞性肺水腫　　e142
鼻カニュラ　　e180
パルスオキシメーター
　　e160

ひ

非 ST 上昇型心筋梗塞　　e30
光干渉断層法　　e33
ヒドララジン　　e223
ピルジカイニド　　e50

ふ

不安定狭心症　　e30

フェントラミン　e223
不穏　e20
フォンダパリヌクス　e246
副交感神経　e84
ブルガダ症候群　e129
フレカイニド　e50
フロートラックセンサー　e171
フロセミド　e175
プロプラノロール　e224

へ
閉塞性睡眠時無呼吸　e188
ペーシング不全　e82
ペースメーカ　e65, e273
ヘッドアップチルト試験　e127
ヘパリン　e11, e245
ヘパリン起因性血小板減少症　e211
扁平化　e241

ほ
房室回帰頻拍　e94
房室解離　e104
房室結節リエントリー頻拍　e94

房室ブロック　e63, e80
補助人工心臓　e207
発作性上室頻拍　e94
発作性心房細動　e86

ま
末梢血管抵抗　e149
末梢循環不全　e166

み
ミルリノン　e178

む
無呼吸低呼吸指数　e188
ムスカリン受容体　e75
無脈性心室頻拍　e113
無脈性電気活動　e279

も
モニター心電図　e272
モルヒネ　e177
モンテプラーゼ　e246

や
薬剤誘発負荷試験　e74

ゆ
融合波形　e104

よ
陽圧呼吸療法　e191

ら
ランジオロール　e86

り
リザーバー付き酸素マスク　e180
リズムコントロール　e86
リバーロキサバン　e246
リハビリテーション　e18
輪状甲状軟骨間膜　e282
リンパ球性心筋炎　e206

れ
レートコントロール　e51, e86

わ
ワルファリン　e246

欧文

A
ACS　　e209
ACT　　e210
adaptive servo ventilation
　　e183
ADHERE 試験　　e177
AED　　e278
AHI　　e188
Allen test　　e265, e267
ALS　　e278
APTT　　e245
ASV　　e183, e191
ATP 製剤　　e98
aV_R アルゴリズム　　e108
aV_R 誘導の ST 上昇　　e27

B
bat wing sign　　e146
Beck の 3 徴　　e251
Bi-level PAP　　e183, e191
BLS　　e278
BNP　　e40, e155, e242
Braunwald　　e69
Brugada アルゴリズム
　　e107
butterfly shadow　　e143, e146

C
CABG　　e34
Cabrera 配列　　e29
CAST 試験　　e57
catheter-related blood
　　stream infection　　e270
cephalization　　e143
CHA2DS2-VASc スコア
　　e52

CO　　e149, e150, e166
COPD　　e184
costophrenic angle　　e143
CPAP　　e183, e191
CPR　　e278
CRBSI　　e270
CRT-D　　e110
CSR-CSA　　e190
CVP　　e152
CYP2C19　　e71

D
damping　　e268
DAPT　　e52
DeBakey 分類　　e230
diastolic augmentation
　　e208
dicrotic notch　　e208, e265
dip and plateau 波形　　e44
door to balloon 時間　　e13
DOSE 試験　　e175
double antiplatelet therapy
　　e52
D ダイマー　　e233, e239
D ダイマー陰性　　e243

E
E/e'　　e149
EF　　e149
electrical storm　　e108
EPS　　e128
equalization　　e143

F
FFR　　e71
Fick 法　　e170
FIO_2　　e186

Forrester 分類　　e166, e170
Framingham 定義　　e156
Frank-Starling の心機能曲線
　　e167
fusion beat　　e104

G
GRACE スコア　　e31

H
Hampton's hump　　e147
Harris の冠動脈結紮モデル
　　e55
HAS-BLED スコア　　e52
HFpEF　　e151
HFrEF　　e151
HIT　　e211
Homans 徴候　　e240

I
IABP　　e33, e200, e208
IABP-SHOCK II 試験
　　e209
ICD　　e59, e77, e110
ILR　　e127
IMH　　e230
intramural hematoma
　　e230

J
J 波症候群　　e129

K
Kent 束　　e96
Kerley's A line　　e143
Kerley's B line　　e143, e144

Kerley's C line　　e143, e144
Kerley's line　　e144
knuckle 徴候　　e147
Kussmaul 徴候　　e43, e252

L

Larry's point　　e254
LOS　　e149
LVEDP　　e155
LVOT　　e149
LVOT ドプラ法　　e150

M

McConnell sign（徴候）　　e154, e241
MIRU の基準　　e198
MR　　e149
MRV　　e151
MR 最大血流速度　　e149

N

Nohria-Stevenson（の）分類　　e137, e172
noncompliant 波形　　e44
NPPV　　e180, e181
NT-proBNP　　e40, e155, e242

O

on-off テスト　　e216
OPTIME-CHF 試験　　e177
OSA　　e188
overdamping　　e268

P

PaO_2/FiO_2　　e183
PAWP　　e166
PCPS　　e82, e201, e213
PDEⅢ阻害薬　　e178
PEA　　e279
PEEP　　e181
percutaneous cardiopulmonary support　　e82
peribronchial cuffing　　e143
perivascular cuffing　　e143
PRES　　e218

Q

QT 延長　　e122

S

SIQⅢTⅢ　　e241
SAS　　e188
SAVE-J 研究　　e213
SAVIOR-C 試験　　e192
SERVE-HF 試験　　e192
SG カテーテル　　e165
sleep apnea syndrome　　e188
Stanford A 型大動脈解離　　e141
Stanford 分類　　e230
ST-T 変化　　e23, e275
ST 上昇型急性心筋梗塞　　e30
SV　　e149
SvO_2　　e166
SVR　　e149
systolic unloading　　e208

T

TAPSE　　e154
TdP　　e80
TIMI リスクスコア　　e31
TLR　　e32
TnT　　e242
torsade(s) de pointes　　e80, e121, e122
TR　　e152
triple therapy　　e49, e52
TR-PG　　e152

U

underdamping　　e268

V

Valsalva 法　　e96
vanishing tumor　　e143
vascular failure　　e141
vascular pedicle width　　e146
Virchow　　e239
VPW　　e146
VT　　e106

W

Westermark 徴候　　e147
wide QRS tachycardia　　e101
WPW 症候群　　e94, e101

数字・その他

12 誘導心電図　　e23
Ⅰ群抗不整脈薬　　e86
Ⅱp 亢進　　e240
Ⅲ群抗不整脈薬　　e86
$-aV_R$ 誘導　　e29
β 遮断薬　　e86

新刊

NOTABLE NAMES IN ANAESTHESIA

麻酔の偉人たち
―麻酔科学史に刻まれた人々―

編著：J. ROGER MALTBY

訳：菊地博達，岩瀬良範

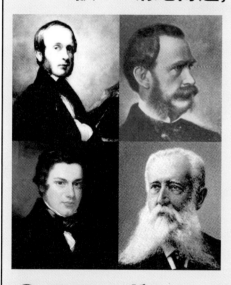
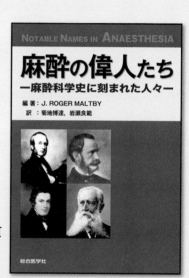

B5判／本文320頁
定価（本体3,000円＋税）
ISBN978-4-88378-641-1

● スワン・ガンツ，アプガー，マギル，ジャクソン・リース，マッキントッシュなど，麻酔，集中治療，救急の現場で馴染みの名前の由来が判る！

● 原著者の了解のもとに，「華岡青洲」「青柳卓雄」の項を追加掲載！

総合医学社
〒101-0061 東京都千代田区三崎町1-1-4
TEL 03(3219)2920 FAX 03(3219)0410 http://www.sogo-igaku.co.jp

2017年度 年間購読受付中

☞ *Critical Care* の総合誌

救急・集中治療

隔月刊+臨増号／B5判／本文平均200頁（通常号）／定価（本体4,600円＋税）（通常号）

■2017年（29巻）の特集予定■

1・2号	ARDS ―その常識は正しいか？―	編：大塚将秀
3・4号	不整脈 ―その常識は正しいか？―	編：里見和浩
5・6号	ショック管理 ―その常識は正しいか？―	編：垣花泰之
7・8号	急性血液浄化法 ―その常識は正しいか？―	編：松田兼一
9・10号	抗菌薬 ―その常識は正しいか？―	編：志馬伸朗
臨増号	ER・ICUにおける手技の基本と実際Q&A ―ベテランに学ぶトラブル回避法―	編：西村匡司

（以下続刊）

■2016年（28巻）の特集■

通常号：定価（本体4,600円＋税）
臨増号：定価（本体6,000円＋税）

号	タイトル	編
1・2号	心不全 ―その常識は正しいか？―	編：猪又孝元
3・4号	急性腎障害，慢性腎臓病 ―その常識は正しいか？―	編：秋澤忠男
5・6号	肝不全 ―その常識は正しいか？―	編：吉治仁志
7・8号	感染症診療 ―その常識は正しいか？―	編：志馬伸朗
9・10号	小児の呼吸管理 ―その常識は正しいか？―	編：植田育也
11・12号	神経集中治療 ―いま最も知りたい20の論点―	編：黒田泰弘
臨増号	これだけは知っておきたい循環管理 ―研修医からの質問323―	編：山科 章

● Honorary Editors
天羽敬祐
早川弘一
島崎修次
相馬一亥
山科 章

● Editors
岡元和文
行岡哲男
横田裕行
久志本成樹
大塚将秀
志馬伸朗
松田直之
山本 剛

- **Critical Care** にたずさわるICU，救急，麻酔，外科，内科の医師とコメディカル対象に，解説と情報を満載！
- 読みやすい「Q&A方式」などを用いて，編集し，隔月で刊行！

2017年度 年間購読料 35,000円（税込）〈通常号6冊＋臨増号1冊〉

■年間購読をお申込の場合**1,288円**の割引です．
■直送雑誌の送料は弊社負担．毎号刊行次第，確実にお手元に直送いたします．
■本誌のFAX送信書に必要事項をお書き込みのうえ，お申し込み下さい．

総合医学社 〒101-0061 東京都千代田区三崎町1-1-4
TEL 03(3219)2920 FAX 03(3219)0410 http://www.sogo-igaku.co.jp

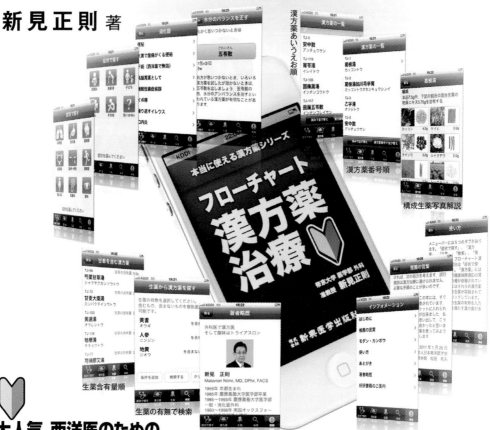

周術期糖代謝管理

編集　北村享之
東邦大学医療センター佐倉病院
麻酔科；教授

- A5判・116頁・並製本
- 定価（本体2,400円+税）
- ISBN 978-4-88003-911-4

新刊発売中！

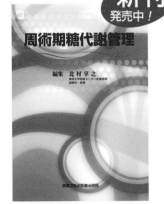

〖総論〗
1. 周術期糖代謝管理の意義
   1. エネルギー需給バランスの維持
   2. 糖毒性の回避による手術予後改善
2. 周術期糖代謝の特殊性・複雑性
   1. 手術侵襲による糖代謝修飾
   2. 周術期糖代謝の特殊性
   3. 外科的糖尿病

〖各論〗
1. 糖尿病患者の管理
   1. 糖尿病とは
   2. 糖尿病治療の目的
   3. 糖尿病治療指針
   4. 経口糖尿病薬の種類と特性
   5. インスリン注射製剤
   6. 周術期血糖管理の重要性
   7. 周術期血糖管理の目標血糖値
   8. 術前血糖管理不良患者の術前管理
   9. 周術期血糖値管理方法
2. 術後回復促進プログラムと周術期糖代謝
   1. 血糖値の管理
   2. 手術侵襲による生体への影響
   3. 術後血糖管理方法
   4. 術後回復能力強化プログラムとは
   5. 静脈経腸栄養
   6. 術後回復能力強化プログラムと血糖値の制御による合併症の予防
3. 術中糖代謝管理
   1. 麻酔管理と術中糖代謝
   2. 術中糖投与の是非
4. 集中治療室での術後糖代謝管理
   1. 術後早期の糖代謝変動と高血糖
   2. 侵襲時の血糖降下療法の有効性の検証
   3. NICE-SUGAR study
   4. 低血糖の危険性
   5. 強化インスリン療法に関するメタ解析
   6. 急性期血糖管理と急性期栄養管理法
   7. 侵襲初期の48時間以内に開始する補助的経静脈栄養（EPaNIC trial）
   8. 侵襲初期に経腸栄養が困難な患者に対する経静脈栄養（Early PN trial）
   9. 侵襲初期の4日目以降に開始する補助的経静脈栄養（SPN trial）
   10. 大侵襲術後の早期栄養管理法のまとめ
   11. 現在の急性期血糖管理に関する推奨
   12. 急性期血糖管理の実施方法
   13. 血糖測定方法
5. インスリン分泌とインスリン感受性
   1. ATP感受性K^+チャネル
   2. 周術期に用いられる薬剤のK_{ATP}チャネルに及ぼす影響
   3. インスリン感受性とアディポサイトカイン
   4. 人工膵臓

臨床で役立つ経腸栄養アドバンスドコース：経腸栄養の構造

- A5判・120頁・並製本
- 定価（本体2,300円+税）11月発行
- ISBN 978-4-88003-908-4

共著　丸山道生（医療法人財団緑秀会　田無病院院長）
　　　上坂英二（田無病院　教育研究担当）

経腸栄養は食事を越えられるのか？
——臨床的な観点から経腸栄養の役割，意義，その将来像を考える！

第44回 日本救急医学会総会・学術集会（東京）
11月17〜19日の書籍展示で先行販売！

近刊

目次

I部　経腸栄養の構造
1章　経腸栄養剤の種類と分類
  1. 経腸栄養剤の一般的分類
  2. 経腸栄養剤のそのほかの分類
2章　経腸栄養剤の各種成分
  1. 素材
  2. 糖質，タンパク質，脂質の消化吸収
  3. 糖質，タンパク質，脂質のエネルギー代謝
3章　病態別栄養剤の特徴とその成分
  1. 肝不全用経腸栄養剤
  2. クローン病に用いられる経腸栄養剤
  3. 糖尿病に用いられる濃厚流動食
  4. 腎不全に用いられる濃厚流動食
II部　経腸栄養の臨床応用

1章　経腸栄養の特徴と適応
  1. 栄養管理の基本と栄養投与ルートの選択
  2. 経腸栄養療法の特徴と利点
  3. 経腸栄養療法の適応と効果
  4. 早期経腸栄養の利点と静脈栄養との比較
2章　周術期の経腸栄養管理
  1. 術前における経腸栄養管理
  2. 術後における経腸栄養管理
  3. ERASプロトコールと周術期栄養
3章　重症患者における経腸栄養と栄養素
  1. 重症患者の栄養投与経路に関して

  2. 経腸栄養の投与計画
  3. エネルギー投与量に関して
  4. アミノ酸・タンパク質の投与
  5. グルコース投与と血糖コントロール
  6. 脂質投与，脂肪乳剤と経腸栄養
  7. ビタミンと微量元素
  8. シンバイオティクス
4章　経腸栄養と腸内細菌
  1. 腸内細菌叢について
  2. 経腸栄養時の下痢と腸内細菌叢の変化
  3. 経腸栄養時の下痢と腸内細菌叢の病態的かかわり
  4. プロバイオティクスとプレバイオティクス

〒106-0047　東京都港区南麻布2丁目8番18号　　真興交易㈱医書出版部
電話(03)3798-3315　FAX(03)3798-3096
URL : http://www.sshinko.com
E-mail : info@sshinko.com

総合医学社 刊行物 購読申込書 FAX：03-3219-0410

総合医学社 営業部 行

年　月　日

□『救急・集中治療』	2017年度 年間購読（6冊＋臨増号1冊）特別価格 35,000円・税込
□『救急・集中治療』	バックナンバー　（　　）巻（　　）号（　　）部

□ 書籍　（書名）『　　　　　　　　　　　　　　』（　　）部
　　　　　　　　　『　　　　　　　　　　　　　　』（　　）部
　　　　　　　　　『　　　　　　　　　　　　　　』（　　）部
　　　　　　　　　『　　　　　　　　　　　　　　』（　　）部
　　　　　　　　　『　　　　　　　　　　　　　　』（　　）部
　　　　　　　　　『　　　　　　　　　　　　　　』（　　）部

お名前（フリガナ）

送付先ご住所　　ご自宅　　ご勤務先　（どちらかに○をお付けください）
〒　　　－

ご勤務先 / 学校名　　　　　　　　　　　　　　部署

TEL：　　　－　　　－　　　　　　FAX：　　　－　　　－

E-mail：

上記のデータは，商品の発送および出版目録送付以外の目的には使用致しません．

アンケート　（＊よろしければ，アンケートのご協力，お願いいたします．）

◆どのようにして本誌をお知りになりましたか？
　□書店で　　□ダイレクトメールで　　□人に薦められて
　□広告で（紙・誌名：　　　　　　　　　　　　　　）
　□書評で（紙・誌名：　　　　　　　　　　　　　　）
　□その他（　　　　　　　　　　　　　　　　　　　）

◆今後どのような「特集」をお読みになりたいと思いますか？

◆本誌についてのご意見，ご感想をお聞かせください．

本誌バックナンバーのご案内

＊バックナンバーのご注文は，最寄りの医学書取り扱い書店，または小社までお願い致します。
†：品切れ

24巻
号	タイトル	編者	定価
1・2号	救急に必要な精神科的知識と対応	（編：上條吉人）	定価（本体6,500円＋税）
3・4号	AKIの管理Q&A —救急・集中治療のための質問237—	（編：草野英二）	定価（本体5,600円＋税）
5・6号	クリティカルケアに必要な糖代謝と栄養管理 —SCCM/ASPEN栄養管理ガイドラインに準拠して—	（編：国元文生）	定価（本体5,600円＋税）
7・8号	徹底ガイド脳卒中Q&A —プレホスピタルからリハビリまで—	（編：横田裕行）	定価（本体5,600円＋税）
9・10号	sepsis・SIRS —いま生かす！最新の病態把握に基づく適切な診療へ—	（編：久志本成樹）	定価（本体5,600円＋税）
11・12号	迅速で的確な対応のための重症感染症Q&A —最新の診かたと考え方—	（編：志馬伸朗）	定価（本体5,600円＋税）

25巻
号	タイトル	編者	定価
1・2号	ER・ICUで必要な注射用抗菌薬 —エキスパートの考え方と使い方—	（編：舘田一博）	定価（本体5,600円＋税）
3・4号	ER・ICUで必要な循環器薬の知識と使い方 —日米のエビデンスの狭間で— †➡関連書籍	（編：香坂 俊）	定価（本体5,600円＋税）
5・6号	あなたなら，どう動く？不整脈診療Q&A —しのぐ・備える・攻める—	（編：村川裕二）	定価（本体5,600円＋税）
7・8号	5大原則で苦手克服！急性中毒攻略法 —症例から学ぶ診療の基本と精神科的評価&対応—	（編：上條吉人）	定価（本体5,600円＋税）
9・10号	今知りたい！集中治療の最新論点 —Pro & Conディベート—	（編：岡元和文）	定価（本体5,600円＋税）
11・12号	けいれん・けいれん重積発作 —救急外来から てんかん診療へ—	（編：加藤正哉）	定価（本体5,600円＋税）

26巻
号	タイトル	編者	定価
1・2号	かゆいところに手が届く循環器救急 —EBMだけでは解決できない疑問に答える—	（編：田邉健吾，中澤 学）	定価（本体5,600円＋税）
3・4号	徹底ガイド急性血液浄化法 2014-'15	（編：篠崎正博，秋澤忠男）	定価（本体6,000円＋税）
5・6号	徹底ガイドDICのすべて 2014-'15	（編：丸藤 哲）	定価（本体6,500円＋税）
7・8号	Damage Control Resuscitation —重症外傷の凝固線溶異常に対する蘇生のすべて—	（編：久志本成樹）	定価（本体5,600円＋税）
9・10号	人工呼吸管理 —その常識は正しいか？—	（編：大塚将秀）	定価（本体5,600円＋税）
11・12号	症例とQ&Aで学ぶ最新のECMO	（編：市場晋吾）	定価（本体5,600円＋税）

27巻
号	タイトル	編者	定価
1・2号	救急・集中治療医のための心エコー —FOCUSに基づいた評価法をマスターする—	（編：山本 剛）	定価（本体4,600円＋税）
3・4号	小児ICU —その常識は正しいか？—	（編：中川 聡）	定価（本体4,600円＋税）
5・6号	重症病態を診る！モニタリングの魅力 —ER, ICU, OPE室での症例から学ぶ—	（編：川前金幸）	定価（本体4,600円＋税）
7・8号	重症病態の栄養治療 —最新の知識とその実践—	（編：小谷穣治）	定価（本体4,600円＋税）
9・10号	病態ごとの輸液管理 —その常識は正しいか？—	（編：岡元和文）	定価（本体4,600円＋税）
11・12号	sepsis・SIRS —その常識は正しいか？—	（編：久志本成樹）	定価（本体4,600円＋税）
臨増号	ER・ICUでの薬の使い方・考え方2016-'17 —エキスパートの実践と秘訣に学ぶ—	（編：岡元和文）	定価（本体6,800円＋税）

28巻
号	タイトル	編者	定価
1・2号	心不全 —その常識は正しいか？—	（編：猪又孝元）	定価（本体4,600円＋税）
3・4号	急性腎障害，慢性腎臓病 —その常識は正しいか？—	（編：秋澤忠男）	定価（本体4,600円＋税）
5・6号	肝不全 —その常識は正しいか？—	（編：吉治仁志）	定価（本体4,600円＋税）
7・8号	感染症診療 —その常識は正しいか？—	（編：志馬伸朗）	定価（本体4,600円＋税）
9・10号	小児の呼吸管理 —その常識は正しいか？—	（編：植田育也）	定価（本体4,600円＋税）
11・12号	神経集中治療 —いま最も知りたい20の論点—	（編：黒田泰弘）	定価（本体4,600円＋税）

関連書籍
救急・集中治療医学レビュー 2016-'17	（2016年2月刊）	（監：島崎修次，前川剛志）	定価（本体12,000円＋税）
救急・集中治療 最新ガイドライン 2016-'17	（2016年1月刊）	（編：岡元和文）	定価（本体6,800円＋税）
ER・ICUで必要な循環器薬の知識と使い方 —日米のエビデンスの狭間で—〔新装版〕	（2015年1月刊）	（編：香坂 俊）	定価（本体5,600円＋税）
人工呼吸器と集中ケアQ&A —ベッドサイドからの質問286—〔第2版〕	（2014年3月刊）	（編：岡元和文）	定価（本体5,600円＋税）
呼吸管理Q&A —研修医からの質問316—〔第3版〕	（2014年3月刊）	（編：相馬一亥，岡元和文）	定価（本体5,600円＋税）
PCAS 心停止後症候群に対する神経集中治療 —適応，方法，効果—	（2014年2月刊）	（編：黒田泰弘）	定価（本体6,800円＋税）
ワンランク上の検査値の読み方・考え方 —ルーチン検査から病態変化を見抜く—〔第2版〕	（2014年1月刊）	（編：本田孝行）	定価（本体5,000円＋税）
徹底ガイド心不全Q&A —プレホスピタルから慢性期まで—〔第2版〕	（2013年10月刊）	（編：佐藤直樹）	定価（本体5,600円＋税）
徹底ガイド小児の呼吸管理Q&A〔第2版〕	（2013年2月刊）	（編：植田育也）	定価（本体5,600円＋税）
重症患者と栄養管理Q&A〔第3版〕	（2012年11月刊）	（編：東口髙志）	定価（本体5,600円＋税）
わかりやすい輸液管理Q&A —研修医からの質問398—〔第2版〕	（2012年7月刊）	（編：岡元和文）	定価（本体6,200円＋税）

お問い合わせ先：総合医学社　〒101-0061　東京都千代田区三崎町1-1-4 MK88ビル
電話 03(3219)2920　FAX 03(3219)0410

Honorary Editors	Editors	Editorial Board（五十音順）			
天羽敬祐 早川弘一 島崎修次 相馬一亥 山科　章	岡元和文 行岡哲男 横田裕行 久志本成樹 大塚将秀 志馬伸朗 松田直之 山本　剛	相川直樹 今中秀光 植田育也 上山昌史 氏家良人 内野博之 遠藤重厚 小川久雄 上條吉人 川名正敏 川前金幸	丸藤　哲 木村昭夫 久木田一朗 国元文生 公文啓二 神津　玲 坂本哲也 佐藤直樹 篠﨑正博 鈴川正之	炭山嘉伸 代田浩之 妙中信之 竹田　省 田中啓治 鶴田良介 寺岡　慧 長尾　建 布宮　伸 野々木宏	橋本洋一郎 林　成之 平出　敦 本田孝行 丸川征四郎 三田村秀雄 箕輪良行 山田芳嗣 山本保博 四津良平

■次号予告（Vol. 29 No.1・2）

特集　『ARDS―その常識は正しいか？―』

編集：大塚将秀　横浜市立大学附属市民総合医療センター　集中治療部

Ⅰ　ARDSの病態
・ARDSの病態・病因解析は進んでいるのか？
・ベルリン定義はARDS研究を進歩させるか？

Ⅱ　ARDS患者の人工呼吸療法
・ARDSにNPPVは有効か？
・ARDSにhigh flow therapyは有効か？
・一回換気量6mL/kgはゴールドスタンダードか？
・ARDSの強制換気モードはVCVか？　PCVか？
・dual controlled ventilation（DCV）は本当に優れたモードか？
・人工呼吸で注意するのは換気量か？　肺胞内圧か？
・PEEPの設定はPEEP tableによるのか？
・プラトー圧は25cmH$_2$O以下に抑えればよいのか？

・筋弛緩薬の使用は本当に有効なのか？
・ARDS―陽圧人工呼吸の限界は？

Ⅲ　ARDS治療に関連する諸問題
・ARDSに肺超音波検査は有用か？
・ARDSに腹臥位療法は有効か？
・ARDSに有効な薬物療法はあるのか？
・ARDS患者の輸液量は制限すべきか？
・ARDS患者の急性期にアルブミン製剤を投与すべきか？
・ARDS患者に投与すべき熱量はどのように決めるのか？
・ARDS患者の血糖値のコントロール目標はいくつにすべきか？

（全19項目）

救急・集中治療　Vol. 28 臨時増刊号
2016年12月10日 ©

特集　これだけは知っておきたい**循環管理**
―研修医からの質問323―

特集編集：山科　章

1部定価（本体6,000円＋税）

発行者　渡辺嘉之
発行所　株式会社　総合医学社
　〒101-0061　東京都千代田区三崎町1-1-4
　TEL 03-3219-2920
　FAX 03-3219-0410
　E-mail：sogo@sogo-igaku.co.jp
　URL：http://www.sogo-igaku.co.jp/
　振替 00130-0-409319

印刷所　シナノ印刷株式会社

● 広告取扱　㈱医薬広告社　〒113-0033　東京都文京区本郷2-26-3 電子ビル　Tel. 03（3814）1971
　　　　　　福田商店広告部　〒541-0046　大阪市中央区平野町3-2-13 平野中央ビル4階　Tel. 06（6231）2773

・本誌に掲載する著作物の複製権・上映権・譲渡権・公衆送信権（送信可能化権を含む）は株式会社総合医学社が保有します．
・JCOPY　＜（社）出版者著作権管理機構　委託出版物＞
　本誌の無断複写は著作権法上での例外を除き禁じられています．複写される場合は，そのつど事前に，（社）出版者著作権管理機構（電話 03-3513-6969，FAX 03-3513-6979，e-mail：info@jcopy.or.jp）の許諾を得てください．